U0314079

消化病中医外治法

主　编　吕冠华　包永欣

副主编　孙希良　王洪杰　丁隽英

科学出版社

北　京

内 容 简 介

　　本书阐述了消化病中医外治法的概念、特色、操作要点、注意事项,并详细介绍了慢性胃炎、消化性溃疡、胃下垂、功能性消化不良、腹泻、溃疡性结肠炎、便秘等常见消化系统病证的敷贴疗法、针灸疗法、耳针疗法、梅花针疗法、推拿疗法、压穴疗法、灌肠疗法、拔罐(药罐)疗法、发疱疗法、推擦疗法、穴位注射疗法、足浴疗法、穴位埋线疗法、中药熏洗疗法、刺络疗法、蜂针疗法、理疗等中医外治方法。本书内容实用,方法简便,可供消化科医师、针灸推拿科医师和中医药爱好者阅读参考。

图书在版编目(CIP)数据

消化病中医外治法/吕冠华,包永欣主编. —北京:科学出版社,2019.1

　　ISBN 978-7-03-059749-6

　　Ⅰ.①消…　Ⅱ.①吕…②包…　Ⅲ.①消化系统疾病－外治法　Ⅳ.①R259.7

中国版本图书馆CIP数据核字(2018)第263784号

策划编辑:郭　颖 / 责任校对:张怡君
责任印制:赵　博 / 封面设计:龙　岩

科学出版社 出版
北京东黄城根北街 16 号
邮政编码:100717
http://www.sciencep.com

天津市新科印刷有限公司 印刷
科学出版社发行　各地新华书店经销
＊

2019年1月第　一　版　开本:850×1168　1/32
2019年1月第一次印刷　印张:12 1/2
字数:326 000

定价:49.80元
(如有印装质量问题,我社负责调换)

编著者名单

主　编　吕冠华　包永欣

副主编　孙希良　王洪杰　丁隽英

编　者　（以姓氏笔画为序）

丁隽英　王丽丹　石胜男　朱成慧　多　娜
祁佳梅　李海泉　杨　杰　时　霞　张丹
张　旭　张卫帅　张庆斌　张晓菲　国绍莉
祝　宁　祝海锐　都　嵬　都紫微　贾金玲
曹　玺

前　言

　　中医外治法历史悠久，内容丰富，追溯其源头，当推至上古时期，《山海经》曰："砭者，以石刺病也"，是最早记载的外治方法。《黄帝内经》为针刺、艾灸、推拿、拔罐等外治法奠定了理论基础。随后的中医典籍，如《诸病源候论》《备急千金要方》《外台秘要》，以及明、清大量的医学书籍中，对外治法也多有记载。如今中医外治法随着中医日益受到重视再次兴盛，传统的中医外治方法如针刺、拔罐、熏洗、敷脐等与现代仪器有机结合，在临床各科应用极为普遍。中医外治疗法具有简、便、验、廉的临床效果，补充了中医汤药的不足，在治疗各种疾病时发挥了显著疗效。

　　本书阐述如何应用中医外治法治疗消化系统疾病。作者参考国内相关文献，并结合自己应用外治法的临床经验，博采众法整理为一体，治疗各种消化病。本书以中医外治法为核心，收录的外治方法多数切实可行，临床应用广泛，疗效确切。部分外治法为二次转载，编者只是根据个人经验进行编排，读者要根据实际情况进行辨证应用。有些外治法查不到原始出处，由于方法描述精妙，也予以录用。

　　消化系统占人体体腔的大部分，与体表相对应。对消化系统疾病外治方法易于发挥治疗作用，与口服中医汤剂配合，可取得事半功倍的疗效。应用外治法治疗消化系统疾病，可以调整脏腑功能，达到防病治病、恢复健康的目的。中医外治法形式丰富多彩，方法巧妙多样，一法能治多病，一病可用多法，既可用于治疗，又可用于预防或抗复发，具有较大的临床实用价值。

编　者

辽宁中医药大学附属第二医院

目 录

上篇 总 论

第 1 章　消化病中医外治法概述 ……………………………… 3

第 2 章　消化病常用中医外治法与注意事项 …………………… 5

下篇 各 论

第 3 章　呕吐 …………………………………………………… 25

第 4 章　呃逆 …………………………………………………… 39

第 5 章　胃痛、腹痛 …………………………………………… 56

第 6 章　痞满、腹胀 …………………………………………… 73

第 7 章　吐血、便血 …………………………………………… 82

第 8 章　腹泻 …………………………………………………… 89

第 9 章　便秘 …………………………………………………… 115

第 10 章　黄疸 …………………………………………………… 131

第 11 章　胃食管反流病 ………………………………………… 140

第 12 章　慢性胃炎 ……………………………………………… 150

第 13 章　消化性溃疡 …………………………………………… 175

第 14 章　胃下垂 ………………………………………………… 191

第 15 章　急性胃肠炎 …………………………………………… 209

第 16 章　功能性消化不良 ……………………………………… 221

第 17 章　肠易激综合征 ………………………………………… 238

第 18 章　溃疡性结肠炎 ·· 257

第 19 章　克罗恩病 ·· 283

第 20 章　阑尾炎 ·· 289

第 21 章　肠梗阻 ·· 300

第 22 章　胆囊炎 ·· 317

第 23 章　胰腺炎 ·· 331

第 24 章　脂肪肝 ·· 344

第 25 章　病毒性肝炎 ·· 359

第 26 章　肝硬化 ·· 376

上篇　总　论

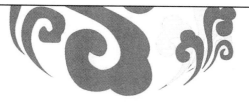

第1章 消化病中医外治法概述

消化病中医外治法有着悠久的历史。我国最早的医学专著《黄帝内经》中就有许多用外治法治疗消化病的记载。《素问·异法方宜论》记载："北方者……其地高陵居，风寒冰冽，其民野处而乳食，藏寒生满病，其治宜灸焫"。灸焫即艾灸。这句话记录了古代使用艾灸治疗脏腑虚寒、腹部胀满等疾病。《灵枢·邪气藏府病形》云："胃病者，腹䐜胀，胃脘当心而痛，上支两胁，膈咽不通，食饮不下，取之三里也。"《灵枢·杂病》："腹满，食不化，腹向向然，不能大便，取足太阴。"两者均记录了应用针刺治疗消化系统疾病。东汉末年，张仲景继承和发展了《黄帝内经》《难经》的理论，创立了辨证论治体系，撰写了《伤寒杂病论》一书。书中记载了不少外治法，其中治疗消化疾病的方法，如用蜜煎导法、土瓜根导法、猪胆汁和醋灌肠法治疗阳明病津伤便硬，至今仍用于指导临床。

晋、隋、唐朝代，随着医疗经验的大量积累，外治法也得到发展。晋代针灸学家皇甫谧编著的《针灸甲乙经》，记录了应用针灸治疗消化系统疾病，如 "腹痛，刺脐左右动脉……按之立已，不已，刺气街，按之立已。"又说："肠中常鸣，时上冲心，灸脐中。"唐代孙思邈的《备急千金要方》《千金翼方》集初唐以前外治法之大成，仅《备急千金要方》记录的外治方就有 1200 余首，涉及内、外、妇、儿、五官等各科病症，其中治疗消化系统疾病如用外治法治疗癥结胀满、腹痛泄泻等，治疗方法较多，包括敷涂、热熨、灸法等。由于孙思邈继承和发扬了秦汉时期的医学经验，并经过一定的医学实践，总结出诸多行之有效的外治法，对这一时期外治法的发展起到了推动作用。

3

宋、金、元时期，是中医学进入理论升华的阶段，此时期强调辨证论治、理法方药俱全的内治法，故内治法成为此时期治疗消化病的主要方法。但仍有不少医家针对消化病的不同阶段，配合或单独运用外治法，如金元四大家之一李东垣应用朱砂、黄连、生地黄、生甘草等研末外敷治疗胃中痞满，用三棱针在足三里、气冲穴点刺放血治疗脾胃虚弱、感湿成痿等疾病。

明、清朝代是中医学趋向系统、全面的时代。著名医学家李时珍的《本草纲目》记录了诸多治疗消化病的外治法，如用贴脐法治疗积滞泄泻、用烟熏法治疗虚寒性呃逆、用贴眉心法治疗小儿泄泻、用大蒜贴足治疗泄泻等。清代，随着中医学的日渐成熟与完善，消化病外治法在明代的基础上，又有了长足发展。温病学派代表叶天士所著的《种福堂公选良方》记载了不少外治法。如用解胀敷脐方治疗一切臌胀发虚；将平胃散研末，用布包之，放在腹部，将熨斗盛火熨布上，逼药气入腹，治疗痢疾不能食。这是用药治疗胃肠病的较早记载。至此，外治法在治疗内科病方面确立了重要地位。

近年来，随着现代科学技术的不断进步，各种现代设备不断问世，因而在治疗消化系统疾病方面，外治法也逐渐增多。仪器方面，如红光治疗仪、非热效应胃病治疗仪、直流电子导入疗法等；针灸方面，除体针、耳针、梅花针外，各种新疗法如穴位注射、封闭疗法、埋线疗法等在治疗消化病方面各显神通。相信随着科学技术的不断发展，消化病中医外治法将得到不断的完善与提高，为促进人类健康做出更大的贡献。

第2章 消化病常用中医外治法与注意事项

消化病中医外治法种类繁多，可以一法单独应用，也可数法并举。这些方法大多历代相传又推陈出新，经过长期临床实用，疗效确切，安全可靠。消化病中医外治疗法与内治疗法一样，必须坚持以中医理论为指导，严格遵循辨证论治的原则。辨证是论治的前提和依据，只有明确病变的阴阳、表里、虚实、寒热等属性，抓住疾病本质，把握病证的标本、轻重、缓急，才能正确施治，达到预期效果。如果虚实不明、寒热不辨、表里混淆、阴阳不分，不但难以奏效，而且还可能导致病情恶化。现将消化病常用中医外治法的操作要点与注意事项介绍如下。

一、贴敷疗法

贴敷疗法是将药物加工成所需要的形状，放置于体表患处或相应的穴位上，通过肌肤吸收或借助穴位经络作用治疗疾病的一种方法。常用的贴敷剂型有药饼、药泥、药糊、药粉等。这些药物放于体表后，常需要用纱布、油纸或胶布等保护和固定，以防因脱落或干燥过快而影响疗效。

[操作要点]

1. 按病选药。鲜品药物，可捣烂直接贴敷；干品药物研为细末，以醋、酒、蛋清、蜂蜜、油类，以及葱、姜、韭菜、蒜等汁，调糊备用。

2. 敷药时要让患者采取适当体位，然后固定药物。

3. 穴位贴敷，应按照脏腑所属不同经络辨证取穴，再进行贴敷。

4. 病变部位贴敷，根据近取的原则在病变部位进行贴敷，以利于药物吸收。

5. 根据患者的年龄、体质及病情确定敷药的剂量和时间。

6. 外敷时应注意药物干湿度，间隔一段时间换药，以取得更好疗效。

［注意事项］

1. 随时观察患者反应以决定药物的贴敷时间。

2. 在药物贴敷过程中，如出现皮肤过敏、潮红或起水疱，应立即停用或减少用量。

二、热敷疗法

热敷疗法是将药物进行加温后，对患处局部熨敷的一种外治方法。热敷疗法过程中，药力和热力联合作用于皮肤，内传经络脏腑，以疏通经络、调理脏腑，具有温中散寒、通络止痛等作用。

［操作要点］

1. 将药物切碎，应用时与黄酒，或醋、食盐等混合，放入锅内炒热，取出捣匀如泥，捏成药饼。也可用纱布包裹加热的药物，对患处进行热熨；或药物粉碎成末，放布袋内浸湿后放蒸笼内，蒸热外敷患处。

2. 药熨的温度一般以 45～55℃为宜，过低影响疗效，过高易烫伤皮肤。

3. 根据患者的病情及耐受程度的不同，每次热熨的时间以0.5～1 小时为宜，每天进行 2～3 次。疗程长短根据病种和病情的轻重缓急而定。

［注意事项］

1. 敷药前应将敷药处擦拭干净，对敷药处有感染者禁用。

2. 对药物及胶布过敏者，不宜应用。

3. 对新生儿和身体极度虚弱者要慎用，对高热、急性炎症等实热证或出血患者禁用。

4. 对于急腹症，在未确诊前不宜应用，以免延误病情。

5. 在癌肿、局部皮肤溃烂、急性出血性疾病患者及孕妇的腹部忌用。

6. 患者敷药后应避风保暖，静卧休息。

三、敷脐疗法

敷脐疗法是把药物敷贴在患者脐部的一种外治方法。敷脐疗法是选用适当药物，制成一定的剂型（粉、糊、膏）填敷脐中，利用肚脐敏感度高、渗透力强、渗透性快，以及药物易于穿透、弥散而被吸收的特点，使药效经脐迅速渗透到各个组织器官，以调节人体气血阴阳，扶正祛邪，从而达到治病的目的。本法用药少，简便易行，安全可靠。目前敷脐方法主要有填脐法、贴脐法、填贴混合法等。

[操作要点]　根据具体病症及治疗需要，选择适当的药物，制成一定的剂型进行敷贴。

1．填药末　将所用药物研为细末，适量填在脐中，用胶布固定。

2．填药糊　将药物研为细末，根据需要用温开水，或醋，或酒，或药汁等调为糊状，适量填在脐中，以胶布固定。

3．填药饼　将所用药物捣烂如泥，做成饼状填在脐中，以胶布固封。

4．贴膏药　将药物先制成膏药，然后再贴在脐部，用胶布固定。

5．贴布膏　将大小适度的布膏直接贴于脐部，用胶布固定。

[注意事项]

1．敷脐药物应少而精，尽量研为细末应用，以促进药效充分吸收。

2．敷药前应先将脐部擦拭干净，对脐部有感染者禁用。

3．加用膏药不可烘烤得太热，严防烫伤皮肤。

4．对某种药物个别患者出现局部红肿、痛痒等过敏现象，应停止敷脐。敷脐后如局部有皮疹痒痛，应暂停3～5天；如局部出现溃疡，应停止敷脐。

5．对孕妇应慎用；因小儿皮肤娇嫩，不宜使用有强烈刺激性的药物，贴药时间不宜过长，一般控制在1～2小时为宜。

四、针刺疗法

针刺疗法是应用针具刺入人体经络腧穴并施以一定手法，通过调节营卫气血、调整经络脏腑功能而防治疾病的一种方法。根据不同的针刺部位分为体针、耳针、头针、眼针、腹针、足针等；根据不同的针具分为毫针、芒针、三棱针、锋针、梅花针等；根据不同配合方法分为温针、火针等。

[操作要点]

1. 针刺前的准备

（1）选择针具：根据患者体质强弱、形体胖瘦、病情虚实及针刺部位的不同选择合适的针具。

（2）定穴位：根据不同的病症确定配穴处方。

（3）定体位：一般有仰卧位、俯卧位、坐位等。

（4）消毒：除对针具消毒外，针刺部位也要用 75%酒精棉球消毒，医者的手也应洗净并用酒精棉球擦拭。

2. 基本手法

（1）进针法：是将针刺入皮肤，在进针后将针由浅层插入深层的过程。若针刺深度不够，可再继续至"得气"。

（2）退针法：是将针由深层退至浅层或退出体外的过程。

（3）提插法：是将针刺入腧穴的一定深度后，使针在穴内进行向上、向下的进退操作方法。

（4）捻转法：是将针刺入腧穴的一定深度后，以右手拇指和中、示二指持住针柄，进行一前一后地来回旋转捻动的操作方法。

[注意事项]

1. 患者在过于饥饿、疲劳或精神过度紧张时，不宜立即进行针刺。对身体瘦弱、气虚血亏的患者，进行针刺时手法不宜过强，患者应尽量采用卧位。

2. 对怀孕 3 个月妇女，不宜针刺小腹部的腧穴。对怀孕 3 个月以上者，腹部、腰骶部腧穴也不宜针刺。至于三阴交、合谷、昆仑、至阴等一些通经活血的腧穴，对孕妇亦应予以禁刺。在妇女月经期，若非为了调经，亦不应针刺。

3. 小儿囟门未闭合时，头顶部的腧穴不宜针刺。

4. 对常有自发性出血或损伤后出血不止的患者，不宜针刺。

5. 在皮肤有感染、溃疡、瘢痕或肿瘤的部位，不宜针刺。

6. 针刺胸背部穴位时，针刺不宜过深，严防发生创伤性气胸等，对于内脏和大血管附近的穴位应注意针刺的角度、方向和深度，以免误伤。

7. 针刺眼区的穴位时，要运用押手，并掌握好针刺的角度、方向和深度，不宜大幅度提插和捻转，以防刺伤眼球和出血。

8. 针刺项部和脊柱部的腧穴时，要注意掌握一定的角度，更不宜大幅度地提插、捻转和长时间地留针，以免伤及重要组织器官，产生严重的不良后果。

9. 对尿潴留等患者，在针刺小腹部腧穴时，也应掌握适当的针刺方向、角度、深度等，以免误伤膀胱，发生意外事故。

五、艾灸疗法

艾灸疗法使用艾绒制成的艾炷、艾卷，点燃后，在身体相应的穴位上施行熏灸，使温热性刺激通过经络腧穴作用，而达到治病防病目的的一种方法。根据施灸材料不同，艾灸可分艾炷灸和艾条灸。艾炷灸又分直接灸和间接灸。

［操作要点］

1. 直接灸　直接灸是将大小适宜的艾炷，直接放在皮肤上施灸。若施灸时需将皮肤烧伤化脓，愈后留有瘢痕者，称为瘢痕灸。若不使皮肤烧伤化脓，不留瘢痕者，称为无瘢痕灸。

（1）瘢痕灸：施灸时先将所灸腧穴部位涂以少量的大蒜汁，以增加黏附和刺激作用，然后将大小适宜的艾炷置于腧穴上，用火点燃艾炷施灸。每壮艾炷必须燃尽，除去灰烬后，方可继续再灸，按规定壮数灸完为止。施灸时由于火烧灼皮肤可产生剧痛，此时可用手在施灸腧穴周围轻轻拍打，借以缓解疼痛。在正常情况下，灸后3天左右，施灸部位化脓形成灸疮，1～2周灸疮自行痊愈，结痂脱落后而留下瘢痕。

（2）无瘢痕灸：施灸时先在所灸腧穴部位涂以少量的凡士林，使艾炷便于黏附，然后将大小适宜的艾炷，置于腧穴上点燃施灸，当灸炷燃剩2/5或1/4而患者感到微有灼痛时，即可易炷再灸。若用麦粒大的艾炷施灸，当患者感到有灼痛时，医者可用镊子柄将艾炷熄灭，然后继续易位再灸，按规定壮数灸完为止。一般应灸至局部皮肤红晕而不起疱为度。因其皮肤无灼伤，故灸后不化脓，不留瘢痕。

2. 间接灸　是用药物将艾炷与施灸腧穴部位的皮肤隔开进行施灸，如隔姜灸、隔蒜灸等。

（1）隔姜灸：是用鲜姜切成直径为2～3cm、厚为0.2～0.3cm的薄片，中间以针刺数孔，然后将姜片置于应灸的腧穴部位或患处，再将艾炷放在姜片上点燃施灸。当艾炷燃尽，再易炷施灸。灸完所规定的壮数，以使皮肤红晕而不起疱为度。

（2）隔蒜灸：用鲜大蒜头，切成厚0.2～0.3cm的薄片，中间以针刺数孔，置于应灸的腧穴部位或患处，然后将艾炷放在蒜片上点燃施灸。当艾炷燃尽，再易炷施灸，直至灸完所规定的壮数。

（3）隔盐灸：用纯净的食盐填敷于脐部，或于盐上再置一薄姜片，上置大艾炷施灸。

（4）隔药物灸：将相应的药物研成粉末，用酒调和做成直径约3cm、厚约0.8cm的药饼，中间以针刺数孔，放在应灸腧穴或患处，上面再放艾炷施灸，直到灸完所规定的壮数为止。

3. 艾条灸　是将艾绒用纸包裹卷成长圆筒状，一端点燃后，在施治部位进行熏灸，也可在艾绒中加入某些药物以加强疗效，如"雷火神针"。施灸的方法分温和灸和雀啄灸两种。

（1）温和灸：施灸时将艾条的一端点燃，对准应灸的腧穴部位或患处，距皮肤2～3cm，进行熏灸。熏灸以使患者局部有温热感而无灼痛为宜，一般每处灸5～7分钟，至皮肤红晕为度。

（2）雀啄灸：施灸时，艾条点燃的一端与施灸部位的皮肤距离并不固定，而是像鸟雀啄食一样，一上一下活动地施灸。

[注意事项]

1. 凡属于实热证或阴虚发热、邪热内炽等证，均不宜使用艾灸疗法。

2. 对器质性心脏病伴心功能不全，精神分裂症，孕妇的腹部、腰骶部，均不宜施灸。

3. 在颜面部、颈部及大血管走行的体表区域、黏膜附近，均不得施灸。

4. 施灸前要与患者讲清楚灸治的方法及疗程,尤其是瘢痕灸,一定要取得患者的同意与合作。瘢痕灸后,局部要保持清洁,必要时贴干净敷料,每天换药 1 次,直到结痂为止。在施灸前,要将所选穴位用温水或酒精棉球擦洗干净,灸后注意保持局部皮肤适当温度,防止受凉,影响疗效。

5. 除瘢痕灸外,在灸治过程中,要注意防止艾火灼伤皮肤,尤其是幼儿患者。在温针灸时为防止点燃的艾绒落下伤及皮肤,可在针的周围铺上大小适中的硬纸板,如偶有起疱时,可用酒精消毒后,用毫针将水疱挑破,再涂上甲紫即可。

6. 偶有灸后身体不适者,如头晕、烦躁等,可令患者适当活动身体,饮少量温开水,或针刺合谷、后溪等穴位,可使症状缓解。

7. 施灸时注意安全使用火种,防止烧坏衣服、被褥等。

六、拔罐疗法

拔罐疗法是用罐状器具,利用燃烧、蒸汽、抽气等造成负压,使罐吸附于施术部位或穴位上,产生温热刺激,使局部发生充血及瘀血现象,从而达到治疗目的的一种外治方法。拔罐器具的种类有竹罐、玻璃罐、铜罐、陶罐和抽气罐等。常用的拔罐方法有投火法、闪火法、抽气法、推罐法、煮竹筒法、留针拔罐法、刺络拔罐法等。

[操作要点]

1. 患者取舒适体位,使肌肉放松,并裸露施治部位。

2. 根据病情和施治部位,选择大小合适的火罐。

3. 治疗局部如毛发较多,应涂凡士林。

4. 根据具体情况选用拔罐方法,并迅速将罐扣在已选定的部位上。

5. 按照病情,每次可拔一个或同时拔几个火罐。

6. 拔罐时间应按罐的大小及吸力强弱而定。大罐吸力强,拔3~5分钟;小罐吸力弱,拔 10~20 分钟。

7. 起罐时，术者应一手持罐，另一手用手指轻轻按压拔罐周围皮肤，使空气缓缓进入罐内，然后取下。起罐时切忌硬拉或旋动。为防止拔罐局部擦伤，起罐后可在施治部位涂擦凡士林。

[注意事项]

1. 应根据不同部位选用不同口径的火罐，注意选择肌肉较丰满、富有弹性、没有毛发、没有骨骼凹凸的部位，以防掉罐，所有操作要做到稳、准、快，取罐时不要硬拉或旋动，应以一手扶住罐身，另一手的手指按压罐口一侧皮肤，使空气入罐、罐即脱落。

2. 大血管部位、心前区、孕妇腹部和腰骶部、皮肤溃疡、水肿部位均忌拔罐。

3. 高热抽搐患者，常有自发性出血，以及损伤后出血不止的亦不可拔罐。

4. 拔罐时间以 3～5 分钟为宜，留罐时间不能超过 15 分钟，否则易出现水疱。如已出现水疱，小者可任其自行吸收，大者应消毒毫针刺破或用注射器抽出水液，涂甲紫液，用无菌敷料保护创口。

七、灌肠疗法

灌肠疗法是将药液从肛门灌入或点滴入肠道进行治病的一种外治方法。灌肠不受患者吞咽功能和上消化道的影响，吸收快，药效发挥迅速，既可治疗内科病，也可治疗外科疾病，对治疗肠道疾病效果更为显著。灌肠疗法最常用的方法是保留灌肠法和直肠点滴法。

[操作要点]

1. 嘱患者先排净大小便，侧卧在床，以枕头垫高臀部，以便药液流入肠道。

2. 将灌肠筒依次接上橡皮管、玻璃接管和橡皮肛管。

3. 在肛管头上涂抹润滑油，放出管内温度较低的液体并排除管内空气。轻缓地插入肛门内 10～15cm，使药液慢慢地灌入肠内。

4．药液流完后，立即捏紧导管，稍停一下，然后慢慢将管从肛门内抽出。

5．嘱患者留住灌入药液，不要随即排出。每次保留药液时间要在 30 分钟以上。

6．每次灌入的药液量要因人而异。成人为 200～300ml，儿童按年龄酌减。每天 2～3 次，一般 7～10 天为 1 个疗程。

7．直肠点滴法需有静脉滴注设备一套，将肛管插入肛门固定后，开始点滴，一般慢性病每分钟 50 滴左右，急症则每分钟 80～100 滴。

［注意事项］

1．注意清洁卫生，插入肛门的硬橡皮管头或橡皮肛管要煮沸消毒。

2．要根据病情、年龄来确定灌肠方法、药液种类、药量多少和灌肠次数。

3．肛管插入肛门时要轻缓，以免划破黏膜。

4．灌肠的药温、时间、速度要因人、因症而异。灌肠液温度一般以 42℃为宜。

5．妊娠患者慎用。

八、耳穴压籽疗法

耳穴压籽法是在耳部反应点上贴上王不留行籽或磁珠，给予适度的揉、按、捏、压，使其产生酸、麻、胀、痛等刺激感，以达到治病目的的一种外治疗法。

［操作要点］

1．选取生王不留行籽或专用磁珠、生白芥子、生莱菔子、六神丸等颗粒状药物装瓶备用。

2．将胶布剪成 0.5cm×0.5cm 的小方块，选择 1～2 组耳穴，进行耳穴探查，找出阳性反应点，用酒精棉球轻轻擦拭消毒。

3．左手手指托持耳郭，右手用镊子夹取割好的方块胶布，中心粘上准备好的药豆或专用磁珠，对准穴位紧紧贴压，并轻轻揉按 1～2 分钟。施术完毕，嘱患者每天按压 3～5 次。

[注意事项]

1．贴压耳穴应注意防水，以免脱落。

2．夏天易出汗，贴压穴位不宜过多，时间不宜过长，以防胶布潮湿或皮肤感染。

3．按压不能过度用力，以不损伤皮肤为度，以免引起皮肤炎症。

4．定时按压比不定时按压效果好，按压后有酸、麻、胀、痛、灼热感者效果好。

5．对过度饥饿、疲劳、精神高度紧张、年老体弱者按压宜轻，急性疼痛按压宜重。一般患者中度刺激，孕妇可用轻刺激。习惯性流产者慎用。

6．如对胶布过敏者，可改用黏合纸代替；耳郭皮肤有炎症或冻伤者不宜采用。

九、穴位注射疗法

穴位注射法是将药物注入穴位、压痛点及反应点而产生效应的一种治疗方法。本法是把针刺与药物对穴位的渗透刺激作用结合在一起发挥综合效能，故对某些疾病能提高疗效。

[操作要点]

1．患部皮肤常规消毒后，用无痛快速进针法，进针后上下缓慢提插，刺到反应点，探到酸、胀、麻等特殊反应后，再回抽针芯，如无回血即可注入药物。

2．注射时应注意速度，一般以中速为宜，如是慢性病、体弱者，应该轻刺激缓慢注入；急性病、体强者用强刺激快速注入。

3．根据注入部位与穴位的不同，一次注入药液的容量亦不同。头面耳穴等处一般为 0.1～0.5ml，四肢及腰部肌肉丰厚处为 2～15ml。

4．根据病情和药物浓度施以强弱不等的刺激，或酌情增减，每个疗程为 10 次，根据注射量的多少和反应情况，一般每隔 1～3 天注射 1 次。每个疗程完毕后休息 1 周，再继续第 2 个疗程。

［注意事项］

1. 应准确选定所需穴位、压痛点及阳性反应点，以免影响效果，局部要常规消毒，严格无菌操作，防止感染。

2. 对一些可能产生过敏反应的药物应做过敏试验，阴性者方可应用。注射时针刺深达神经根、神经干时，在得气后应稍退针，回抽无血后再注射药液。

3. 孕妇不宜在腰骶部及下腹部注射，以防引起流产。

4. 酒后、饭后及强力劳动过度时不可立即行穴位注射，以免引起休克。

5. 不宜在表皮破损区穴位上针刺、注射，以免引起深部感染。

6. 凡禁针部位及腧穴，严禁采用本法。

十、刺络疗法

刺络疗法又称"放血法"，是用消毒的三棱针刺破某些穴位或部位表皮的小静脉，放出血液的方法，具有活血消肿、开窍泄热、通经活络的作用。

［操作要点］ 有点刺、散刺、挑刺、斜刺4种刺法。操作时先行皮肤常规消毒，用三棱针或粗毫针对准穴位速刺速出，但不宜深刺，切勿刺伤深部动脉，出血后切不可立即用指压止血，待其流出微量自止，创口残血须拭净涂以聚维酮碘防止感染。一般每天或隔天针治一次，3～5次为1个疗程。病情严重时也可每天治2次。如治疗出血较多者，每周治疗1～2次为宜。

［注意事项］

1. 三棱针刺激颇强，治疗时须注意患者体位舒适，并须与医师配合，注意预防晕针。

2. 由于三棱针针刺后针孔较大，必须严格消毒，以防止感染。

3. 点刺、散刺必须做到浅而快，切勿刺伤动脉，出血不宜过多，一般以数滴为宜。

4. 身体虚弱、气血两亏、常有自发性出血或损伤后出血不易止住的患者，不宜使用。

十一、穴位埋线疗法

穴位埋线疗法是将羊肠线通过一定方式埋于施治部位，羊肠线作为异体蛋白在被人体吸收的过程中会对人体持续产生刺激，从而达到治疗目的。本法多选择肌肉比较丰满的部位施术，以腰背部最为常用。

[操作要点]

1. 穿刺针埋线法　施治部位常规消毒，镊取一段长 1～2cm已消毒的羊肠线，放置在腰椎穿刺针针管的前端，后接针芯，左手拇、示指绷紧或提起进针部位皮肤，右手持针，刺入到所需深度，当出现针感后，边推针芯，边退针管，将羊肠线填埋在穴位的皮下组织或肌层内，针孔处敷盖消毒纱布。也可用 9 号注射针针头作套管，28 号 2 寸长的毫针剪去针头作针芯，将 00 号羊肠线 1～1.5cm 放入针头内埋入穴位。用特制的埋线针埋线时，局部皮肤消毒后，以 0.5%～1%盐酸普鲁卡因做浸润麻醉，剪取羊肠线一段（约 1cm 长），套在埋线针尖缺口上，两端用血管钳夹住，右手持针，左手持钳，针尖缺口向下以 15°～40°方向刺入，待针头完全埋入皮下，再进针 0.5cm，随后把针退出，用棉球或纱布压迫针孔片刻，再用纱布敷盖保护创口。

2. 三角针埋线法　在距离穴位两侧 1～2cm 处，用甲紫做进出针点的标记。皮肤消毒后，在标记处用 0.5%～1%盐酸普鲁卡因做皮内麻醉，用持针器夹住带羊肠线的皮肤缝合针，从一侧局麻点刺入，穿过穴位下方的皮下组织或肌层，从对侧局部麻醉点穿出，捏起两针孔之间的皮，紧贴皮肤剪断两端线头，放松皮肤，轻轻揉按局部，使肠线完全埋入皮下组织内，敷盖纱布 3～5 天，每次可用 1～3 个穴位，一般 20～30 天埋线 1 次。

[注意事项]

1. 注意消毒，防止感染。

2. 颜面部不使用埋线法。

3. 取穴要少而准确，一般 1～2 穴即可。

4. 年老、体弱患者慎用。

十二、刮痧疗法

刮痧疗法是用边缘光滑的嫩竹板、瓷器片、小汤匙、铜钱、硬币、纽扣等工具，蘸油或清水在体表部位进行反复刮动，用以治疗疾病的一种方法，对人体具有活血化瘀、调整阴阳或舒筋通络、排除毒素等作用。

［操作要点］

1．刮痧部位为脊背、颈部、胸腹、肘窝等处。

2．现代一般用水牛角制成的刮痧板在患者脊柱两旁、后颈、肘窝、腘窝处由上至下轻轻顺刮，并逐渐加重，干则再蘸再刮，以出现红紫斑点或斑块为度。

［注意事项］

1．空腹、过度疲劳、过度虚弱和神经紧张、特别怕痛的患者要轻刮。

2．背部应由上至下顺刮，切忌由下往上逆刮。

3．刮痧时应避风寒，尤其是冬季应注意保暖。

4．刮痧后30分钟内忌洗凉水澡。

5．刮痧后1～2天在刮痧部位出现疼痛（不是很剧烈）、痒、虫行感，皮肤表面出现风疹样变化，均为正常现象。

十三、发疱疗法

发疱疗法是指采用有强烈刺激性的药物敷贴某一特定点或穴位，使皮肤发疱的一种外治法。发疱疗法一般选用白芥子研成细末，如有条件可采用新鲜草药，如毛莨、红景天、威灵仙、独头蒜、茅膏菜等，有的加入少许食糖拌匀同敷以减少刺激引起的疼痛。发疱疗法的效果多在敷贴后开始有刺痛感时产生，至发出水疱后，症状即逐渐减轻以至消失。

［操作要点］ 先找准穴位常规消毒，以甲紫溶液点记，剪一小块胶布，中间剪一小孔，贴于选定穴位，小孔正对点记处，再将发疱之药物置孔中，上用较大的胶布覆盖贴紧固定。夏天2～5小时发疱，冬天4～8小时发疱。水疱一般不必挑破，可任其自然

吸收，水疱较大可用消毒针头刺破，流出黄水，涂以甲紫液，用无菌敷料覆盖即可。

［注意事项］

1．颜面部不使用发疱疗法。

2．发疱后胶布面微凸起时，即应揭去胶布，涂甲紫液，敷贴无菌敷料，保持创口清洁，严防感染。

十四、推拿按摩疗法

推拿按摩疗法是通过许多不同形式的操作方法刺激人体的经络穴位或特定部位。其中有的以按捏为主，如按法、压法、点法、拿法、捏法等；有的以摩擦为主，如平推法、擦法、摩法、搓法、揉法等；有的以振动肢体为主，如拍法、抖法等；有的以活动肢体关节为主，如摇法、扳法、引伸法等。

［操作要点］

1．摆动类手法，以指或掌、腕关节做协调的连续摆动动作，包括一指禅推法、缠法、揉法和揉法等。

2．摩擦类手法，以掌、指或肘贴附在体表做直线或环旋移动，包括摩法、擦法、推法、搓法、抹法等。

3．挤压类手法，用指、掌或肢体其他部位按压或对称挤压体表，包括按法、点法、压法、拿法、提法、挤法、捻法等。

4．振动类手法，以较高频率的节律轻重交替刺激，持续作用于人体，包括抖法、振法等。

5．叩击类手法，用手掌、拳背、手指、掌侧面或桑枝棒等叩打体表，包括拍法、击法、弹法等。

6．运动关节类手法，使关节做被动活动的一类手法，包括摇法、扳法、拉法等。

［注意事项］

1．急腹症患者，在未明确诊断之前不宜应用推拿按摩治疗。

2．各种溃疡性皮肤病、烧伤、烫伤及各种感染性、化脓性皮肤疾病，不宜在病损部位及周围行推拿按摩治疗。

3．患有严重肺病、心脏病、肝病、肾病的患者，以及容易引起出血性疾病，如糖尿病、肺结核、血友病等患者不宜进行推拿按摩治疗。

4．各种恶性肿瘤的局部、结核性关节炎部位，不宜做推拿治疗。

5．体内有金属固定物的患者不宜进行推拿治疗。

6．妊娠妇女禁忌指压合谷、三阴交，不宜在腹部做重手法按摩。

7．女性在月经期或产后恶露未净，其腹、腰、骶部等部位不宜做推拿治疗。

8．年老体弱或极度虚弱者、患有严重骨质疏松症者，不宜做推拿治疗，尤其是重手法治疗。

9．有急性损伤史，患有关节活动功能障碍、肢体异常活动或非关节部位出现异样活动，损伤部位肿胀、疼痛等，均应先做X线检查，明确诊断。在排除骨折、关节脱位后，才能考虑推拿治疗。

10．急性脊柱部位损伤，表现为颈、胸、腰部不能活动，损伤部位以下出现感觉异常，反射减弱或消失者，应首先做X线、CT或MRI检查，排除骨折和脊髓损伤后，才可考虑推拿治疗。

11．精神病患者在发作期间，因其对病史描述不确切，检查不配合，难以明确诊断，治疗不合作，故不宜进行推拿治疗。

十五、中药熏洗疗法

中药熏洗疗法是将配方中药加水煎煮，利用药液的热气对患处进行熏洗的一种外治方法。熏洗疗法可分热用、温用两种。热用熏洗法是将煎好的药液趁热气蒸腾时，边熏边用药汁洗患处，待药液变冷为止，本法主要是利用热气使药力窜入肌肤、筋骨，以舒筋活络、活血消肿。温用熏洗法是将煎好的药液待温后，对患处只洗而不熏的一种方法。

［操作要点］

1．将配制好的药物放在锅内，放入适量的水，加火煎煮30分钟左右，离火后即对患处先熏后洗，熏洗前可用干净的纱布将药汁过滤去渣，以免药中杂质在熏洗时刺激皮肤。

2. 熏洗的药液量要比内服的药液量多，具体需要多少量要根据患病的部位而定，如全身熏洗，药液要多，容器可用浴盆等，而局部熏洗，药液不必太多，容器可选脸盆、大口杯等。

3. 一服药一般可连续使用 2 天，每天熏洗 2～3 次，每次熏洗 15～30 分钟，每次使用时，药汁必须先加热。

[注意事项]

1. 冬季注意保暖，暴露部位尽量加盖衣被。

2. 根据熏洗部位，选用合适物品，如眼部，用治疗碗盛药液，上盖有孔纱布，患眼对准小孔进行熏洗；外阴部取坐浴盆、椅，上盖有孔木盖，坐在木盖上进行熏蒸，必要时可在浴室内进行。

3. 熏洗药温不宜过热，一般为 50～70℃，以防烫伤。

4. 在伤口部位进行熏洗时，按无菌技术操作进行。

5. 包扎部位熏洗时，应揭去敷料，熏洗完毕后，更换灭菌敷料。

6. 熏洗一般每天 1 次，每次 20～30 分钟，视病情也可以每天 2 次。

7. 患者不宜空腹洗浴，餐前后 30 分钟内不宜熏洗；年老和心、肺、脑病，以及体质虚弱、水肿患者不可单独洗浴，且熏洗时间不宜过长，以防虚脱。

8. 孕妇及妇女经期不宜坐浴和阴部熏洗。

9. 向患者及其家属讲解预防疾病及熏洗疗法的有关知识，熏洗过程中，防止烫伤。对颜面部进行熏洗者，操作后 30 分钟才能外出，以防感冒。

10. 所用物品需清洁消毒，每人 1 份，避免交叉感染。

十六、足浴疗法

中药足浴疗法是通过足部药浴，使药性通过穴位直达脏腑，并施以足部穴位按摩，以疏通经气、调理气血，达到托毒透邪、补肾活血功效的一种方法。

[操作要点]

1. 药浴　根据配方配制中药汤剂，并将温度控制在 40～

50℃，患者把足浸泡在药液里 30 分钟。

2．按摩 根据患者病情按摩足部相应穴位。

3．叩击 用特殊工具叩击患者穴位 10 分钟，以促进血液循环。

[**注意事项**]

1．饥饿、极度疲劳或酒醉后的患者，足部有皮肤破损或烧烫者，严重心脏病、肝病患者及精神病患者不宜应用足浴疗法。

2．严重骨质疏松者，关节韧带的撕裂伤、断裂伤患者，各关节部位创伤性骨膜炎急性期患者禁止使用足浴疗法。

3．胃、十二指肠急性穿孔者，有出血性体质的患者或倾向者不宜应用足浴疗法。

4．有糖尿病、下肢神经炎等导致下肢感觉减退者，要注意水温和泡足的时间，防止烫伤。

下篇 各 论

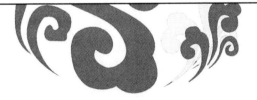

第 3 章　呕吐

【概述】 呕吐是指食物或痰涎等由胃气上逆而出的病症。任何病变有损于胃，皆可引起呕吐，此症在中医外感内伤病中均可出现。由于引起呕吐的原因不同，故其症状与呕吐物各有不同，常见有呕吐涎沫、清水、脓血等，表现为饮水则呕、得食则吐、朝食暮吐、暮食朝吐。呕吐可出现于多种疾病之中，如现代医学的急性胃炎、幽门梗阻、幽门痉挛、十二指肠淤积症、肠梗阻、急性胰腺炎、急性胆囊炎、心源性呕吐、颅内感染、肝性脑病、神经性呕吐、尿毒症和糖尿病酮症酸中毒等，当出现以呕吐为主症时，均可参考本章进行治疗。

【外治法】

一、贴敷疗法

1. 处方 1

[主治病症] 呕吐。

[药物组成] 炒吴茱萸 30g，生姜 1 块，香葱 10 余根。

[制法用法] 共捣成饼，蒸热敷脐腹，约 1 小时呕吐可止。

[来源]《内病外治敷贴灵验方集》。

2. 处方 2

[主治病症] 呕吐。

[药物组成] 苍术 30g，麦麸 250g，酒适量或醋少许。

[制法用法] 苍术研末，麦麸炒黄，趁热淬酒，患者吸其气，另取一部分用布包，在前胸温拭。

[来源]《内病外治敷贴灵验方集》。

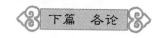

3．处方 3

［主治病症］呕吐。

［药物组成］生姜 12g，半夏 10g。

［制法用法］将上药共捣烂，入铁锅炒热后贴敷胃脘、脐中。

［来源］《中国民间敷药疗法》。

4．处方 4

［主治病症］呕吐。

［药物组成］吴茱萸 20g，葱 20g，姜 12g，盐 20g。

［制法用法］将上药共捣烂，外敷脐中、命门穴，然后温灸。

［来源］《中国民间敷药疗法》。

5．处方 5

［主治病症］呕吐。

［药物组成］藿香 20g，生姜 12g，薄荷 12g，大腹皮 6g，枳实 6g。

［制法用法］将上药共研细末，用菜油调拌成膏状，贴敷中脘、膻中、丹田穴。

［来源］《中国民间敷药疗法》。

6．处方 6

［主治病症］恶心、呕吐。

［药物组成］酒炒白芍 9g，胡椒 1.5g，葱白 60g。

［制法用法］将上药共捣成膏，贴心窝处。

［来源］《中医外治法简编》。

7．处方 7

［主治病症］胃中有热，食后即吐。

［药物组成］大黄、丁香、甘草各等份。

［制法用法］上药共研细末，每取 10g，撮于黑膏药中间，敷脐部或配胃俞、中脘穴，每天 1 换。

［来源］《穴位贴药疗法》。

8．处方 8

［主治病症］呕吐，不思饮食者。

［药物组成］雄黄 30g，五倍子 30g，白矾 15g，葱头 15g，肉

桂 3g，麝香 0.3g。

[制法用法] 共捣碎成饼，贴脐窝，同时热熨。

[来源]《中医外治法类编》。

9．处方 9

[主治病症] 顽固性呕吐。

[药物组成] 吴茱萸 30g。

[制法用法] 将吴茱萸研成细末，以白醋调成糊状，置于胶布上，分别敷贴于两足底涌泉穴，外用单层纱布固定，每天换药 1 次，3 天为 1 个疗程。

[来源] 上海中医药杂志，2012，46（5）：56。

10．处方 10

[主治病症] 血液透析引起的恶心、呕吐。

[药物组成] 生姜适量。

[制法用法] 新鲜生姜洗净剁成姜泥，以 75%酒精消毒肚脐后，取姜泥填满肚脐，外用胶布固定。

[来源] 深圳中西医结合杂志，2016，26（10）：67。

二、艾灸疗法

1．处方 1

[主治病症] 呕吐。

[药物组成] 胡椒。

[穴位组成] 中脘、天枢、神阙、期门、足三里、内关。

[操作方法] 胡椒烘干研细末，加面粉少许，用水调成糊状，制成薄饼，晾干备用，取中脘、天枢、神阙、期门、足三里、内关为主穴，按艾炷隔药灸法操作，每次选 2～4 个穴位、每穴每次施灸 5～7 壮，每天或隔天灸 1 次，5 次为 1 个疗程。

[来源]《实用中医外治疗法》。

2．处方 2

[主治病症] 化疗引起的恶心、呕吐。

[穴位组成] 上脘、中脘、神阙、天枢、大横、水分、气海、关元、足三里。

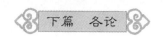

[操作方法] 艾箱灸，每次 15 分钟左右，每天 1 次，以艾灸局部红晕为度。

[来源] 光明中医，2012，27（10）：2043。

3．处方3

[主治病症] 妊娠引起的剧吐。

[穴位组成] 足三里、中脘、内关、公孙。

[操作方法] 嘱患者取仰卧位，双手掌向上，双臂伸直，双腿平伸。用艾条点燃一端，对准穴位，在距皮肤 2～3cm 处进行温和灸，以所灸穴位的皮肤微红为止，以患者局部有温热感而无灼痛为度。每天 1～2 次，每次 15～20 分钟，10 天为 1 个疗程。

[来源] 当代护士（专科版），2009，（9）：66。

4．处方4

[主治病症] 妊娠引起的呕吐。

[药物组成] 陈艾叶（2 年以上）250g，苍术 50g。

[穴位组成] 中脘、天突、内关、巨阙、神门、足三里。

[操作方法] 先将苍术研成细末，再将艾叶揉搓成团状，两者混匀，用细麻纸（或易燃的薄纸）卷裹成长 20～25cm 艾条，直径约 1.2cm。点燃艾条对准选定的穴位，距皮肤 1 寸上下熏灼，直到所灸穴位皮肤呈潮红色为止，每天 1 次。

[来源] 中国针灸，2000，4（16）：225。

三、耳穴压籽疗法

1．处方1

[主治病症] 呕吐。

[穴位组成] 胃、轮 2、轮 4、上腹、神门、肝、太阳、交感、大肠、小肠、直肠下段、肛门、脾、三焦。

[操作方法] 凡胃炎呕吐者取胃、轮 2、轮 4、上腹、神门；凡肝胃不和呕吐者取胃、肝、太阳、神门；凡脾胃虚寒呕吐者取胃、交感、大肠、小肠、直肠下段、肛门；饮食停滞呕吐者取脾、胃、轮 2、轮 4、神门、交感、三焦。

[来源]《中医外治法大全》。

2．处方 2

[主治病症] 化疗引起的恶心、呕吐。

[穴位组成] 胃、神门、交感、贲门、脾。

[操作方法] 化疗前 30 分钟予耳穴埋籽，用探棒准确选取耳部穴位，用 75%酒精常规消毒，待干后用王不留行籽对准穴位贴敷。化疗前 5 分钟行耳穴按压刺激，手法由轻及重按压每个穴位120～150 下，使耳部潮红发热，每天按压 3～5 次，每 3 天换籽 1次，双耳交替。直至化疗结束后 3 天。

[来源] 内蒙古中医药，2014，35：86。

3．处方 3

[主治病症] 早期妊娠呕吐。

[穴位组成] 胃、食道、贲门、交感。

[操作方法] 选择光滑的王不留行籽，将胶布剪成尺寸为0.6cm×0.6cm 的正方形备用。利用压痛棒寻找耳部上述穴位的阳性反应点。中等力度下，患者出现明显的酸、胀、麻、痛等表现，表示此处为有效穴位。在已经找好的穴位上贴上王不留行籽胶布，每隔 5～10 分钟按压 2～4 分钟，按压 3～5 次即可，轻揉 1 分钟后重压 1 次，直至耳郭发红、发热、明显酸胀，每天按压 3～5 次。

[来源] 实用中医内科杂志，2013，27（3）：35。

四、穴位注射疗法

1．处方 1

[主治病症] 腹腔镜手术后恶心、呕吐。

[药物组成] 盐酸甲氧氯普胺 0.5ml。

[穴位组成] 左耳：胃、神门；右耳：小肠、内分泌。

[操作方法] 手术开始前 10 分钟，用 1ml 皮试注射器接 4 号皮试针头，抽取盐酸甲氧氯普胺 0.5ml。以圆头探针在穴位上稍用力按压，并留有压迹，75%酒精常规消毒皮肤，操作者左手固定耳郭，并将注射局部皮肤绷紧，右手持注射器，针头斜面向下快速刺入选定的耳穴皮下，回抽无血，即可将药液注射在皮下与软

骨膜之间，每穴注射 0.125ml，使耳穴皮肤呈现一直径为 0.1～0.2cm 皮丘。注射完毕，用消毒干棉球轻轻压迫穿刺针孔，防止药液外溢及出血。

[来源] 中国针灸，2013，33（S1）：77。

2．处方 2

[主治病症] 化疗后恶心、呕吐。

[药物组成] 甲氧氯普胺。

[穴位组成] 足三里。

[操作方法] 双侧足三里穴给予甲氧氯普胺 10mg 注射。

[来源] 中国中医急症，2009，18（12）：2054。

3．处方 3

[主治病症] 病毒性肝炎所致呕吐。

[药物组成] 甲氧氯普胺注射液 5mg。

[穴位组成] 足三里。

[操作方法] 取双侧足三里，用 2ml 空针 2 支，分别抽吸甲氧氯普胺注射液 5mg，常规皮肤消毒，直刺穴位，深 1.5～2.0cm，患者觉酸胀感、无回血后缓推甲氧氯普胺，每侧足三里 5mg（0.5ml），每天 1 次。

[来源] 河南中医，2012，32（3）：337。

五、体针疗法

1．处方 1

[主治病症] 呕吐。

[穴位组成] 上脘。

[操作方法] 直刺 0.5～0.8 寸。

[来源]《实用图示外治疗法丛书——针刺疗法》。

2．处方 2

[主治病症] 呕吐。

[穴位组成] 内关、足三里、中脘、公孙。

[操作方法] 上穴针刺后加电 20 分钟。

[来源]《实用中医外治疗法》。

3．处方3

［主治病症］各种呕吐。

［穴位组成］胃俞、内关、足三里、中脘。

［操作方法］先用 75%酒精进行消毒，然后分别针刺，每穴留针 10～15 分钟，并给予艾灸，每天 1 次，连续 2～3 天。

［来源］《中医外治法奇方妙药》。

4．处方4

［主治病症］各种呕吐。

［穴位组成］膻中、足三里、胃俞、丰隆、内关。

［操作方法］先用 75%酒精消毒穴位，然后用消毒过的银针针刺，进针深 1～1.5cm，并用点燃的艾条灸之，每天 1 次。

［来源］《中医外治法奇方妙药》。

5．处方5

［主治病症］各型呕吐的反复发作或服止吐药物无效者。

［穴位组成］天突、华盖、膻中、鸠尾。

［操作方法］酒精消毒后利用三棱针进行挑刺，挑刺后再用纱布盖上包扎好，以免发生感染。

［来源］《中医外治法奇方妙药》。

6．处方6

［主治病症］化疗所致恶心、呕吐。

［穴位组成］中脘、下脘、气海、关元。

［操作方法］各穴直刺 0.5 寸，留针 30 分钟，与化疗同步。

［来源］上海针灸杂志，2013，32（12）：1047。

7．处方7

［主治病症］胃镜检查所致恶心、呕吐。

［穴位组成］内关。

［操作方法］常规酒精消毒后，用镊子夹取 0.22mm×1.5mm 揿针的环形针柄部，连同胶布将揿针刺入内关穴，按压揿针处以有酸胀感但不痛为宜，嘱患者用右手拇指按压胶布部位至胃镜结束。

［来源］上海针灸杂志，2015，34（11）：1115。

8．处方 8

[主治病症] 神经性呕吐。

[穴位组成] 中魁、中脘、足三里、内关、公孙。

[操作方法] 选用 28～30 号的 1 寸毫针以 15°向上斜刺中魁穴，中脘、足三里、内关、公孙穴均选用 1～1.5 寸毫针，分别对准穴位直刺，进针得气后用艾条灸并且留针 30 分钟。

[来源] 四川中医，2016，34（7）：202。

六、推拿按摩疗法

1．处方 1

[主治病症] 呕吐。

[穴位组成] 中腹部。

[操作方法] 用掌面紧贴中腹部，横向往返推擦 1 分钟，以温热为度。

[来源]《实用图示外治疗法丛书——揉腹疗法》。

2．处方 2

[主治病症] 各种消化不良引起的呕吐。

[穴位组成] 内关。

[操作方法] 以一手中指指尖压迫内关穴 100～200 次。

[来源]《实用图示外治疗法丛书——手穴疗法》。

3．处方 3

[主治病症] 各种运动性恶心、呕吐。

[穴位组成] 外关。

[操作方法] 用拇指指甲在外关穴及其周围组织用力掐动，掐动时要逆着经脉的通路揉动。以局部酸、麻、胀痛为度。

[来源]《实用图示外治疗法丛书——手穴疗法》。

4．处方 4

[主治病症] 呕吐。

[穴位组成] 胃俞。

[操作方法] 采用摩法时，以掌根部着力于脊背胃俞穴，手指伸直，然后用肘关节屈伸运动，带动掌面沿经络循行路线做直线

往返摩擦，以深部透热为度。

[来源]《实用图示外治疗法丛书——推背疗法》。

5. 处方5

[主治病症]妊娠剧吐。

[穴位组成]内关、足三里、公孙、中脘。

[操作方法]患者平卧，身体尽量放松，术者一手掌在中脘穴周围按揉，同时另一只手拇指用一指禅法逐一点揉患者双侧内关穴、足三里及公孙穴各 3 分钟。其力度以局部穴位产生酸胀感为度，使酸胀感沿经脉向胸腹部传导，每天点穴治疗 2 次。指导孕妇及其家属点穴方法，嘱每于症状发作前自我治疗或家人协助治疗。

[来源]中国民间疗法，2016，24（9）：19。

6. 处方6

[主治病症]妊娠呕吐。

[穴位组成]冲阳、太白、内庭、厉兑、隐白。

[操作方法]

（1）用拇指按揉足部冲阳、太白穴各 10 分钟，每天 1～3 次。

（2）选择足部胃、肝、生殖腺、甲状腺反射区各轻轻按揉 3～5 分钟，每天 1～2 次。选择足腹腔神经丛、肾脏、输尿管、膀胱、肾上腺反射区各轻揉 3 分钟，每天 1～2 次。

（3）揉按足部内庭穴 10 分钟左右。

（4）按压足部厉兑、隐白两穴 10～25 分钟。

[来源]中国中医药科技，2004，11（4）：195。

七、药蒸汽吸入法

1. 处方1

[主治病症]呕吐。

[药物组成]苍术 30g，麦麸 250g，酒或醋适量。

[制法用法]将苍术研末，拌麦麸内共炒黄，趁热以酒或醋淬。嘱患者张口，尽量吸入热气。另取其一部分药物，用布包，在前胸来回温熨。

[来源]《内病外治精要》。

2．处方 2

[主治病症] 呕吐。

[药物组成] 乳香、硫黄、陈艾各 6g。

[制法用法] 研为细末，用酒 1 杯，煎数滚，趁热用鼻嗅之，外用生姜擦前胸。

[来源]《内病外治敷贴灵验方集》。

八、拔罐疗法

1．处方 1

[主治病症] 呕吐。

[穴位组成] 肾俞、三焦俞、大肠俞、中脘、足三里。

[操作方法] 留罐时间为 10～20 分钟。

[来源]《中医外治法大全》。

2．处方 2

[主治病症] 各种原因引起的呕吐。

[穴位组成] 中脘、足三里、胃俞。

[操作方法] 消毒后在穴位上用三棱针挑刺，然后在挑刺的部位上拔罐 3～5 分钟，每天 1 次，治愈为止。

[来源]《中医外治法奇方妙药》。

九、梅花针疗法

[主治病症] 呕吐。

[穴位组成] 取胸部、腹部。第 5～12 胸椎及腹部、颌下、中脘、天枢、足三里、胃俞、脾俞、内关、公孙、夹脊、大肠俞。

[操作方法] 中度或轻度刺激反复叩打，每天 2 次。

[来源]《中医外治法大全》。

十、耳针疗法

[主治病症] 呕吐。

[穴位组成] 贲门、肝、胃、脾、交感。

[操作方法] 肝胃不和，可毫针刺激贲门、肝；饮食停滞，可毫针刺激胃、脾；胃热呕吐，可毫针刺激胃、交感；中焦虚寒，可毫针刺激胃、贲门。每天1～3次。

[来源]《中医外治法大全》。

【现代研究】

1. 南京医科大学附属无锡市妇幼保健院肿瘤科朱慧应用生姜贴敷配合穴位注射预防化疗后呕吐 对照组每天化疗前30分钟肌内注射地塞米松50mg及甲氧氯普胺20mg。观察组采用以下方法。

（1）穴位贴敷：贴敷前用温水洗净并擦干脐部，用新鲜生姜5g切成碎末贴敷于患者神阙穴(肚脐)，外用医用3M透明薄膜敷贴固定。并取生姜15g切成3cm×3cm×0.2cm大小的薄片2片，分别贴敷于患者左右手腕的内关穴，外用医用3M透明薄膜敷贴固定生姜片。每4小时更换1次，连续贴敷5天（化疗结束3天后再继续贴敷2天）。

（2）穴位注射：化疗前15分钟选取一侧足三里穴，常规消毒后，用5ml注射器抽取甲氧氯普胺20mg及地塞米松5mg，直刺进针约1.5寸，提捏数次后缓慢注入药液，每天1次，连续3天（化疗期间）。治疗组其呕吐反应总有效控制率为90.62%，与对照组（34.38%）比较，差异有显著性意义 [护理学杂志，2006，21（1）：52-53]。

2. 江西省于都县中医院丁振洪应用隔姜灸治疗婴幼儿呕吐 对照组：根据患儿的病因不同，予中医辨证治疗。积滞者，予消乳丸加减；胃热气逆者，予黄连温胆汤加减；脾胃虚寒者，予丁萸理中汤加减；肝气犯胃者，予解肝煎加减。观察组用半径为5cm、厚度为0.1cm左右的硬纸片，在圆纸片的圆心部位剪一个直径为1.5cm的小孔。然后取新鲜生姜，切成直径为1.5cm、厚度为0.2cm姜片，使用针灸针刺约10个孔后置于圆纸片的中央孔内，每次共做3个。然后将孔内的生姜分别对准并放置在患儿的中脘穴及双侧足三里穴，用点燃的艾条，在距离穴位约5cm的高度施以温和灸，灸至皮肤潮红为度，每天1次。两组患儿均治疗7天，7天内痊愈的，不用继续施灸。结果：观察组痊愈39例，显效16例，好转 5 例，无效 0 例，总有效率为 91.67%；对照组痊愈 28 例，显效 15 例，好转 17 例，无效 0 例，总有效率为 71.67%；组间比较有统计学意义［中国中医药现代远程教育，2014，12（14）：77］。

3. 山东省潍坊市寒亭区人民医院管乐敏应用隔姜灸治疗化疗所致呕吐

（1）方法：患者舒适体位，将生姜片放置于足三里穴处，然后将艾炷放于姜片上，点燃艾炷，施灸过程中应注意患者不能活动身体，医师不能离开患者，以免艾火掉落，烧伤患者或者烧坏衣物，每次灸 3 壮，若灸时感觉疼痛难忍，术者可移动姜片或将姜片稍抬离皮肤，以灸处皮肤潮红但又不能烫伤为度，每天 1 次，伴随化疗疗程。疗效标准以患者不出现呕吐及自我感觉无恶心、食欲、睡眠好为优，上述感觉有改善为良，恶心呕吐明显、食寐不安为差。

（2）结果：本组优为 20 例，良为 28 例，差为 4 例，总有效率为 92.3%［医药世界，2009，11（11）：675］。

4. 广东省中医院刘丽荣应用耳穴按压防治化疗性恶心呕吐的临床疗效观察

（1）A 组耳穴按压，主穴：胃、膈、贲门、神门、交感、食道；配穴：肝气犯胃者配肝、胆；脾胃虚弱者配脾。压迫耳穴的材料选用王不留行籽。使用前，将王不留行籽用 75%酒精浸泡数分钟后晾干，放入干净瓶中备用。使用时将王不留行籽粘贴在小块胶布中央，于化疗前 30 分钟用针灸柄的尾部在耳郭相应穴位按压找到敏感点，粘在相应耳穴的皮肤上。每穴每次按压 3～5 分钟，按压的力量以患者感到疼痛但能耐受为准，每天 5～6 次，直至 1 个疗程化疗结束为止，两耳可交替使用。

（2）B 组在每日常规化疗前后 30 分钟，各静脉推注恩丹西酮注射液 8mg。

（3）C 组在化疗期间同时使用 A 组和 B 组的防止呕吐方法。

（4）结果 3 种方法效果比较，A 组（耳穴组）总有效率为 78.8%；B 组（恩丹西酮组）总有效率为 80%，C 组（耳穴+恩丹西酮组）总有效率为 95.7%，3 组经卡方检验有统计学意义［四川中医，2008，26（6）：116］。

5.成都中医药大学附属医院谢晓红应用足三里穴位注射治疗急性酒精中毒所致的呕吐　治疗组予甲氧氯普胺 10mg 足三里穴位注射，对照组予甲氧氯普胺 10mg 臀部肌内注射。治疗组患者取坐位或卧位，一侧下肢屈膝，与床垂直，选择足三里穴位并按压得气后，用大拇指指甲于得气处轻压"+"字做标记。选择 2.5ml 空针 5 号半针头抽吸甲氧氯普胺 10mg，常规消毒穴位局部皮肤，右手持注射器，对准"+"字交叉点，快速刺入皮下，缓慢进针，得气后回抽无血即可将药液注入。推注过程中，注意询问患者有无酸、麻、胀的感觉，推注完毕后拔针，按压注射部位片刻。对照组患者取侧卧位，选择臀大肌作为注射部位，选择 5ml 空针 7 号针头抽吸甲氧氯普胺 10mg，常规消毒皮肤后肌内注射。结果：治疗组 29 例，完全缓解 19 例，基本缓解 8 例，部分缓解 2 例，无效 0 例，显效 27 例（93.1%）。对照组 29 例，完全缓解 11 例，基本缓解 10 例，部分缓解 7 例，无效 1 例，显效 21 例（72.41%）。2 组比较有显著性差异（$P<0.05$）[甘肃中医，2011，24（3）：56]。

6.河南中医学院第三附属医院黄银凤应用针灸联合穴位注射预防化疗呕吐　对照组在化疗前 30 分钟肌内注射甲氧氯普胺 20mg，观察组双侧足三里穴位注射甲氧氯普胺 20mg 并配合针刺双侧内关穴。每天 1 次，3 周为 1 个疗程。常规消毒足三里、内关穴，以左手拇、示指固定皮肤，右手持注射器垂直皮肤刺入足三里 1.5～2.0cm，后用 0.35mm×25.0mm 毫针针刺双侧内关穴。结果：对照组显效 15 例，有效 8 例，无效 4 例，总有效率为 85.19%；观察组显效 18 例，有效 9 例，无效 2 例，总有效率为 93.09%；两组比较有统计学意义 [中医学报，2013，28（12）：1937]。

7.浙江省平湖市眼科医院张利群应用推拿治疗小儿呕吐　具体操作如下所述。

（1）揉板门：用拇指在大鱼际平面中点揉之。

（2）运八卦：左手拇指按到离宫处（手掌内中指根下），用右手拇指在患者左手掌中心，以内劳宫穴至中指根掌关节横纹距离的 2/3 为半径，以内劳宫穴为圆心做环形运动。

（3）摩腹：用掌心在患儿腹部做顺时针方向或逆时针方向按

摩。热吐者顺时针方向，寒吐者逆时针方向。

（4）捏脊：用拇指、示指两指自长强穴至大椎穴轻轻提捏脊柱皮肤肌肉，共6遍，第1、2遍捏而不提，第3、4遍捏3下提2次，第5、6遍捏而不提。

（5）推天柱骨：用中指在患儿枕骨下后发际正中至大椎穴自上而下直推。

结果：120例中，完全缓解87例，部分缓解24例，轻度缓解9例，无效0例，总有效率为100%［浙江中医杂志，2013，18（5）：359］。

第4章 呃逆

【概述】 呃逆是由膈肌痉挛引起的一种临床症状。膈肌痉挛可因多种原因诱发，如吞咽过快、突然吞入空气及腹内压骤然升高等均可引起呃逆。其表现为喉间呃呃作声，声短而频，有声无物，不能自主。大多呃逆可自行消退，亦有持续时间较长变为顽固性呃逆。长时间呃逆可带来较大的痛苦和危害，妨碍谈话、进食、呼吸、睡眠。本病多无器质性改变，顽固性呃逆依据病因不同，可分为中枢神经性呃逆和周围神经性呃逆两类。前者常见于脑炎、脑膜炎、脑肿瘤、脑出血、脑血栓形成及酒精中毒等疾病，后者常见于纵隔肿瘤、食管肿瘤、胸膜炎、胃扩张、胃炎、肠梗阻、弥漫性腹膜炎等疾病。

【外治法】

一、贴敷疗法

1. 处方1

[主治病症] 呃逆日久，或病后呃逆不休、呃声短而频繁等。

[药物组成] 丁香15g，吴茱萸15g，沉香15g，生姜汁15ml，蜂蜜1ml。

[制法用法] 以上前3味共研细末，过筛，用生姜汁、蜂蜜调成膏，备用。取药膏适量敷于脐窝上，外用消毒纱布覆盖，再用胶布固定，每天换药1次。

[来源]《百病外治3000方》。

2. 处方2

[主治病症] 胃阴不足之呃逆。

[药物组成] 龟甲 120g，熟地黄 120g，知母 70g，黄柏 60g，麻油 500g，黄丹 250g。

[制法用法] 以上前 4 味浸入麻油内，3~4 天后倒入锅内，炸枯去渣，再熬至滴水成珠状，徐徐下黄丹收膏，倒入水中去火毒，制成膏药备用。取膏药适量，烘热后摊于 4cm×4cm 的牛皮纸上，分别贴于气海、关元、阴都穴，每天换药 1 次，呃止停药。

[来源]《百病外治 3000 方》。

3．处方 3

[主治病症] 脾胃阳虚所致的寒呃。

[药物组成] 制附子、母丁香、广木香、小茴香、干姜、羌活、食盐各等份。

[制法用法] 以上 7 味共研为细末，过筛装瓶，备用。取药末 15g 撒于 7cm×7cm 的胶布中央。如上法制作 3 张，敷贴于患者中脘、阴都、肾俞穴，上铺消毒纱布 1 块，再用麦麸炒热，装入布袋，轮换热熨 4 个穴位。

[来源]《百病外治 3000 方》。

4．处方 4

[主治病症] 呃逆。

[药物组成] 丁香、柿蒂、高良姜、制香附、吴茱萸、姜汁、蜂蜜各 10g。

[制法用法] 将上药共研为细末，加入姜汁、蜂蜜调成膏状，取药膏适量敷于脐部，胶布覆盖固定，每次至少敷 60 分钟，每天 1 次，至呃逆停止。

[来源]《中医外治疗法集萃》。

5．处方 5

[主治病症] 急性心肌梗死导致的呃逆。

[药物组成] 丁香、小茴香、木香各 10g。

[制法用法] 上药研成粉末，加液状石蜡调成糊状，装入小布袋，贴敷于神阙穴，加用神灯照射，持续加热，每天 1 次，每次 45 分钟，每个疗程为 3~4 天。

[来源] 河南中医，2011，31（6）：640。

6. 处方6

[主治病症] 呃逆。

[药物组成] 吴茱萸粉适量。

[穴位组成] 双侧足三里、膈俞、胃俞、肺俞、肾俞。

[制法用法] 患者取舒适体位，上述穴位消毒，将吴茱萸粉用醋调后贴敷在以上穴位上，每天1次，每次10~18小时。

[来源] 国医论坛，2012，27（4）：30。

7. 处方7

[主治病症] 肝癌导致顽固性呃逆。

[药物组成] 丁香、吴茱萸、柿蒂、旋覆花。

[制法用法] 上药等份研末以醋调，取适量外敷神阙穴，每天更换1次，连续观察1周。

[来源] 中医外治杂志，2013，22（3）：15。

二、艾灸疗法

1. 处方1

[主治病症] 胃寒呃逆。

[穴位组成] 膈俞、内关。

[辨证配穴] 实证配巨阙、行间、内庭，虚证配关元、气海、足三里。

[操作方法] 按艾炷灸法施灸，每天1~2次，每次每穴灸5壮。

[来源]《中国灸疗学》。

2. 处方2

[主治病症] 顽固性呃逆。

[穴位组成] 中脘、气海、关元、足三里(双)、三阴交(双)。

[操作方法] 艾条点燃后距穴位皮肤2~3cm，采用温和灸手法，按上述穴位，从上到下依次熏灸，每穴2~3分钟，以穴区有温热酸胀感、局部皮肤潮红为度。熏灸时要注意观察皮肤的变化，对于意识障碍或局部感觉迟钝的患者，可将示、中两指分张，置于施灸部位两侧，以免烫伤。每天1次，治疗3次后

观察疗效。

[来源] 四川中医，2007，25（9）：110。

3．处方3

[主治病症] 重型肝炎人工肝术后呃逆。

[穴位组成] 内关、中脘、膈俞、足三里、三阴交、中魁。

[操作方法] 将鲜生姜切成厚约0.3cm的生姜片，用针扎孔数个，置施灸穴位上，艾炷如半个枣核大，点燃放在姜片中心施灸，每穴5壮。以局部皮肤红晕为度，每天2次。

[来源] 中国针灸，2006，26（1）：56。

4．处方4

[主治病症] 化疗所致的呃逆。

[穴位组成] 中脘。

[操作方法] 将粗盐与艾绒按1∶1比例混匀，放置于40cm×40cm的正方形帆布中央，将四角拎起裹成底盘直径约15cm的圆盘状，四角布片用粗棉线垂直扎成高约5cm圆柱形手柄。取已制好的隔盐灸灶，在圆盘底喷少量水致外层棉帆布潮湿，放置于微波炉中调中火加热2～3分钟，温度一般为40～50℃，取出后垫一小毛巾备用。在肌内注射哌甲酯20mg后，将灸灶置于患者中脘穴上，施灸30分钟，温度以患者感到温热且皮肤红晕而不烫伤皮肤为宜。

[来源] 上海针灸杂志，2014，33（8）：728。

5．处方5

[主治病症] 寒凝气滞型顽固性呃逆。

[穴位组成] 中脘、膈俞、一侧足三里，另一侧内关。

[操作方法] 患者取俯卧位，点燃艾卷，用温和灸法先灸两侧膈俞穴；再取仰卧位，以同样方法灸两侧中脘穴；随后分别或同时灸足三里、内关穴。每穴灸10分钟，以施灸部位出现红晕为度。每天2次，3天为1个疗程。施灸顺序为先上后下、先背后腹、先阳经后阴经。

[来源] 陕西中医，2012，33（6）：725。

三、耳穴压籽疗法

1. 处方1

[主治病症] 呃逆。

[穴位组成] 胃、耳中、神门、交感。

[操作方法] 在选定穴位之后，要先用棉棒进行刺激，患者如果出现疼痛反应，就要将粘有药物的胶布粘到穴位上，粘贴的时间为2天，在2天以后要变换到另外一侧进行粘贴，在压籽的时候用手按压相应的部位，每次按压2分钟左右，每天按压3次左右。

[来源] 实用中医内科杂志，2012，26（7）：43。

2. 处方2

[主治病症] 呃逆。

[穴位组成] 耳中、胃、神门、口、交感、皮质下、肾上腺、脾、膈。

[操作方法] 选中耳穴后，用75%酒精消毒耳郭皮肤，用8mm×8mm的胶布将王不留行籽固定在所选的耳穴上，嘱患者每天按压3次，每次按20分钟以上，每周更换1次。

[来源] 当代医学，2009，15（28）：159。

四、穴位注射疗法

1. 处方1

[主治病症] 呃逆。

[药物组成] 生理盐水2ml。

[穴位组成] 足三里、内关。

[操作方法] 取患者双侧足三里穴，用5号针头刺入，寻找针感，待得气后注入生理盐水1ml（每穴）。然后医者用手指按压患者双侧内关穴，由轻至重，以能使患者耐受为度，并有意识地与患者谈话，或提出难题让患者思考，分散患者注意力。每次按压5～10分钟，一般1次即可治愈，顽固性呃逆2～3次见效。

[来源]《当代中药外治临床大全》。

2．处方 2

[主治病症] 呃逆。

[药物组成] 1%当归注射液。

[穴位组成] 内关、中脘、膈俞。

[操作方法] 用 1%当归注射液，在双侧内关、中脘、膈俞穴各注射 0.5ml。隔天 1 次，10 次为 1 个疗程。

[来源]《中医外治疗法集萃》。

3．处方 3

[主治病症] 呃逆。

[药物组成] 维生素 B_1 注射液，2%普鲁卡因注射液。

[穴位组成] 耳穴膈、耳中、神门及体穴内关、足三里。

[操作方法] 用维生素 B_1 注射液各 0.05ml 注入双侧耳穴，使穴位处出现豆粒大的皮丘，再用维生素 B_1 注射液 4ml 与 2%普鲁卡因注射液 4ml 混合后，分别注射于双侧内关、足三里穴，隔天 1 次，10 次为 1 个疗程。

[来源]《中医外治疗法集萃》。

4．处方 4

[主治病症] 呃逆。

[药物组成] 维生素 B_6 和维生素 B_1 注射液。

[穴位组成] 双侧足三里。

[操作方法] 对双侧足三里穴处皮肤进行常规消毒，用 5ml 注射器抽取 50mg 维生素 B_6 和 100mg 维生素 B_1 混合液 3ml 抽吸于 5ml 注射器中，向足三里穴垂直进针，深度为 1～3cm，若抽吸无回血，且患者感到麻、酸、痛、胀等感觉时，再每侧推入混合药液 1.5ml，每天 1 次，5 天为 1 个疗程。

[来源] 中国农村卫生，2016，18（96）：5。

5．处方 5

[主治病症] 呃逆。

[药物组成] 甲氧氯普胺注射液。

[穴位组成] 双侧足三里。

[操作方法] 用 1ml 注射器抽吸甲氧氯普胺注射液 10mg，穴

位注射组：取双侧足三里穴，皮肤常规消毒，直刺穴位 2cm，患者有酸、麻、胀、痛等感觉时，经回抽无回血后将药液缓慢注入，同时嘱患者深吸气，屏住呼吸片刻，后分次缓缓呼出，反复数次。每侧穴位注射 0.5ml，每天 1 次，5 次为 1 个疗程。

[来源] 医学理论与实践，2011，24（5）：550。

五、体针疗法

1．处方 1

[主治病症] 呃逆。

[穴位组成] 内关、中脘、膈俞、足三里、太冲。

[操作方法] 用平补平泻法。

[来源]《实用图示外治疗法丛书——针刺疗法》。

2．处方 2

[主治病症] 肝胃不和、胃气上逆之呃逆。

[穴位组成] 膈俞、内关、足三里、太冲。

[操作方法] 毫针针刺，用泻法。

[来源]《实用图示外治疗法丛书——针刺疗法》。

3．处方 3

[主治病症] 呃逆。

[穴位组成] 攒竹（双）、三阴交。

[操作方法] 医者紧捏患者眉头，然后快速进针，加电 30 分钟。本法对一切原因引起的呃逆均有较好的效果。

[来源]《实用图示外治疗法丛书——针刺疗法》。

4．处方 4

[主治病症] 呃逆。

[穴位组成] 内关、巨阙、攒竹、下承浆（承浆下 0.5 寸）、膻中、天突、外丰隆（丰隆外 0.5 寸）为主穴。

实证配穴：胃火上逆者加内庭；肝火上炎者加行间；肝郁气逆者加合谷、太冲、章门、期门。虚证配穴：脾肾阳虚者加足三里、中脘、关元；胃寒气逆者加足三里、中脘；胃虚气逆者加足三里、中脘、太冲。

[操作方法] 上述常规消毒, 用 28 号毫针刺入穴位得气后, 根据辨证分别施用补泻手法, 持续行针 2 分钟左右, 留针 20 分钟～1 小时, 病情重者可留针 1 小时以上。每天针刺 1 次, 1 周为 1 个疗程。虚证患者, 加灸中脘穴, 隔天 1 次。

[来源] 北京中医药大学学报, 2007, 14 (3): 21-22。

5. 处方 5

[主治病症] 中风后呃逆。

[操作方法] 用 0.3mm×25mm 毫针, 在腕横纹上约 2 横指处进针。如局部有血管、伤口或瘢痕, 进针部位略向上移或向下移。毫针刺入皮肤后向躯干方向平刺, 使整个针体卧于皮肤与皮下组织之间, 局部轻微酸胀, 但无其他不适感, 胶布固定针柄, 留针 30 分钟, 每天 1 次, 3 次为 1 个疗程。

[来源] 辽宁中医杂志, 2008, 35 (9): 1352。

6. 处方 6

[主治病症] 脑卒中后顽固性呃逆。

[穴位组成] 人中、天鼎、内关、足三里、中脘。

[操作方法] 穴位局部常规 75%酒精消毒后, 患者取坐位。具体操作方法如下所述。①人中穴: 向鼻中隔方向斜刺 0.3～0.5 寸, 用雀啄法, 至眼球湿润或流泪为度; ②天鼎穴: 术者一手轻托患者下颌, 用 2 寸毫针刺入, 针尖向前上方成 45°缓慢进针约 1.5 寸, 平补平泻约 2 分钟, 患者突觉放电感直达胸腔; ③内关: 直刺 0.5～1 寸, 施捻转提插泻法, 使酸胀感向腕部放射; ④足三里: 直刺 2 寸, 采用捻转补法; ⑤中脘: 直刺 2 寸, 用呼吸补泻之补法, 使针感向腹四周放散。针刺各穴均留针 30 分钟。

[来源] 吉林中医药, 2013, 33 (2): 188。

六、推拿按摩疗法

1. 处方 1

[主治病症] 呃逆。

[穴位组成] 内关。

[操作方法]术者左手握住患者一手腕部,另一手拇指点掐内关穴,捻转,指压5分钟。

[来源]《内病外治精要》。

2.处方2

[主治病症]呃逆。

[穴位组成]天宗。

[操作方法]嘱患者脱上衣端坐,术者左手扶持其肩部,右手拇指指端着于同侧天宗穴上,有节律地施行推、揉两法。手法要重,以患者能忍受为度,一般推拿一侧天宗穴3～5分钟即可。顽固者需推拿双侧穴位,每天1次,3次为1个疗程。

[来源]《内病外治精要》。

3.处方3

[主治病症]呃逆。

[穴位组成]攒竹。

[操作方法]术者用双手拇指分别置于双侧穴位上,然后同时用力逐渐加重按压。患者即有一种特殊感觉传入胸内,呃逆就立即消失。

[来源]《内病外治精要》。

4.处方4

[主治病症]呃逆。

[穴位组成]膻中。

[操作方法]患者仰卧,全身放松,医者用拇指指腹对准膻中穴按压,由轻到重,2～3分钟后呃止,可让患者休息15分钟,再按压1次,以巩固疗效。

[来源]《内病外治精要》。

5.处方5

[主治病症]呃逆。

[穴位组成]膈俞。

[操作方法]以轻快的一指禅推法推膈俞穴2～3分钟。治疗以左侧为主,以微感酸胀为度。

[来源]《实用图示外治疗法丛书——推背疗法》。

6. 处方6

[主治病症] 呃逆。

[穴位组成] 中脘。

[操作方法] 患者平卧，暴露上腹部，取中脘穴，并做标记，蘸丁香油少许（以不滴为度）涂擦中脘穴，再用拇指指腹按摩穴位处，先顺时针方向按揉 30 次，再逆时针方向按揉 30 次，一般能立即控制呃逆，如无不良反应，少数患者需要按摩 2～3 次，方可止逆。

[来源] 山西中医，2005，21（6）：15。

7. 处方7

[主治病症] 呃逆。

[穴位组成] 天宗。

[操作方法] 患者坐于方凳上，医者立于其后。单手拇指点按患者天宗穴。并嘱患者配合深呼吸运动，吸气时，上推按天宗穴；呼气时，下推按天宗穴。反复 5～7 遍，约 2 分钟，呃逆即可停止。

[来源] 按摩与导引，2003，19（4）：34。

七、药蒸汽吸入法

1. 处方1

[主治病症] 寒呃不止。

[药物组成] 麻黄 30g。

[制法用法] 将麻黄用火柴点燃，弓身熏鼻深吸，呃逆随呛咳而愈。

[来源]《实用中医外治疗法》。

2. 处方2

[主治病症] 寒呃不止。

[药物组成] 硝黄 5g，艾叶 10g。

[制法用法] 上药用酒煎沸，令患者口含生姜片嗅煎药之蒸汽，每次 5～10 分钟每天 1 次，连用 3 天，适用于受寒而致呃逆者。

[来源]《实用中医外治疗法》。

3. 处方3

[主治病症] 阴寒呃逆。

［药物组成］乳香、硫黄、陈艾叶各 6g。

［制法用法］上药为细末，用白酒 1 杯（约 2 两），煎数滚，趁热鼻嗅之，外用生姜擦前胸，最效。

［来源］《内病外治敷贴灵验方案》。

八、拔罐疗法

1．处方 1

［主治病症］呃逆。

［穴位组成］①膈俞、膻中；②天宗、中脘。

［操作方法］施术时选任何 1 组穴位，也可 2 组穴位同时施术，留罐 10～15 分钟，每天 1 次。若呃逆频发，每天可施术 2 次。

［来源］《中医外治法奇方妙药》。

2．处方 2

［主治病症］呃逆。

［穴位组成］风门至胃俞穴，中脘、天枢、气海。

［操作方法］患者先取俯卧位，暴露背部，选背部腧穴（从风门穴起至胃俞穴止），涂以少量的凡士林油，用大号玻璃火罐，将火罐吸在风门穴上，于风门穴至胃俞穴间反复行罐，至皮肤潮红为度，不留罐。

［来源］实用中医内科杂志，2011，25（7）：93。

3．处方 3

［主治病症］呃逆。

［穴位组成］天突、上脘或中脘、鸠尾或气海、天枢。

［操作方法］患者取仰卧或半卧位。分次选择任脉的天突、上脘或中脘、鸠尾或气海穴，足阳明胃经的天枢穴，双侧肋下的阿是穴。用大号玻璃罐，在上述穴位上行火罐法，留置 15 分钟，每天 1 次。

［来源］现代中西医结合杂志，2006，15（9）：1207。

九、导引疗法

［主治病症］呃逆。

　　[操作方法] 口含温开水，并用手指掩塞耳鼻，然后吞下温开水，稍等片刻放开手指，如 1 次不效，可行 2~3 次。

　　[来源]《当代中药外治临床大全》。

【现代研究】

　　1. 山东省中医院王海萍应用神阙贴敷脐治疗顽固性呃逆　对照组采用山莨菪碱肌内注射，每次 10mg，每天 1 次，7 天为 1 个疗程。治疗组在上述用药的基础上采用神阙贴敷脐治疗，每天 1 次，每 24 小时更换药贴 1 次，7 次为 1 个疗程。治疗结果：对照组治疗后总有效率为 58.33%，治疗组治疗后总有效率为 81.08%，两组患者治疗后治疗组总有效率明显优于对照组（$P<0.05$）[山西中医，2010，26（4）：39]。

　　2. 新疆兵团奎屯医院陈豫应用隔姜灸治疗呃逆　取穴以任脉、足阳明胃经穴位为主，常用穴位为中脘、膻中、期门、上脘、神阙、天枢、建里、足三里。嘱患者仰卧位，术者立于一侧，每次选 4~5 个穴位，将直径约 1.5cm、厚 2cm 的生姜片用火柴棒刺数个小孔后贴敷在穴位上，用艾绒做成枣核大小的艾炷，置于姜片上，每穴灸 2 壮，每天 1 次，3 次为 1 个疗程。治疗结果：28 例呃逆患者，经 1 次治疗痊愈者为 7 例，经 2 次治疗痊愈者为 16 例，经 3 次治疗痊愈者为 3 例，显效 2 例，总有效率为 100%[针灸临床杂志，2004，20（2）：42]。

　　3. 枣庄市公立医院孙立新应用艾灸配合推拿治疗顽固性呃逆

　　（1）艾灸治疗

　　1）主穴：神阙、膈俞。随证配穴：胃寒者，加关元；脾阳虚者，加足三里、中脘、脾俞、胃俞；胃火上逆者，加厉兑；肝气犯胃者，加内关、太冲。

　　2）操作方法：患者取仰卧位或俯卧位，将艾条的一端点燃，使燃烧端距离穴位皮肤 2~3cm，以患者自觉穴位有温热感而无灼痛感为宜，以皮肤红晕为度，每穴灸 20 分钟左右。

　　（2）推拿治疗

　　1）放松：患者取端坐位，医者左手轻扶其前额，右手施以拿捏手法，自脑后上项线两侧向下逐节放松颈椎周围的肌肉、韧带，手法要轻柔、有力、均匀、柔和、渗透。

2）按压：用大拇指与示指的指腹依次点按双侧风池、颈夹脊，然后点按面部的攒竹穴，每穴点按 30 秒，使之有酸痛感。

3）颈椎定位斜扳法：双侧均做斜扳法，以左侧扳法为例。让患者头部前倾，下颌贴近胸部，医者右手拇指按压在患者第 4 颈椎的右侧横突处，左手扶在患者下颌右侧，然后双手同时动作，缓缓将患者颈部向左旋转至最大生理角度，当医者手下稍有阻力感时，将双手向相反方向做小幅度的快速扳动，扳动后快速松手。以上治疗，艾灸 3 次/天，推拿 3 次/天，6 天为 1 个疗程，疗程中间休息 1 天。3 个疗程后观察效果。治疗结果：本组 36 例患者中，1 次治愈者为 6 例，1 个疗程内治愈者为 36 例，2 个疗程内治愈者为 4 例；总治愈率为 100%，有效率为 100%［中医临床研究，2014，6（10）：34］。

4. 广州中医药大学附属中山医院潘佩婵应用耳穴贴压加穴位注射治疗顽固性呃逆

（1）方法：对照组穴位注射，取 2ml 注射器，抽取甲氧氯普胺 1ml，分别取患者双侧足三里，常规消毒后，足三里垂直进针，进针深度为 1.5cm，当患者感觉酸、麻、胀，且回抽无血液时，注入药液 1ml，1 天为 1 个疗程。治疗组在穴位治疗基础上，选双耳胃、交感、膈、皮质下进行耳穴贴压，用 75%酒精清洁耳部皮肤，待干后，用小胶布粘住王不留行籽贴在耳穴最敏感之处，每穴按压约 30 秒，按压时手法要适中，按压间隔时间为 1 分钟，使耳郭有胀、痛、热感为度，24 小时更换 1 次，1 天为 1 个疗程。

（2）结果：两组患者疗效及治疗次数比较，与对照组比较，$P>0.01$；两组患者治疗前及治疗 3 次后临床症状改善情况比较，与本组治疗前比较，$P<0.01$；与对照组治疗比较，$P<0.01$［中医临床研究，2015，7（2）：137］。

5. 五指山市中医医院内科唐小儒应用足三里穴注射配合耳穴贴压治疗呃逆

（1）治疗组：让患者取坐位或平卧位，选取双侧足三里穴，用 75%酒精消毒后，用 2.5ml 注射器、6 号针头，抽取维生素 B_{12}、

维生素 D_2 果糖酸钙注射液 1ml 混合。足三里穴垂直进针 2cm 左右，患者局部有酸、麻、胀感时，回抽无血，即可缓慢注入药物，每侧各 1.0ml。出针后棉签按压针口 5 分钟。然后取王不留行籽 2 粒，每侧各 1 粒置于 0.5cm×0.5cm 胶布中间，以王不留行籽对准耳神门穴贴压，用拇指和示指轻揉按压，以感觉酸、麻、胀为度，连续按压 10～15 秒，松开 5 秒接着按压 10～15 秒，反复操作 5 分钟。一般治疗后 15～20 分钟可缓解，30 分钟后如无缓解，则嘱患者再自行按压耳穴 5 分钟。4 小时后如无缓解，可再注射 1 次。

（2）对照组：以甲氧氯普胺肌内注射，每次 10mg，4 小时后无效，再注射 1 次。两组均以 3 天为 1 个疗程。

（3）治疗结果：治疗组 1 次治愈率为 80%，对照组 51.1%；总治愈率治疗组为 97.8%，对照组为 82.2%；两组总治愈率比较差异有统计学意义（$P<0.05$）[海南医学，2014，25（10）：1530]。

6. 湖北省肿瘤医院谢新平应用电针与耳贴治疗肿瘤性呃逆

（1）方法：电针治疗组患者取坐位或卧位，常规消毒局部皮肤，主穴取内关、足三里、合谷，得气后接电针治疗仪，实证用泻法，电针频率＞60 次/分，虚证用补法，电针频率＜60 次/分，留针 30 分钟，每天 1 次。留针期间嘱咐患者做深呼吸。耳穴治疗组常规消毒耳郭，放磁珠于约 1.5cm×1.5cm 大小的胶布正中贴于每穴上。主穴：神门、交感、膈、胃、肺。所贴耳穴，每天按压数次每次不少于 5 分钟。对照组双侧足三里穴位注射 1 次氯丙嗪各 25mg。

（2）结果：治疗组痊愈 40 例，占 74.07%；显效 11 例，占 20.37%；无效 3 例，占 5.56%；有效率为 94.44%。对照组痊愈 16 例，占 34.04%；显效 18 例，占 38.30%；无效 13 例，占 27.66%；有效率为 72.34%。两组有效率比较有显著差异（$P<0.05$）[肿瘤防治研究，2005，32（1）：42-43]。

7. 浙江省丽水市中心医院针灸科卢乐苗应用水针加耳穴贴压治疗肿瘤化疗后顽固性呃逆

（1）方法：治疗组的治疗方法如下所述。①水针疗法：穴位选取双侧足三里，用 2 支 2ml 注射器各抽取甲氧氯普胺注射液 20mg（2ml），局部皮肤常规消毒后，用无痛进针法垂直刺入穴位，上下提插，待针下有酸胀麻重感（即得气感）后，回抽无血，即由深入浅逐层缓慢注入药液各 1ml，快速出针后，压迫片刻，每天 1 次。②耳穴贴压疗法：耳穴选取耳中、神门、交感、皮质下、胃。采用一次性针灸针柄由穴位周围向中心以均匀压力仔细探查阳性反应点，以压迹法做好标识，作为施治的刺激点。局部常规消毒后，将王不留行籽黏附于小块胶布中央，然后粘贴于耳穴上，嘱患者每天自行按压数次，每次每穴 1～2 分钟，以局部有发热胀痛感为宜，并注意防止胶布受潮或污染。每次贴压一侧耳穴，两耳交替，每 3 天一换。对照组采用普通针刺治疗。患者仰卧，穴位选取内关、足三里、合谷、太冲、三阴交，暴露针刺部位，常规针刺，得气后留针 20 分钟。留针期间每隔 5 分钟施以捻转平补平泻手法一次。

（2）结果：治疗组 30 例中治愈 19 例，显效 9 例，无效 2 例，总有效率为 93.3%；对照组 24 例中治愈 9 例，显效 8 例，无效 7 例，总有效率为 70.8%。两组疗效比较，差异有统计学意义（$P<0.05$）[浙江中西医结合杂志，2012，22（8）：625]。

8. 陕西省铜川市人民医院阴晓健应用针刺耳穴治疗顽固性呃逆

（1）方法：治疗组选耳中、胃、肝、膈、心、交感、神门等耳穴，且在呃逆时进针，进针后根据病情辨证施治，用捻转补泻法，泻法宜深刺，刺入耳穴皮下、耳软骨，以不刺透软骨为度，留针 40～50 分钟，留针期间捻转 2～3 次，每次 1～2 分钟，频率为 60 次/分以上。虚证用补法，宜浅刺，刺入耳穴皮下，触及软骨膜，以不刺入软骨膜为度，留针时间一般为 20～30 分钟，留针期间捻转 2～3 次，频率为 30 次/分左右，一般先刺一耳，若无效则刺双耳，一天连续针刺不超过 2 次。在捻转行针过程中患者耳部应有烧灼感，个别有疼痛感，留针期间有热胀感。对照组采用中医辨证治疗。两组患者均压双侧眶上神经。

（2）结果：治疗组 45 例，治愈 40 例，好转 4 例，无效 1 例，总有效率为 97.78%；对照组 33 例，治愈 18 例，好转 9 例，无效 6 例，总有效率为 81.82%。两组比较，治疗组疗效明显优于对照组（$P<0.05$）[中医杂志，2008，49（3）：246]。

9. 武汉市第一医院消化科应用针刺配合拔罐疗法治疗顽固性呃逆35例

（1）方法：针刺治疗取第3～5颈椎夹脊穴、攒竹、风池、内关、合谷、翳风。操作方法：患者取坐位，选定穴位后进行常规皮肤消毒，用 0.3mm×40mm 无菌针灸针快速进针，使针刺穴位产生针感，留针 30 分钟，留针期间每 5 分钟行针 1 次，每天治疗 1 次，1 周为 1 个疗程。拔罐治疗：患者取俯卧位，选用中号玻璃罐，用闪火拔罐法，沿背部足太阳膀胱经第一侧线和第二侧线闪罐，直至局部皮肤潮红为度。然后再沿背部膀胱经第一侧线在背部腧穴对应处留罐 5～10 分钟，以不起疱为度，每次留罐 10～12 个。

（2）结果：在 35 例患者中，治愈 26 例，有效 6 例，无效 3 例。治疗时间短者 1 个疗程，长者 3 个疗程，总有效率为 91.4%。随访 6 个月，治愈的 26 例中，复发 1 例；有效的 6 例中，复发 1 例，复发率为 6.2%[四川中医，2012，30（11）：130]。

10. 河北省沧州中西医结合医院康复理疗科张丽华应用针刺配合天灸治疗顽固性呃逆

（1）方法：依次取膻中、中脘、内关、足三里、公孙、厉兑。以 30 号 1.5 寸针灸针快速进针，实证用泻法，虚证用补法，可随症加减。留针 30 分钟后起针。然后取膈俞、胃俞穴，用自制的敷贴（制作方法：取白芥子、细辛、延胡索、甘遂按 5∶7∶4∶4 的比例共研末）进行天灸，取 3g 以无纺布封包后固定于脱敏胶布上，用前以新鲜姜汁适量滴于无纺布上，使之渗入药末，便于药末透皮吸收，贴药 4 小时取下，1 周后再贴敷 1 次，共贴敷 2 次。针刺治疗每天 1 次，共治疗 2 周。

（2）结果：在 40 例患者中，痊愈 29 例，其中 12 例治疗 4 次后呃逆停止，8 例治疗 3 次后呃逆停止，7 例治疗 2 次后呃逆停止，2 例治疗 1 次后呃逆停止，随访 2 周无复发；显效 8 例，均于 1 周内控制症状，随访 2 周，复发 1～2 次；有效 3 例，治疗 2 周，随访期间呃逆次数减少 70%以上；无 1 例无效，总有效率为

100%［陕西中医，2012，33（3）：344-345］。

11. 河南省安阳市按摩医院郭秀霞应用按摩治疗呃逆　方法
操作：①患者俯卧位，医者立于左侧：掌根缓揉第6～12胸椎两
侧，自上而下，各3～5遍；拇指按压膈俞、肝俞、胃俞穴各30
秒，掌搓两侧脾俞、胃俞。②患者仰卧位，医者立于右侧：用拇
指按揉两侧缺盆穴，每侧约30秒，以酸胀为度，同时按压两侧内
关穴各30秒，再用摩法治疗腹部，摩法操作在腹部移动方向均为
顺时针方向，以中脘穴为重点，约5分钟。③随症加减，胃中寒
冷：摩中脘、天枢，搓左侧脾俞、胃俞；胃中燥热：按放肓俞、
气冲，按揉双侧足三里及大肠俞；气郁痰阻：按揉中府、云门、
章门、期门，搓胸骨部，按揉风门、肺俞、膈俞，掌搓上背部，
最后按揉足三里、光明；正气亏虚：横擦左侧背部脾胃区域，直
擦督脉，均以透热为度，按揉足三里、内关双侧，各30秒。治疗
结果：治愈比例约占90%，好转比例约占6%，无效比例约占4%
［光明中医，2014，29（12）：2600］。

12. 北京老年医院张雪艳应用背俞穴走罐配合针刺治疗顽固
性呃逆

（1）方法：两组除积极治疗原发病、处理并发症外，治疗组
患者先取俯伏坐位或俯卧位，暴露背部，选背部双侧腧穴(从大杼
穴起至胃俞穴止)，即从第1胸椎下旁开1.5寸到第12胸椎下旁
开1.5寸。以凡士林油为介质，用大号玻璃火罐，用闪火法将火
罐吸在大杼穴上，于大杼穴至胃俞穴间反复行罐，至皮肤微红为
度，不留罐；然后嘱患者仰卧进行针刺治疗，取穴及方法同对照
组。对照组取天突、膻中、中脘、足三里、内关，选用1.5寸毫
针，天突穴速刺不留针，膻中、中脘、足三里、内关采用平补平
泻法，针刺得气后留针20分钟。每天1次，每7天为1个疗程。

（2）结果：治疗组治愈3例，显效9例，无效4例，总有效
率为75%；对照组治愈1例，显效4例，无效11例，总有效率为
31.25%。治疗组明显优于对照组（$P<0.05$）［针灸临床杂志，2009，
25（7）：45］。

第5章 胃痛、腹痛

【概述】胃痛是指上腹胃脘部近心窝处发生疼痛的一种病症，常伴有胃脘部胀满、嗳气、吞酸、嘈杂、灼热、呕吐、饮食不佳等临床症状。腹痛是指胃脘部以下、耻骨毛际以上部位发生的疼痛，是临床上极为常见的一个症状。现代医学的急慢性胃炎、胃十二指肠溃疡、胃下垂、胃痉挛、胃神经官能症及部分胰腺、胆道疾病，以及其他系统疾病以胃脘部疼痛为主症者，均系胃痛范围。腹痛大致包括现代医学的急慢性胰腺炎、肠易激综合征、功能性消化不良、急慢性肠炎、胃肠痉挛、肠粘连、肠系膜及腹膜病变、泌尿系结石、肠道寄生虫等。

【外治法】

一、贴敷疗法

1. 处方1

[主治病症]寒凝气滞、脾胃虚寒型胃痛。

[药物组成]肉桂50g，干姜50g，香附80g，高良姜80g，萆薢40g，木香40g，丁香15g，肉豆蔻30g，茯苓50g，附子30g。

[制法用法]上药风干研成粉。将铁粉、木粉置入容器内加入催化剂配成溶液，再将上述药粉加入，搅拌均匀，装入布袋，将药包加热后敷在胃脘部，每天换1次。

[来源]《百病外治500问》。

2. 处方2

[主治病症]食积型胃痛。

[药物组成]莱菔子、生姜各适量。

[制法用法] 将适量莱菔子和生姜打碎，放入锅内炒热，用布包包裹，温熨胃脘部，冷则更换。每天 1～2 次，每次 15～20 分钟。

[来源]《百病外治 500 问》。

3．处方 3

[主治病症] 寒性胃痛及虚寒胃痛、气滞胃痛。

[药物组成] 当归、白芷、乌药、小茴香、大茴香、香附各 4g，木香 2g，乳香、没药、丁香、肉桂、沉香各 1g，麝香 0.15g。

[制法用法] 用时将药膏烘热，敷于神阙穴，每天 2 次，痛止即停用。

[来源]《中医外治法集要》。

4．处方 4

[主治病症] 气滞胃痛。

[药物组成] 厚朴、枳实各 2g。

[制法用法] 将上 2 味药研成粉末备用。属寒邪胀满者，用姜汁调匀敷于脐上；属食、气等胀满者，用姜汁、葱汁等量调成糊状敷于脐上；因痰饮胀满者加香附、半夏各 0.5g，共研细以姜汁调匀敷于脐上。每天换药 1 次。

[来源]《中医外治奇方妙药》。

5．处方 5

[主治病症] 胃脘痛。

[药物组成] 柴胡、枳壳、木香、白芍各 120g，郁金、丹参各 150g，川芎、延胡索各 100g，冰片 20g，蜂蜜适量。

[制法用法] 将上药共研为极细末，与冰片配研均匀。每取 20g，以蜂蜜调膏。取本品敷贴中脘穴，纱布固定，每 2 天 1 次，30 天为 1 个疗程。

[来源]《古今中药外治真传》。

6．处方 6

[主治病症] 胃脘痛。

[药物组成] 附子、干姜、细辛、麻黄、乌药、香附各 30g，虎杖 120g，樟脑 40g，颠茄片 10 片。

[制法用法]将上药共研为细末。以棉布制成兜肚,内置药末。取兜肚敷于胃脘部与皮肤直接接触。

[来源]《古今中药外治真传》。

7．处方7

[主治病症]胃热型胃脘痛。

[药物组成]青黛、密陀僧各30g,雄黄、轻粉各15g。

[制法用法]上药共研细末,以鸡蛋清2枚调匀成糊状备用。用时取药膏适量,外敷于疼痛处,外以纱布覆盖,胶布固定,每天换药1次。

[来源]《古今中药外治真传》。

8．处方8

[主治病症]寒性胃痛、腹痛。

[药物组成]制附子30g,肉桂30g,干姜30g,吴茱萸30g,小茴香30g,檀香30g,木香30g,丁香30g,细辛30g,延胡索30g,透骨草30g。

[制法用法]上药共研极细末,瓶装备用。用酒调制平摊于双层纱布上,覆于胃脘或腹部,用神灯照射加热,每次30分钟,每天1次。

[来源]辽宁中医药大学附属第二医院脾胃科经验方。

9．处方9

[主治病症]虚寒型胃痛者。

[药物组成]丁香、木香、小茴香、花椒、草薢、麻黄、桂枝、干姜、细辛、白芷各10g,红花、苏叶各30g,艾叶100g。

[制法用法]除艾叶、红花、苏叶外,余药共研粗末,混合,然后共装入20cm×20cm双层布袋内,佩戴在胃脘部。白天使用,晚上取下,隔1周暴晒1次。一般15天可愈。

[来源]《古今中药外治真传》。

10．处方10

[主治病症]消化道疾病之疼痛。

[药物组成]大黄、冰片、醋制延胡索、制乳香、没药、阿魏。

[制法用法]上药研末和蜂蜜调膏,外敷疼痛区,每天1剂。

[来源] 中医杂志，2004，45（7）：514。

11．处方 11

[主治病症] 寒邪客胃所致胃痛。

[药物组成] 鲜生姜、大葱白各 120g，小麦麸 500g，黄酒 250ml。

[制法用法] 先将葱姜切碎，与小麦麸混合，再用黄酒拌匀。如无黄酒，亦可用开水替代。拌匀后，分成 2 份，用白细布 2 块，分别包好，放锅内蒸热。然后用干净毛巾或白布叠数层铺于肚脐上，再取一包药隔布趁热熨肚脐，冷后再蒸再换，交替熨之，以腹内感觉舒适或欲便溺时为止。

[来源] 新中医，2004，36（3）：78。

12．处方 12

[主治病症] 脾胃虚寒性胃痛。

[药物组成] 白芥子 40g，细辛 30g，延胡索 10g，生甘遂 10g，生附子 10g。

[穴位组成] 足三里（双）、脾俞（双）、肾俞（双）、中脘。

[制法用法] 将上药研磨成粉状，用适量生姜汁和蜂蜜将药物调制成糊状，制成 1cm×1cm 药块，将胶布剪成 5cm×5cm 方块，将药放在胶布中央，贴在穴位上，每次敷贴时间为 2～3 小时。10 天 1 次，7 次为 1 个疗程，疗程间停 1 次，再行下 1 个疗程。

[来源] 针灸临床杂志，2002，18（6）：45-46。

13．处方 13

[主治病症] 瘀血停着型胃痛、腹痛。

[药物组成] 三棱 30g，莪术 30g，红花 30g，肉桂 30g，乳香 30g，没药 30g，细辛 30g，丹参 30g，全蝎 30g，乌梢蛇 30g，透骨草 30g。

[制法用法] 上药共研极细末，瓶贮备用。用酒或醋调制平摊于双层纱布上，覆于胃脘或腹部，用神灯照射加热，每次 30 分钟，每天 1 次。

[来源] 辽宁中医药大学附属第二医院脾胃科经验方。

14．处方 14

[主治病症] 腹痛反复发作。

[药物组成] 麦芽、鸡内金、山楂等。

[制法用法] 上药研细末，醋调糊状，先用远红外治疗仪加热10分钟，用上药敷脐后用胶布固定。每次敷24小时，每天更换1换。

[来源] 中国中医急症，2002，11（6）：447。

15．处方15

[主治病症] 小儿腹痛。

[药物组成] 木香、丁香、沉香、香附、小茴香、陈皮、白芍各12g，生姜6g。

[制法用法] 将上药共研细末，炒热贴敷痛处，每天2次。

[来源]《中国民间敷药疗法》。

16．处方16

[主治病症] 小儿腹痛。

[药物组成] 食盐500g，小茴香30g。

[制法用法] 上二味共炒热，分装两袋，轮换熨腹部痛处，凉则再炒。

[来源]《内病外治敷贴灵验方集》。

二、艾灸疗法

1．处方1

[主治病症] 寒性胃痛。

[穴位组成] 主穴：足三里、中脘、神阙；配穴：脾俞、胃俞、章门、内关。

[操作方法] 用艾条一端点燃后，距离穴位皮肤1寸左右，反复放置施灸，一般每穴灸3～5分钟，各穴可交替施灸，每天1次，1周为1个疗程，连用数周。

[来源]《百病外治500问》。

2．处方2

[主治病症] 虚证、实证胃痛均可。

[穴位组成] 中脘、胃俞、脾俞、梁门、足三里。

[辨证配穴] 肝气犯胃加太冲，寒邪犯胃加合谷，瘀血阻络加内关，便溏加天枢。

[操作方法] 按艾条温和灸法操作，每穴每次灸 10～15 分钟，每天灸 1～2 次，7 天为 1 个疗程。

[来源]《当代中药外治大全》。

3．处方 3

[主治病症] 虚寒性胃痛。

[穴位组成] 中脘、足三里、脾俞、胃俞，虚寒甚者配气海、关元。

[操作方法] 将点燃的灸条放入灸盒内进行熏灸，使患者局部皮肤有温热感而无灼痛为宜，一般每处灸 10～20 分钟，至皮肤红晕为度。每天 1 次，10～14 次为 1 个疗程，一般 2～3 个疗程。

[来源] 四川中医，2013，31（6）：145。

三、耳针疗法

1．处方 1

[主治病症] 胃脘痛。

[穴位组成] 肝、胃、交感、脾、上腹。

[辨证配穴] 肝气犯胃针刺肝、胃；脾胃虚寒针刺脾、胃、交感；食滞中脘针刺脾、胃、交感、上腹；血瘀脉络针刺肝、胃、上腹。

[操作方法] 用针柄点压耳穴，痛点即为病变脏腑。局部穴位消毒，用左手固定耳郭，捻转进针，也可点刺，留针时间视病情而定，留针可 1～2 小时，5～10 次为 1 个疗程。

[来源]《中医外治法大全》。

2．处方 2

[主治病症] 胃脘痛。

[穴位组成] 胃、脾、肝、胆、交感、神门。

[操作方法] 每次选用 2～3 穴，毫针浅刺，留针 20～30 分钟，留针期间捻针 1～2 次；也可用王不留行籽贴压，嘱患者每天自行按压 3～5 次，每次 2～3 分钟，自觉耳穴处发热、胀痛。按压时力度要适中，不能使皮肤破损。两耳交替进行，隔天 1 次， 10 次为 1 个疗程。

[来源] 江西中医药，2010，10（4）：72。

四、体针疗法

1．处方1

[主治病症] 肝气犯胃型胃脘痛。

[穴位组成] 中脘、期门、内关、足三里、阳陵泉。

[操作方法] 毫针针刺，用泻法。

[来源]《针灸学》。

2．处方2

[主治病症] 脾胃虚寒型胃脘痛。

[穴位组成] 脾俞、胃俞、中脘、章门、内关、足三里。

[操作方法] 毫针针刺，用补法，配合灸疗。

[来源]《针灸学》。

3．处方3

[主治病症] 寒邪内积型腹痛。

[穴位组成] 中脘、神阙、关元、足三里、公孙。

[操作方法] 毫针针刺，用泻法，配合隔盐灸神阙。

[来源]《针灸学》。

4．处方4

[主治病症] 脾阳不振型腹痛。

[穴位组成] 脾俞、胃俞、中脘、气海、章门、足三里。

[操作方法] 毫针针刺，用补法，配合灸疗。

[来源]《针灸学》。

5．处方5

[主治病症] 饮食停滞型腹痛。

[穴位组成] 中脘、天枢、气海、足三里、内庭。

[操作方法] 毫针针刺，用泻法。

[来源]《针灸学》。

五、推拿按摩疗法

1．处方1

[主治病症] 胃痛。

［穴位组成］夹脊穴。

［操作方法］患者取俯卧位，操作者以两拇指置脊柱一侧之内缘，其余 4 指掌侧置其外缘，自背部上方大椎穴平高处，从上向下拿提背部及腰部肌肉至腰骶部之关元穴处反复操作 3～5 分钟。

［来源］《实用图示外治疗法丛书——捏脊疗法》。

2．处方 2

［主治病症］胃脘痛。

［穴位组成］夹脊穴、肝俞、脾俞、胃俞。

［操作方法］患者俯卧位。操作者用双手拇指偏峰沿脊柱两侧，由上向下或由下向上反复推压 3～5 次，并沿督脉及双侧膀胱经用滚法及擦法反复数次。在脊柱两侧找出阳性点或异常敏感区，用点压法，并点揉肝俞、脾俞、胃俞。

［来源］《实用图示外治疗法丛书——捏脊疗法》。

3．处方 3

［主治病症］腹痛。

［穴位组成］腹部。

［操作方法］在腹部进行顺时针方向按摩。患者呼气时指力逐渐向深部环行揉动，吸气时轻轻放松，再以脐为中心，用手掌在腹部运摩 5～10 分钟。每天 1 次，10 天为 1 个疗程。

［来源］《实用图示外治疗法丛书——捏脊疗法》。

4．处方 4

［主治病症］肝气犯胃型胃痛。

［穴位组成］肝俞、胆俞、脾俞、胃俞、至阳、中脘、天枢、章门、期门、阳陵泉、足三里、内关。

［操作方法］患者取俯卧位，术者站于患者一侧。

（1）沿膀胱经以折滚法自上而下反复操作 3～5 遍。

（2）以拇指点按肝俞、胆俞、脾俞、胃俞、至阳等穴位，每穴 30 秒。

（3）背部沿膀胱经做揉法，以第 7～12 胸椎为操作重点。患者取仰卧位，术者站于患者一侧：①按揉中脘穴及两侧章门穴、期门穴各 1 分钟。②点按天枢、阳陵泉、足三里、内关等穴各 30 秒。③推擦双胁：先将凡士林油涂于患者的期门穴，嘱患者张口深呼吸，待呼气时，术者以双手大鱼际为着力点自双侧期门穴沿肝经推擦至双侧章门穴，自上而下做直线往返摩擦，使患者感觉热感渗透为度。隔天 1 次，10 次为 1 个疗程。

［来源］医学信息，2010，9（1）：2627。

5．处方 5

［主治病症］寒邪犯胃型胃痛。

［穴位组成］上脘、中脘、下脘、足三里、梁丘、脾俞、胃俞、大肠俞。

［操作方法］患者卧位，医者站于一侧，先单掌轻揉上腹部 3～5 分钟后，用两拇指开三门、运三脘，单掌或双掌于左侧胁肋部快速推抚，掌根压中脘穴 1 分钟，掌振法以中脘为中心，使局部热度渗透为佳，双掌心叠压于脐部轻按不动，此时患者腹部有温热，症状减轻。背部用擦法在左侧治疗（第 7～12 胸椎），以适热为度。下肢可配合点按足三里、梁丘，背部脾俞、胃俞、大肠俞，擦腰背发热。

［来源］按摩与导引，2004，20（6）：16。

六、兜肚疗法

1．处方 1

［主治病症］脾胃虚寒型胃脘痛。

［药物组成］萆薢、干姜各 15g，甘松、山柰、细辛、肉桂、吴茱萸、白芷各 10g，大茴香 6g，艾叶 30g（捣绒）。

［制法用法］上药共研粗末，用柔软的棉布做成 20cm×20cm 的兜肚形状，内层铺少许棉花及艾绒，将药末均匀撒上，上面再铺一层棉花，然后用线密密缝好，防止药末堆积或漏出。日夜佩戴于胃脘部，1 个月为 1 个疗程。

［来源］《百病外治 500 问》。

2．处方 2

［主治病症］瘀血型胃痛。

　　［药物组成］三棱、莪术各 15g，艾叶 45g，肉桂、木香、草果、丁香各 10g，水仙子、红花各 15g，高良姜 12g，砂仁 6g。

　　［制法用法］诸药研细末，用柔软的棉布 40cm，折成 20cm×20cm 的布兜，内铺一薄层棉花。将药末均匀撒上，外层加一块塑料薄膜，然后用线密密缝好，防止药末堆积和漏出，日夜兜在胃脘部。一般于立冬开始，至次年春分除去。药末 1～2 个月换 1 次。

　　［来源］《当代中药外治大全》。

　　3．处方 3

　　［主治病症］胃脘痛。

　　［药物组成］附子、干姜、细辛、麻黄、乌药、香附各 30g，虎杖 120g，樟脑 40g，颠茄片 10 片。

　　［制法用法］将上药共研为细末。以棉布制成兜肚，内置药末。取兜肚敷于胃脘部与皮肤直接接触。

　　［来源］《名医外治妙方》。

七、压穴疗法

　　1．处方 1

　　［主治病症］胃脘部隐痛者。

　　［穴位组成］中脘穴。

　　［操作方法］以中指指腹轻轻揉按中脘穴，连续揉按 2～3 分钟，以局部出现胀感为宜。

　　［来源］《百病外治 500 问》。

　　2．处方 2

　　［主治病症］慢性胃痛。

　　［穴位组成］主穴：胃、脾、皮质下、十二指肠、交感；配穴：情志不畅配肝，伴呕恶嗳气配任脉，痛剧配神门。

　　［操作方法］先用探针在所选穴位区探寻压痛敏感点，把粘有王不留行籽的 0.5cm×0.5cm 的胶布准确地贴在每个敏感点上，每次主穴用 3 个。嘱患者每天每穴按压 5 次，每次 4 分钟，隔天更换 1 次，10 次为 1 个疗程，一般需 1～3 个疗程。

［来源］《当代中药外治大全》。

3．处方 3

［主治病症］胃脘痛。

［穴位组成］肚脐周围。

［操作方法］患者仰卧。医者以手腕背部外旋揉动患者腹部肚脐周围 10 分钟。沿脐周绕肚脐进行。虚证顺时针，实证反之。

［来源］《实用图示外治疗法丛书——点穴疗法》。

4．处方 4

［主治病症］腹痛。

［穴位组成］商丘、厉兑。

［操作方法］以手背推擦商丘穴 5～10 分钟，然后推擦厉兑穴 10～20 分钟。如此反复推拿 15 次。

［来源］《实用图示外治疗法丛书——点穴疗法》。

八、灌肠疗法

1．处方 1

［主治病症］阴虚、血瘀型胃痛。

［药物组成］大黄 10g（后下），肉桂 6g，吴茱萸 10g，黄连 10g，白芍 30g，乌梅 20g，枳实 15g，乌药 20g。

［制法用法］上药煎取 200ml，用灌肠器经肛门灌入，保留灌肠 40～60 分钟，每天 1 次，7 天为 1 个疗程，2 个疗程间隔 3 天，一般需 1～2 个疗程。

［来源］《当代中药外治大全》。

2．处方 2

［主治病症］食滞腹痛。

［药物组成］大黄 10g（后下），茵陈 30g，枳实 10g，枳壳 10g，黄芩 10g，蒲公英 15g，金钱草 30g。

［制法用法］上药煎取 200ml，温度在 38℃，按保留灌肠法操作，保留灌肠 20 分钟。

［来源］《当代中药外治临床大全》。

九、拔罐疗法

1. 处方1

[主治病症] 胃脘痛。

[穴位组成] 肝俞、胆俞、脾俞、胃俞、膈俞、三焦俞、中脘、期门、内关、足三里。

[操作方法] 拔火罐以背部及上腹部为主，拔罐6～8个。足三里区域拔罐2～4个，留罐时间为10～20分钟。

[来源]《中医外治法大全》。

2. 处方2

[主治病症] 伤食型胃痛。

[穴位组成] 中脘、天枢（双）、关元、足三里（双）。

[操作方法] 拔罐并留罐15分钟，留罐期间，患者肠鸣音明显，启罐后胃脘部舒适，疼痛消失。

[来源] 山东中医杂志，2012，31（2）：140。

3. 处方3

[主治病症] 腹痛。

[穴位组成] 大杼、白环俞。

[操作方法] 留罐10～20分钟，腹痛较剧者可采用走罐或提罐法治疗。每隔1～2天一次。

[来源]《实用图示外治疗法丛书——拔罐疗法》。

十、穴位注射疗法

1. 处方1

[主治病症] 胃脘痛。

[穴位组成] 足三里、中脘。

[药物组成] 盐酸消旋山莨菪碱注射液。

[操作方法] 取盐酸消旋山莨菪碱注射液，注入足三里、中脘等穴，每穴1ml，每天1次，有即刻止痛之效。

[来源]《内病外治精要》。

2．处方 2

[主治病症] 肝气犯胃型胃脘痛。

[穴位组成] 足三里、太冲、中脘、阳陵泉。

[药物组成] 维生素 B_1 100mg，维生素 B_{12} 1mg。

[操作方法] 患者取仰卧屈膝位或俯卧位，穴位常规消毒后，用 5ml 长 5 号注射器迅速刺入皮下，根据患者胖瘦，进针以 1.5～3cm 为度。进针后，轻轻提插，针下有酸、麻、胀、痛感后，回抽无血，将维生素 B_1 100mg 和维生素 B_{12} 1mg 混合液缓慢注入穴位，每穴注入 1ml，每次注射 3 穴，隔天 1 次，10 次为 1 个疗程。

[来源] 中国针灸，2003，23（4）：199。

3．处方 3

[主治病症] 腹痛。

[穴位组成] 双侧足三里穴。

[药物组成] 山莨菪碱 10mg，维生素 B_{12} 0.5mg。

[操作方法] 取双侧足三里穴，常规消毒后，用注射器抽取山莨菪碱 10mg 及维生素 B_{12} 0.5mg，垂直进针 2～3cm，得气回抽无血后注入上述药各一半，嘱患者平卧休息。

[来源]《内病外治中医特效方》。

十一、刮痧疗法

1．处方 1

[主治病症] 胃脘痛。

[穴位组成] 足三里、上巨虚、下巨虚。

[药物组成] 菜油或行气镇痛药液。

[操作方法] 使用铜钱蘸菜油或药液，自上而下反复刮足三里、上巨虚至下巨虚。

[来源]《古今中药外治真传》。

2．处方 2

[主治病症] 腹痛。

[穴位组成] 大杼、白环俞。

[操作方法] 以桑木或槐木刮板，自大杼穴垂直刮至白环俞，以皮肤出现红色出血点为度，中度刺激为宜。

[来源]《实用图示外治疗法丛书——刮痧疗法》。

【现代研究】

1. 中国人民解放军第四二五医院谢松林应用"脐四边"刺络拔罐治疗急性腹痛

（1）方法：主穴取"脐四边"（以脐为中心，上、下、左、右各1寸处）。配穴：痛经者配中极，三阴交（双）；恶心、呕吐者配内关（双）、足三里（双）。操作方法："脐四边"穴常规消毒，用三棱针点刺后，即用自备口径适当火罐以闪火法一罐4穴，留罐10分钟，配穴取毫针针刺，用泻法，留针40分钟，只治疗1次，若无效改用其他方法。

（2）结果：90例中，治愈63例，占70.00%；好转16例，占17.78%；无效11例，占12.22%。总有效率为87.78%［中医外治杂志，2006，15（1）：21]。

2. 许昌市中医院内一科吴慧君应用艾灸配合中药浴足治疗脾胃虚寒型胃痛

（1）方法

1）艾灸：患者取平卧位、坐位或俯卧位。取穴：中脘、足三里、脾俞、胃俞，虚寒甚则配气海、关元，将点燃的灸条放入灸盒内对准应灸的腧穴部位，进行熏灸，使患者局部皮肤有温热感而无热痛为宜，一般每处灸10～20分钟，至皮肤红晕为度。每天1次，10～14次为1个疗程，一般2～3个疗程。

2）中药浴足：取中药浴足粉1份(黄芪20g，高良姜20g，吴茱萸15g，肉桂15g，延胡索15g，木香10g，小茴香10g)。放入温度适宜的自动浴足器中，让患者取坐位或半坐位，暴露双足至小腿中部，操作者将中药足浴粉1份倒入温度适宜的足浴盆内，水位要淹至三阴交穴位以上，将足浴盆电源打开，开启加热及按摩功能，每次时间30～40分钟，患者感觉微出汗，每天1次，10～14次为1个疗程，一般治疗2～3个疗程。

（2）结果：治疗组显效31例，好转21例，无效8例，总有效率为 86.66%；对照组治愈 22 例，好转 25 例，无效 13 例，总有效率为 78.33%，治疗组疗效明显优于对照组（$P<0.05$）[四川中医，2013，31（6）：145]。

3. 中国人民武装警察部队广东省总队第四支队门诊部蔡春盛应用拔罐配合针刺治疗急性胃脘痛

（1）方法

1）拔罐治疗：玻璃火罐大、中号各 1 个，用大号火罐取中脘，中号火罐取神阙，留罐 5～10 分钟，反复操作 2～3 次。

2）针刺治疗：主穴为足三里，配手三里、内关。局部常规消毒后取 1.5 寸 30 号毫针刺足三里，手法为平补平泻，待有酸、胀、痛、麻的针感后停止运针，留针 20 分钟。肝气犯胃配阳陵泉；脾胃虚寒配三阴交；气滞血瘀配膈俞。

（2）结果：本组 50 例，治愈 44 例，显效 3 例，好转 2 例，无效 1 例，总有效率为 98%[河北中医，2005，27（3）：199]。

4. 重庆市忠县汝溪中心卫生院张雍德应用穴位埋线治疗胃痛

（1）方法：取内关、中脘、足三里。常规消毒，先用盐酸普鲁卡因（皮试阴性）做穴位局部麻醉，后用 0 号羊肠线（长 0.7cm）注入 12 号穿刺针套内（针芯的针尖术前要磨平），选准穴位垂直进针，轻轻提插待穴位有酸胀感时，再慢慢将羊肠线推入穴位内，术毕用创可粘贴上即可。每个月 1 次，3 个月为 1 个疗程。

（2）结果：治愈 113 例，占 67.66%；显效 42 例，占 25.15%；好转 4 例，占 2.40%；无效 8 例，占 4.79%，总有效率为 95.21%[中国中医药现代远程教育，2008，6（3）：275]。

5. 武警水电第三总队医院胡敏应用电针加隔姜灸治疗寒邪客胃型胃痛

（1）方法：治疗取两侧足三里、内关、天枢。操作方法：患者取仰卧位，穴位皮肤常规消毒后，取 30 号 1.5～2.0 寸无菌不锈钢毫针，足三里、天枢直刺 1～2 寸，内关直刺 1～1.5 寸，有酸胀感觉后在双侧足三里、天枢加电针治疗仪，选用疏密波，频率为 15Hz；每次电针 20 分钟，每天 1 次。第二天，选择在双侧足三里、内关穴用电针，方法同前，两组穴位交替使用，10 次为 1 个疗程。把鲜生姜切成直径 2～3cm、厚 0.2～0.3cm 的薄片，中间以针刺数孔后将姜片置于上脘、中脘、下脘上，再将艾炷放在姜片上点燃施灸。当艾炷燃尽后，易炷再灸，直至灸完 9 壮，以皮肤红晕而不起疱为度。在施灸过程中，若患者感觉灼热不可忍耐时，可在姜片下再垫上新鲜的有孔姜片，10 次为 1 个疗程。

（2）结果：68 例临床治愈 48 例（70.6%），好转 19 例（27.9%），无效 1 例(1.5%)，总有效率为 98.5%[成都中医药大学学报，2010，33（2）：23]。

6. 广东省中医院二沙岛分院急诊科蔡书宾应用腹针治疗急性腹痛

（1）治疗组给予腹针治疗。主穴：中脘、下脘、气海、关元、天枢（双）。配穴：急性胃炎加水分，急性肠炎加大巨，急性胆囊炎、胆石症加风湿点（患侧），肾绞痛加滑肉门（双）、外陵（双）、水道（患侧）。患者取仰卧位，局部常规消毒后，采用 40～60mm 毫针施治，直刺进针，针刺深度应在皮下浅筋膜，进针 15～30mm，采用轻捻转、慢提插的手法，每次留针 30 分钟。

（2）对照组予常规针刺治疗。穴位：内关、气海、行间、中脘、足三里。患者取仰卧位，局部常规消毒后，用 40～60mm 毫针刺入皮下，进针 25～30mm，快速提插捻转，行针 2 分钟后留针 15 分钟，留针期间每 5 分钟行针 1 次以加强针感。两组临床疗效比较，总有效率治疗组为 90.6%，对照组为 74.5%，2 组总有效率差异有显著性意义（$P < 0.05$）[新中医，2010，42（6）：98]。

7. 广东省中医院徐珠英应用改良隔姜灸治疗腹痛

（1）方法：治疗组行改良隔姜灸治疗。取穴：神阙、中脘、关元、足三里。用生姜 250g 切碎细如粟，平铺于 20cm×30cm 纱布上，置于腹部，神阙为中心区域，在姜碎上均匀撒上艾绒，点火灸。配穴：艾炷以手捏成宝塔糖样大小，放在姜片上燃点施灸，以穴位皮肤潮红、湿润为度。每穴 1 炷，灸 45 分钟左右。对照组予山莨菪碱针肌内注射治疗。

（2）结果：治疗组显效 36 例，好转 53 例，无效 7 例，总有效率为 93%，对照组显效 10 例，好转 23 例，无效 5 例，总有效率为 87%，2 组比较无显著性差异（P＞0.05）［现代中西医结合杂志，2009，18（29）：3651］。

8．山西运城市妇幼保健院张红宏应用推拿背俞穴治疗腹痛

（1）方法：推拿背部脊柱两侧膀胱经内侧线上的大杼穴以下至小肠俞之间各腧穴。让患者俯卧在床上，术者站在患者左侧，左右手拇指分别按于患者左右侧腧穴（成对），从大杼穴至小肠俞依次按压，力量由轻渐重，随患者呼吸上下按压，按压 1～3 分钟后，转为拿捏（如捏脊手法），从下至上，（从小肠俞至大杼）依次进行，5～10 次之后，沿各穴自下而上用拇指推 5～10 次。若疼痛仍不止，可依此法重复操作数遍，直至痛止。

（2）结果：如下所述。显著：推拿过程中疼痛立即停止者，共 166 例；减轻：经用此法腹痛明显好转者，共 92 例；缓解：经治腹痛有所好转、减轻者，共 8 例；无效：经用此法治疗，疼痛未见减轻者，共 2 例［光明中医，2007，22（8）：40］。

9．河南中医学院刘伟应用足三里穴位注射治疗瘀血型胃痛

（1）方法：治疗取双侧足三里。操作：患者取仰卧位，穴位常规消毒后，用 5ml 一次性无菌注射器抽取当归注射液，在所选取的穴位进行注射，回抽无血后，每个穴位注射 0.5ml 当归注射液，出针，贴创可贴，3 天治疗 1 次，7 次为 1 个疗程。

（2）结果：治愈 25 例，好转 20 例，无效 3 例。总有效率为 93%［中医临床杂志，2012，3（4）：81］。

第 6 章　痞满、腹胀

【概述】　痞满是指以脘腹满闷不舒为主症的病症，临床伴或不伴反酸、嗳气、胸闷、喜太息、两胁胀痛等症状，多与精神因素有关。腹胀是指腹部胀闷感，伴或不伴腹部膨隆的一种临床常见症状。痞满与腹胀可由急慢性胃炎、胃溃疡、幽门梗阻、腹膜炎、肠梗阻、肠套叠、胆囊炎、胃下垂、功能性消化不良等多种疾病引起。

【外治法】

一、贴敷疗法

1. 处方1

[主治病症] 寒性腹胀。

[药物组成] 白芥子 30g，公丁香 10g，肉桂 10g，白胡椒 30g，米醋适量。

[制法用法] 上药共研为细末，分成 3 份，每次取药末 1 份，用米醋调成糊状，敷于脐部，2 小时换药 1 次。

[来源]《百病外治 3000 方》。

2. 处方2

[主治病症] 腹水腹胀。

[药物组成] 大戟、芫花、甘遂、海藻各等份，食醋适量。

[制法用法] 以上前 4 味共研细末，加食醋调成糊状。涂擦腹部，随干随涂，以保持药层湿润，每天用药 1 次。

[来源]《百病外治 3000 方》。

3．处方 3

[主治病症] 肝胃不和、脾胃虚寒等引起的腹胀。

[药物组成] 厚朴、枳实各等份，生姜汁适量。

[制法用法] 上药共研为细末，再加入生姜汁适量，调为糊状，敷于脐部，外用胶布固定，每天换药 1 次，3 天为 1 个疗程。

[来源]《百病外治 3000 方》。

4．处方 4

[主治病症] 腹胀肠鸣。

[药物组成] 白芥子、苏子、莱菔子、香附子、山栀子各等份。

[制法用法] 上药共研细末，每次取药末 5～10g 放于脐部，外用胶布固定，每天换药 1 次。

[来源]《百病外治 3000 方》。

5．处方 5

[主治病症] 脾胃虚弱所致的腹胀。

[药物组成] 生五灵脂 24g，生青盐 15g，乳香 3g，没药 3g，夜明砂 6g（微炒），地鼠粪 9g（微炒），木通 9g，干葱头 6g，麝香少许。

[制法用法] 上药共研细末，施灸时取面粉适量，用水调和做成圆圈置于脐上，再将药末 6g 放在脐内，另用树皮剪成一个圆币形，将脐上的药末盖好（封好用面粉做成的圆圈），上置艾炷，1 次 1 壮，灸治次数可根据腹胀轻重而定。

[来源]《中国灸法集粹》。

6．处方 6

[主治病症] 腹部术后肠粘连，因肠道蠕动受阻引起的腹胀。

[药物组成] 大黄 6g，槟榔 20g，木香 3g，当归 5g。

[制法用法] 上药共研细末，用米醋调成糊状，敷脐，外用伤湿止痛膏固定，每天 1 次。

[来源]《名医外治妙方》。

7．处方 7

[主治病症] 糖尿病并发胃肠功能紊乱所引起的脘腹胀闷。

[药物组成] 吴茱萸 250g。

[制法用法] 研粉，取 10g 用香油调成糊状，敷脐，外用创可贴固定，24 小时后去除。隔日再贴。

[来源]《名医外治妙方》。

8. 处方 8

[主治病症] 腹胀。

[药物组成] 当归 30g，丹参 20g，乳香、没药、枳实各 15g，厚朴、木香各 10g。

[穴位组成] 神阙、中脘、关元、天枢。

[制法用法] 把药物制成粉末，过 80～100 目细筛，混合拌匀。用醋调成稠糊状，贴敷于穴位处，直径为 1cm 左右，以纱布、医用胶布固定。对胶布过敏者用低敏胶带或以绷带固定。配合直流电治疗，每天 1 次，贴敷 4～6 小时，10 天为 1 个疗程。

[来源] 陕西中医，2012，33（9）：1141。

二、艾灸疗法

1. 处方 1

[主治病症] 腹胀。

[主穴组成] 天枢(双)、神阙和足三里穴(双)。

[操作方法] 患者先取仰卧位，取艾条 1 支，将艾条的一端点燃，对天枢、神阙和足三里穴由上到下依次艾灸，每穴灸 5 分钟。在施灸时，使患者局部有温热感而无灼痛感，以皮肤稍起红晕为度，施灸者可将示、中两指置于施灸部位两侧来测知局部受热程度，以便随时调节施灸距离，掌握施灸时间，防止烫伤，每天 1 次。

[来源] 中国中西医结合消化杂志，2013，21（8）：436。

2. 处方 2

[主治病症] 心脏术后腹胀。

[主穴组成] 神阙穴。

[操作方法] 患者取仰卧位，暴露腹部部位，确定腧穴部位。施灸时，将艾条一端点燃并对准施灸部位，距皮肤 2～3cm 处进行熏灸，以患者局部有温热感但无灼痛感为宜，灸 10～15 分钟至皮肤红晕为度，每天 1 次。

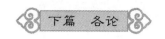

[来源] 辽宁中医杂志，2006，33（12）：1635。

三、穴位注射疗法

处方

[主治病症] 腹胀。

[药物组成] 维生素 B_1 注射液 50mg。

[主穴组成] 足三里（双）。

[操作方法] 常规皮肤消毒后，采用维生素 B_1 注射液 50mg，于患者的足三里穴处，垂直刺入，深度大约为 2cm，小范围的提插，患者自觉局部酸胀后，回抽针管没有回血后，将维生素 B_1 注射液注入足三里穴中。随后采用温和灸灸法对患者的双侧的三阴交、足三里穴进行治疗，每个穴位 20 分钟左右，以局部皮肤潮红为度。

[来源] 中医药导报，2013，19（4）：119。

四、体针疗法

1．处方 1

[主治病症] 产后腹胀。

[主穴组成] 中脘、下脘、气海、关元、建里、天枢（双）。

[操作方法] 产妇取平卧位暴露腹部，准确定位取穴，如遇到腹部直切口者，可在切口两旁平气海、关元处取进针点，常规消毒，选用 30 号细针，根据体形胖瘦，选择针具长短（一般用 25mm），直刺、缓慢进针、浅刺到天部或人部，轻轻捻转轻提插。上述穴位均不要求有酸、麻、胀等针感，留针 30 分钟。

[来源] 按摩与导引，2005，21（6）：23。

2．处方 2

[主治病症] 腹胀。

[主穴组成] 足三里、中脘、内关、三阴交。

[操作方法] 选用 0.35mm×50mm 毫针，用平补平泻手法得气后留针 30 分钟，每天 2 次，10 天为 1 个疗程。1 个疗程后判定疗效。

[来源] 中国针灸，2006，26（9）：650。

五、推拿按摩疗法

1. 处方1

[主治病症] 痞满。

[主穴组成] 中脘。

[操作方法] 用大拇指指端、螺纹面或偏峰着力于穴位上推拿100～200次。

[来源]《实用图示外治疗法丛书——点穴疗法》。

2. 处方2

[主治病症] 腹胀。

[主穴组成] 中脘、天枢、关元。

[操作方法] 操作前，嘱患者排便、排尿，勿进食过饱。操作者站在患者右侧，用液状石蜡或润肤霜润滑腹部皮肤，操作者温暖双手，右手中指置于中脘穴，其余4指顺势贴附于患者腹部，顺时针揉动至左侧天枢穴，然后到关元穴，再到右侧天枢穴，最后返回中脘穴，按揉时间3～5分钟，然后用拇指指腹顺时针按压中脘穴、左右天枢穴及关元穴各30次，以患者感到酸胀感为宜，每个疗程为2周。

[来源] 中国中医药现代远程教育，2014，12（23）：68。

六、灌肠疗法

[主治病症] 腹胀。

[药物组成] 生大黄250g。

[制法用法] 生大黄250g水煎过滤，去渣留液，应用时，取药液150ml倒入灌肠筒，置于水中加温至33℃，按常规保留灌肠法操作，灌肠后患者侧卧30～60分钟。

[来源] 当代医学，2011，17（15）：62。

七、耳穴压籽疗法

1. 处方1

[主治病症] 腹胀。

［主穴组成］脾。

［操作方法］将王不留行籽用麝香壮骨贴贴于耳穴。

［来源］《实用图示外治疗法丛书——耳穴疗法》。

2．处方2

［主治病症］腹胀。

［主穴组成］小肠、交感、胃、神门、大肠、皮质下等穴。

［操作方法］单侧取穴。消毒皮肤后，在选好的穴位上用探棒刺激穴位，等患者出现酸痛感，用镊子取王不留行籽固定在穴位上，用示指、拇指进行按压刺激，手法要由轻缓到重，以患者能耐受为度，稍后用力按压片刻，数秒即可。在埋豆期间，护士要指导患者自行按压局部穴位，每次每穴 30 秒，每天 3～5 次，按到患者自觉耳朵感到酸、麻、微痛及热感为宜，一般留籽 3～5天，如有缺失及时补上耳穴贴，通气后予以撤籽。

［来源］中外医学研究，2014，12（1）：57。

【现代研究】

1．陕西中医药大学附属医院刘宝咸应用穴位贴敷治疗脾虚气滞型肝硬化所致的腹胀

（1）方法：对照组根据患者病情给予保肝、补充白蛋白、营养支持对症治疗。观察组在对照组治疗的基础上配合穴位贴敷治疗。穴位贴敷膏药物组成：木香 15g，沉香 6g，香附 15g，白术25g。研为细末混匀加食醋调和成膏状备用。具体用法：清洁穴位体表皮肤，将膏药敷于无纺布上，约 3cm×4cm 大小，直接贴敷于神阙、足三里穴并固定。24 小时更换 1 次，2 周为 1 个疗程。

（2）结果：观察组有效率为 85%，优于对照组的 72.5%（$P<$0.05）［河南中医，2016，36（11）：1934］。

2．王犇应用艾灸结合中药穴位贴敷治疗脾胃虚寒型胃痞

（1）方法：对照组采用内服抑酸、增强胃动力的西药及温中健脾的中药治疗。观察组在对照组的内服中西药治疗的基础上加用艾灸结合中药穴位贴敷的治疗方法。艾灸法：①取神阙、中脘、足三里穴；②艾条插入艾灸盒，点燃艾条置于上述穴位，绷带固定，加盖保暖，灸 15～30 分钟。灸后休息 5～10 分钟，每天 1 次，6 次

为1个疗程，每个疗程后休息1天，共3个疗程。中药穴位贴敷方法：①采用黄芪建中汤结合理中丸药物（黄芪、白术、白芍、桂枝、干姜、吴茱萸、丁香等）研为细粉备用；②同艾灸穴位；③先用姜汁将研为细粉的中药调成糊状，放在一次性敷贴中央，取生姜擦涂穴位皮肤，将敷贴固定于穴位上，4～6小时取下。每天贴敷1次，6次为1个疗程，每个疗程后休息1天，共3个疗程。

（2）结果：观察组在临床疗效方面明显优于对照组（P<0.05）；且观察组6个月后的复发率低于对照组（P<0.05）[全科护理，2016，14（30）：3163]。

3. 孔丽丽应用吴茱萸、肉桂粉敷神阙穴治疗ICU患者腹胀

（1）方法：吴茱萸及肉桂分别磨粉，吴茱萸组取吴茱萸 6g以醋调，吴茱萸、肉桂组取吴茱萸及肉桂各3g醋调，两组患者神阙穴用生理盐水洗净，分别将调好的药物共6g敷于患者神阙穴，上覆一小块塑料薄膜，外敷消毒纱布，以胶布固定，4～6小时后观察疗效，12小时换药1次。对照组采用常规胃肠减压、补液支持及抗感染治疗。

（2）结果：吴茱萸组总有效率为 66.7%，对照组总有效率为 46.7%，吴茱萸肉桂组总有效率为86.2%；吴茱萸肉桂组肛门排气起始时间较吴茱萸组、对照组缩短（P<0.05）[护理研究，2014，28（10）：3671]。

4. 马袁玲应用艾灸治疗腹部术后腹胀

（1）方法：对照组采用新斯的明注射液1mg臀部肌内注射。观察组取中脘、神阙、天枢、足三里等穴位进行艾灸治疗。施灸时将艾条的一端点燃，对准应灸的腧穴部位，距皮肤 2～3cm 处进行温和灸，以患者局部有温热感而无灼痛感为宜，一般每处灸10～15分钟，以皮肤出现红晕为度，每天2次。

（2）结果：观察组患者治疗 24 小时后总有效率为94%，高于对照组的总有效率82%（P<0.05）[全科护理，2013，11（6）：1541]。

5. 陕西中医学院外科李红晓应用新斯的明足三里穴位注射治疗术后腹胀

（1）方法：治疗组双侧足三里穴位常规消毒后，选用7号针

头刺入穴位 1.5 寸，待有强烈针感，且回抽未见回血时，将新斯的明 1mg 快速注入，每侧穴位 0.5mg。对照组给予禁食水、胃肠减压、肛门排气、腹部热敷等保守治疗。

（2）结果：治疗组 35 例，其中显效 24 例、有效 9 例、无效 2 例，总有效率为 94%；对照组 26 例，其中显效 4 例、有效 8 例、无效 14 例，总有效率为 46%；两组比较 $P<0.05$，有显著差异[陕西中医学院学报，2006，29（2）：46]。

6. 安徽省太和县中医院糖尿病科郭文佳应用耳穴埋豆联合食疗治疗糖尿病胃轻瘫

（1）方法：常规治疗基础上加用耳穴埋豆，单耳取穴：脾、内分泌、肾、三焦、神门、交感。先将耳郭皮肤常规消毒后，用探棒在所选穴位区找出敏感点，用胶布将王不留行籽贴于敏感点上，嘱患者每天用手按压 3～5 次，以出现轻微疼痛为度，隔 3 天更换另一耳同法取穴，10 次为 1 个疗程。

（2）结果：显效 65 例（59.1%），有效 40 例（36.4%），无效 5 例（4.5%），总有效率为 95.4%[临床合理用药，2014，7（19）：148]。

7. 山东省威海市中医院于福源应用耳穴压豆治疗手术后腹胀

（1）方法：治疗组治疗方法如下所述。①主穴：肝、脾、胃、大肠、小肠、交感。②配穴：胃部手术加食管、膈、贲门、胆；小肠手术加十二指肠、胰、胆；结直肠手术加三焦、直肠；腹痛者加神门、腹；伴神经精神症状者加心、肾、枕、脑点。③操作方法：用针柄找出穴位敏感点，用 75%酒精棉球消毒局部，用 0.4cm× 0.4cm 胶布粘王不留行籽，贴压于所取的穴位上。用拇指、示指轻轻按压数次，手法由轻缓到重，以能耐受为度，再用力按压片刻；每 3 小时按压耳穴 5 分钟以上，每个穴位每次按压 30 分钟，使耳朵感到酸、麻、胀或发热即可；每次贴压一侧，两耳交替，3 天换贴 1 次。其中脾、肝、胆、神门穴对压（即在耳穴背面相应处贴压王不留行籽以加强穴位刺激）。对照组按腹胀常规治疗或护理，即用热毛巾热敷腹部，顺时针按摩腹部 10 次；或用开塞露或甘油栓纳入肛中，并鼓励患者下床活动。

（2）治疗结果：观察组总有效率较对照组有明显统计学差异（$P<0.01$），在术后排气、排便时间上较对照组有统计学差异（$P<0.05$）［中医临床研究，2012，4（23）：51］。

8. 南京中医药大学附属昆山市中医院梅麟凤应用电针结合头针、耳穴贴压治疗术后腹胀

（1）方法：治疗组治疗方法如下所述。体针：足三里、上巨虚、下巨虚（双）；头针：额旁二线（双）；耳穴：交感、皮质下、肝、脾、三焦、大肠、直肠、内分泌。方法：患者仰卧位。医者用 1.5 寸针灸针选准穴位，常规消毒后直刺进针，进针深度为 0.5～0.8 寸，刺入后提插捻转，出现麻胀感即可。双侧足三里接穴位神经刺激仪，连续波频率为 2Hz，强度以患者耐受为度，通电 20 分钟；头部用 1.5 寸针斜刺入头皮，自头临泣穴向前，透过前发际沿皮刺 1 寸，留针 20 分钟，每天 1 次。其间配合以医用胶布将王不留行籽贴敷耳穴，指导患者和家属耳穴按压的方法，每天每穴双侧交替按压 5 次，每个穴位每次按压 30 秒，使耳朵感到酸、麻、微痛及热感为宜。对照组：体针取穴同治疗组，常规针刺进针得气后留针 20 分钟，每天治疗 1 次，观察疗效。

（2）结果：治疗组总有效率为 94.4%，优于对照组的 78%（$P<0.05$）［针灸临床杂志，2014，30（7）：43］。

第7章 吐血、便血

【概述】 吐血是指上消化道发生出血，血液从口腔呕出的病症。吐血一般伴有恶心及上腹部不适，血呈暗红色或咖啡色，可混有食物残渣，呈酸性，易凝成块状，数天内常同时排出黑色柏油样粪便。便血是指血液从肛门排出，通常指大便时滴血、流血或大便带血。呕血与便血常见于多种消化道疾病。吐血常见于慢性胃炎、胃十二指肠球部溃疡、肝硬化等疾病，还可见于食管、胰腺、胆道疾病等。便血的常见原因为痔疮、肠道的肿瘤、炎症或缺血坏死、某些急性传染病、肠道寄生虫等疾病。

【外治法】

一、洗胃疗法

1. 处方1

[主治病症]吐血。

[药物组成]紫珠草、地稔根各150g。

[制法用法]上药水煎浓缩500ml，加防腐剂备用。用时插置胃管，经胃管注入冰冻至3~4℃的紫地汤800ml于胃内，协助患者左右移动体位，使药液与胃各部分接触，随即抽出，然后再将200ml紫地汤注入胃内保留。观察24小时后，未再呕吐者，改为口服，每次50ml，每天4次。绝对卧床休息，禁食24~48小时，静脉补充热量，并根据病情适当给予输血，其他中、西止血药均不使用。

[来源]《当代中药外治十科百病》。

2. 处方2

[主治病症]吐血。

[药物组成] 五倍子 15g，诃子 5g，明矾 5g。

[制法用法] 将前 2 味加水适量煎煮至 30ml，加明矾煮沸过滤，留取上清液加甘油 3ml，放冰箱内备用。用本药液经内镜注入出血部位。

[来源]《当代中药外治十科百病》。

二、敷贴疗法

1. 处方 1

[主治病症] 胃热吐血。

[药物组成] 生大黄 30g，陈醋适量。

[制法用法] 大黄研极细末，醋调成厚膏状备用。临证以膏敷脐，外盖纱布，胶布固定，每天 1 次。待脐发痒，吐血停止时可去掉，2 天为 1 个疗程。

[来源]《中医外治法集要》。

2. 处方 2

[主治病症] 肝火犯胃之吐血。

[药物组成] 生栀子 15g，生大黄 15g，醋适量。

[制法用法] 上 2 味研极细末，醋调成厚膏状备用。临证以膏敷脐，外覆纱布，胶布固定，每天 1 次。待脐发痒，吐血止时去掉。

[来源]《中医药物贴脐疗法》。

3. 处方 3

[主治病症] 胃热吐血。

[药物组成] 白芷 6g，黑栀子 15g。

[制法用法] 上药水煎后，用布包药渣趁热敷胸口。

[来源]《中医外治法类编》。

4. 处方 4

[主治病症] 吐血。

[药物组成] 生地黄 60g，白芍、黄芩、黄柏、黑栀子、生甘草各 30g，牡丹皮 15g，广角少许，麻油 500g，黄丹 240g，石膏粉 50g。

[制法用法] 将前 8 味药装于布袋内，封口，放于麻油中煎熬，待麻油煎至滴水成珠时，捞出药袋，下黄丹及石膏粉收膏，退火去火毒，摊成膏药，每用时，取膏药一张，贴于患者胸口。

[来源]《奇治外用方》。

5. 处方 5

[主治病症] 吐血。

[药物组成] 大蓟 10g，小蓟 10g，白茅根 10g，大蒜 10g。

[制法用法] 上方共捣烂，令如泥糊，敷脐部。外以纱布覆盖，胶布固定。

[来源]《内病外治疗法》。

6. 处方 6

[主治病症] 胃热引起的便血。

[药物组成] 生地黄 64g，白芍、黄芩、黄柏、黑栀子、生甘草各 32g，牡丹皮、犀角（代）各 15g。

[制法用法] 上药用麻油 500g 熬汁，黄丹 222g，石膏 128g 收膏，贴于脐，每天 1 次，3～5 天为 1 个疗程。

[来源]《理瀹骈文》。

三、刮痧疗法

1. 处方 1

[主治病症] 吐血。

[穴位组成] 肓俞、巨阙、中脘。

[操作方法] 以下列方法刮拭以上穴位：①用毛巾蘸热黄酒刮拭腹部诸穴，然后进行推擦，至患者皮肤微微发红、发热及出汗为度；②配服藿香、紫苏、佩兰各 15g，黄芩、柴胡、川厚朴各 10g，砂仁 3g，陈皮 9g，枳壳 15g。煎汤服用，并用药渣装入布袋内刮拭患者腹部诸穴；③用生姜片煨热后擦背部，至患者皮肤微微发红、发热为度；④用藿香 50g，佩兰 50g。研成粗末，和青盐 250g 一起炒热装入布袋，趁热刮拭患者腹部诸穴，中等刺激程度。

[来源]《实用图示外治疗法丛书——刮痧疗法》。

2. 处方 2

[主治病症] 便血。

[穴位组成] 血愁（位于腰部正中线，第 2 腰椎棘突上方凹陷中）。

[操作方法] 以牛角制成的刮痧片刮拭血愁穴 40 次。

[来源]《实用图示外治疗法丛书——刮痧疗法》。

四、推拿按摩疗法

1. 处方 1

[主治病症] 吐血。

[穴位组成] 膈俞。

[操作方法] 可用按压法或轻点法，治疗上腹部疾病患者。膈俞穴常出现压痛反应，局部感觉有时放射到上腹内部。

[来源]《实用图示外治疗法丛书——推背疗法》。

2. 处方 2

[主治病症] 便血。

[穴位组成] 督脉、足太阳膀胱经。

[操作方法] 双掌按法。双掌重叠，从颈下沿督脉、足太阳膀胱经，自上而下连续按 2～3 遍。按督脉要尽量合掌，用大、小鱼际外缘，避开棘突。按足太阳膀胱经近脊柱缘则用大鱼际或小鱼际略有偏重用平掌相按。

[来源]《实用图示外治疗法丛书——推背疗法》。

五、灌肠疗法

1. 处方 1

[主治病症] 便血。

[药物组成] 苦参 10g，黄连 6g，白及 30g，仙鹤草 30g，地榆炭 30g，锡类散 2～4 支。

[制法用法] 上药浓煎 200ml，于每晚患者排大便后做保留灌肠，每 5～10 分钟移动体位 1 次，10 次为 1 个疗程，2 个疗程间隔 2～3 天。

[来源]《古今中药外治高效验方 1000 首》。

2. 处方 2

[主治病症] 痔疮下血。

[药物组成] 无花果叶 40g。

[制法用法] 上药煎水 1000ml，趁热熏痔疮，待水温降至38℃时，淋洗患处，每天 1 次，5～10 次为 1 个疗程。

[来源]《古今中药外治高效验方 1000 首》。

【现代研究】

1. 广东省妇幼保健院儿科王伟光应用大黄治疗危重症患儿应激性上消化道出血

（1）方法：积极控制原发病，合理使用有效抗生素，对症及营养支持治疗，维持水、电解质及酸碱平衡，应用 5%碳酸氢钠 10～30ml 加 3 倍生理盐水稀释后分次洗胃，至洗出液清亮为止，然后胃内注入西咪替丁每次 10～20mg/kg，保留 3～4 小时。伴有严重腹胀、肠鸣音消失者，除补钾、纠酸外，用酚妥拉明每次 0.5～1mg/kg，静脉滴注。治疗组在常规治疗的基础上给予生大黄粉敷脐治疗，1 个月至 1 岁：每次 10～20g；1～3 岁：每次 20～30g；3 岁以上：每次 30～50g，用蜂蜜适量调匀放置纱布上敷于脐部，每天更换 1 次，连用 3～5 天。

（2）结果：随着病情缓解，治疗组与对照组血乳酸及 CRP 均较治疗前明显降低（均 $P<0.01$），且经生大黄粉敷脐治疗后治疗组的上述参数与对照组比较，差异有统计学意义（$P<0.01$）[实用医学杂志，2007，23（16）：2602]。

2. 沈惠兰等应用中药穴位贴敷治疗上消化道出血

（1）方法：所有患者均给予静脉点滴止血药物及能量合剂等对症支持疗法，同时根据病情控制饮食，给予禁食或全流质饮食。对照组采用单纯西医治疗，观察组采用常规西医治疗外，每天给予中药穴位贴敷。药物贴敷的穴位为脾俞、胃俞、三焦俞。药物组成：白及 1 份，制大黄 1 份，蒲黄 1 份，吴茱萸 1/2 份，共研末，用蛋清搅拌，贴敷于上述穴位，时间为 2～3 小时，10 天为 1 个疗程。

（2）结果：经观察，用中药穴位贴敷 3 天后，18 例胃脘胀满疼痛减轻，黑粪基本消失，占有效率的 75%，中药穴位贴敷 5～7 天后，7 例胃脘胀满疼痛消失，大便隐血试验（－），其他症状明显减轻，占有效率的 25%。对照组治疗 3 天后，6 例胃脘胀满疼痛减轻，黑粪基本消失，占有效率的 24%，5～7 天后，19 例胃脘胀满疼痛减轻，占有效率的 76%。使用中药穴位贴敷配合治疗可明显减轻出血，缩短禁食、禁水的时间［新疆中医药，2012，30（5）：81］。

3. 深圳市布吉人民医院游弋应用头皮针与体针治疗重度颅脑损伤并上消化道出血

（1）方法：对照组采用早期鼻饲，保护胃黏膜、中和胃酸、补充电解质及保护机体内环境稳定治疗，7 天为 1 个疗程。治疗组在采取对照组治疗措施基础上配合头皮针治疗和体针的足三里、三阴交、公孙、内关、血海、中脘等穴位针刺治疗，每天 1 次，每次 1 小时，7 天为 1 个疗程。

（2）结果：治疗组愈显率为 76.67%，对照组为 46.67%，明显优于对照组（$P<0.05$）［临床医药杂志，2008，1（9）：708］。

4. 浙江中医药大学附属医院刘鲁明穴位药物注射治疗消化道和呼吸道癌性出血

（1）方法：药物穴位方法如下所述。①时间：根据子午流注纳子法规律，选择上午 5～9 时阳明经开穴时间注射为主，危重患者可每天做 2～3 次穴位注射。②穴位选择：取阳明经上合穴曲池和下合穴下巨虚（兼顾胃及小肠二经），每次只取单侧穴位，第 2 次取另一侧穴位交替使用。③药物：维生素 K_3 作为常规药物，每次每穴 4mg。④注意点：按照针刺方法，常规皮肤消毒后，针头（7 号短针头）快速破皮，再缓慢插入 2～3cm，可略做提插并注意得气感，回抽无血，注入药液 1ml，患者有酸、胀、麻等得气感。禁忌大幅度提插。

（2）结果：在内科常规药物止血疗法基础上加用维生素 K_3 穴注组显效有效率为 65%，而对照组仅为 27%，两组差异显著（$P<0.05$）［中国中医急症，1998，7（1）：8］。

5.江西中医学院附属医院龚淑芳以中药保留灌肠为主治疗晚期直肠癌便血

（1）方法：半枝莲30g，土茯苓30g，生地榆30g，仙鹤草30g，苦参30g，败酱草30g，野葡萄根20g，生大黄20g，槐花30g，鸦胆子乳剂10ml（后兑入）。上药用冷水浸40分钟后入煎，煮沸后，取汁200ml，再加水煮沸20分钟后取汁150ml。两煎混合，兑入鸦胆子乳剂，冷却后行保留灌肠，每次保留时间为40分钟至1小时。

（2）结果：18例患者经用上法治疗10天后，便血净除占60%；9例用上法10天后，便血量较前减少2/3以上，取得明显临床疗效，占30%；1例经用上法10天后，效果不佳，继用5天，便血量较前减少1/3左右，占3.3%；2例反复用上法20天后，便血无明显减少，占6.6%[湖南中医药导报，1995，1（5）：22]。

第8章　腹泻

【概述】　腹泻是以排便次数增多、粪便量增加、粪质稀薄，甚至如水样便为主症的病症。临床可根据病程长短分为急性腹泻和慢性腹泻。急性腹泻发病急骤，病前 24 小时内常有饮食不节/洁史；病程在 2 个月以上或间歇期在 2～4 周的复发性腹泻为慢性腹泻。慢性腹泻的病因复杂，现代医学认为与肠道感染、肠道非特异性炎症、消化吸收障碍、胃肠功能紊乱、药源性腹泻、肠道菌群失调、过敏、先天性酶缺陷、免疫缺陷、肿瘤、药物因素等有关，其中以感染后腹泻最为常见，急性腹泻多因饮食不当或食入被细菌及病毒污染的食物引起。严重者可导致脱水、电解质紊乱，甚至休克。

【外治法】

一、贴敷疗法

1. 处方 1

[主治病症] 急性腹泻。

[药物组成] 丁香、肉桂、细辛、胡椒、五倍子、吴茱萸各1.5g，黄连、车前子各 2g，樟脑、冰片各 1g。

[制法用法] 将上药共研细末，凡士林调膏，贴敷脐部，纱布固定，24 小时换药 1 次，3 天为 1 个疗程。

[来源]《当代中医外治妙法》。

2. 处方 2

[主治病症] 急性腹泻。

[药物组成] 花椒、山楂、砂仁、茯苓、白术、小茴香、苍术、

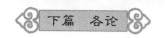

黄连、吴茱萸、肉桂、广木香各 10g。

[制法用法] 将上药共研为极细末，装入干净瓶内密闭备用。用时先将肚脐洗净，取药末 5～6g，置于 2～3 层纱布中间，外贴神阙穴，胶布固定，隔天换药 1 次。

[来源]《当代中医外治妙法》。

3．处方 3

[主治病症] 脾胃虚寒型急性腹泻。

[药物组成] 白胡椒 2 份，肉桂 1 份，丁香 1 份。

[制法用法] 共研成细末，每用取粉 1～2g，水调成膏，敷肚脐，外用胶布固定，1～2 天换药 1 次。

[来源]《内病外治敷贴灵验方集》。

4．处方 4

[主治病症] 急性腹泻。

[药物组成] 食盐适量。

[制法用法] 炒热，用布包裹熨背腹。

[来源]《内病外治敷贴灵验方集》。

5．处方 5

[主治病症] 湿热性急性腹泻。

[药物组成] 车前草、鬼针草、石榴皮、甘草、滑石粉各适量。

[制法用法] 将上药共捣烂，加入滑石粉调成膏状，敷贴于脐部，每天 1 次，7 次为 1 个疗程。

[来源]《中国各民族民间外治秘方全书》。

6．处方 6

[主治病症] 肠道湿热型腹泻。

[药物组成] 黄连 10g，大黄 30g，苦参 10g，茵陈 10g，苍术 10g，滑石 10g，薄荷 10g，木香 10g，小茴香 10g，吴茱萸 10g，透骨草 10g。

[制法用法] 上药共研极细末，瓶贮备用。用醋调制平摊于双层纱布上，覆于胃脘或腹部，用神灯照射加热，时间为 30 分钟，每天 1 次。

[来源] 辽宁中医药大学附属第二医院脾胃科经验方。

7. 处方 7

[主治病症] 急性腹泻。

[药物组成] 大黄、黄芩、黄柏、黄连各 125g。

[制法用法] 上药研磨后加热水拌匀成糊状，置于 20cm×15cm 透明塑料纸上摊成饼状，厚度约 2cm，表面涂以蜂蜜，将其四周反折后敷于下腹部，用腹带包扎好后上置温度为 50~60℃的热水袋，20~30 分钟后取下热水袋继续敷 6 小时以上，每天 1 次。

[来源] 新中医，2009，41（12）：65。

8. 处方 8

[主治病症] 急性腹泻。

[药物组成] 细辛、白芥子、延胡索、甘遂各适量。

[制法用法] 将上药研细末，由生姜汁配制。使用时，先用 75%酒精消毒脐周皮肤，取黄豆粒大小药膏，用无菌胶布贴敷在中脘、天枢穴位置。贴敷时间不超过 30 分钟，以皮肤温热发红为度。贴敷需注意患者个人感觉，如不能耐受，则立刻停止。

[来源] 新中医，2016，48（5）：91。

9. 处方 9

[主治病症] 小儿急性腹泻。

[药物组成] 五倍子、吴茱萸、煨肉豆蔻各等量。

[制法用法] 将上药共研末，每次取药粉 5g。加适量白醋，调成糊状，用纱布包好后敷脐，用除湿止痛膏固定。敷脐前，护理人员需要对患儿脐部周围的皮肤进行清洁，以患儿的脐部为中心，将敷药的范围控制在 3cm 内，每隔 24 小时及时更换辅料。持续敷药 3 天为 1 个疗程。

[来源] 现代诊断与治疗，2013，24（19）：4344。

10. 处方 10

[主治病症] 寒泻。

[药物组成] 丁香、木香、肉桂、吴茱萸、薄荷、生姜汁各适量。

[制法用法] 前 5 味药共研为细末，每次取药末 10g，用生姜汁调成糊状，备用。先将药糊加热敷于穴位，每次取 2 个穴位，

消毒纱布覆盖,再用胶布固定,每天换药 1 次。急性腹泻以天枢、足三里穴为主穴;慢性腹泻以脾俞、中脘穴为主穴;肾虚腹泻以命门、关元穴为主穴;腹泻伴见恶心者配内关穴;腹泻较严重者配阳陵泉穴。

[来源]《百病外治 3000 方》。

11.处方 11

[主治病症]肾虚泻。

[药物组成]炮姜、附子、益智仁、丁香各等份。

[制法用法]上药烘干,共为细末,过筛,生理盐水或鲜生姜汁调成糊状,敷满脐,外敷纱布,然后用热水袋加热(不要使热水袋直接接触皮肤,以免烫伤),冷后更换。每天 1～2 次,每次 40 分钟。

[来源]《当代中药外治大全》。

12.处方 12

[主治病症]慢性腹泻。

[药物组成]党参、白术、茯苓、陈皮等。

[制法用法]将中药粉碎并研成细末,每次取药粉 5g,用少量醋调成糊状敷脐,用保鲜膜及纱布覆盖,胶布固定。每次 6 小时,每天 1 次,7 天为 1 个疗程,2 个疗程间隔 3 天。

[来源]时珍国医国药,2015,26(1):134。

13.处方 13

[主治病症]慢性腹泻。

[药物组成]药用白芥子、延胡索各 20g,甘遂、细辛各 10g。

[制法用法]上药研末和匀,分别在夏季头、中、末三伏第一天用生姜汁调敷脾俞、中脘、关元、足三里等穴,4～8 小时皮肤发红或发疱后去之。

[来源]江西中医药,2008,11(39):36。

14.处方 14

[主治病症]脾气亏虚型慢性腹泻。

[药物组成]高良姜 25g,吴茱萸 25g,香附 25g,苍术 25g,陈皮 25g,厚朴 25g,延胡索 25g,桂枝 25g。

[制法用法]上药研打成粉,装入微波炉专用盒内,倒入约

500ml 开水搅拌成糊状，加热 8～10 分钟，取出后加入 100ml 38 度白酒充分搅匀后装入布袋内（规格为 20cm×25cm），用水温计测温度适合后（以 50～70℃为宜），扎紧袋口，用四方小毛巾包隔药袋，置于患者任脉上来回移动约 5 分钟，待患者能耐受药袋温度后固定敷于脐部 25 分钟，共 30 分钟，严密观察局部皮肤情况，以微热潮红为宜，注意防止烫伤。每天 1 次，3 周为 1 个疗程，每天更换药粉 1 次。

［来源］广西中医药，2011，34（4）：47。

15．处方 15

［主治病症］脾气亏虚型慢性腹泻。

［药物组成］干姜 200g，吴茱萸 100g，肉桂 100g，丁香 100g，苍术 100g，细辛 50g，白胡椒 50g。

［制法用法］上药用烤箱烘干，碾成细粉，过筛，均匀混合后放在塑料袋中备用。穴位贴敷时，先用棉签用温盐水或 75%酒精清洁脐部皮肤，取药粉约 3g，用医用敷贴或麝香膏固定于神阙穴（脐部），2 天更换 1 次，5～10 次为 1 个疗程。对敷贴过敏者可改用医用胶带固定。脘腹冷痛重者可用生姜汁将散剂混匀贴敷，作用快，但易脱落，可每天贴 2 次。

［来源］中国民间疗法，2015，23（11）：17。

二、艾灸疗法

1．处方 1

［主治病症］慢性泄泻。

［穴位组成］神阙。

［操作方法］将食盐研细末，放脐中，凸出脐上 0.5～1cm，盐末上面放置直径 4cm 的铁瓶盖（瓶盖口向上），瓶盖里放艾绒一团（艾卷亦可），点燃艾绒或艾卷，1 次灸 5～10 分钟，每天 2～3 次。

［来源］《当代中药外治大全》。

2．处方 2

［主治病症］慢性泄泻。

［穴位组成］脾胃虚弱取足三里、隐白、天枢；肾阳虚衰取然

谷、气海、足三里、肾俞、脾俞、水分、石门；肝气乘脾取太冲、天枢、足三里、行间、公孙。

[操作方法] 踝关节下至脚尖处穴位用艾炷灸，膝关节周围及腹背部穴位用温灸器灸治。以直接灸为主要方法（非化脓灸），穴位常规消毒后涂以少量凡士林油，将艾炷做成黄豆粒大小放在穴位上，点燃艾炷顶端，患者感到热痛时拿开，更换艾炷再灸。一般灸5～7壮，以局部皮肤充血起红晕为度，此种方法灸后不化脓，也不留瘢痕，休息1～2天可再次施灸。

[来源]《内病外治中医特效方》。

3．处方3

[主治病症] 慢性泄泻。

[穴位组成] 脾俞、章门、脐周四穴、长强、足三里、阴陵泉。

[操作方法] 采用标准Ⅱ号灸线施灸，医者以右手拇指、示指夹持药线的一端，并露出线头1～2cm，在酒精灯上点燃，然后吹灭明火，使之成圆珠状炭火，随即将此火星对准预先选好的穴位，顺应腕和拇指的屈曲动作，拇指指腹稳重而敏捷地将有火星线头点压于穴位上，一按火压即为1壮，每穴灸1～2壮，采用中等力度，时间为1秒，隔天治疗1次，4周为1个疗程。

[来源]《内病外治中医特效方》。

4．处方4

[主治病症] 慢性泄泻。

[穴位组成] 中脘、气海、足三里（双）、大肠俞（双）、天枢（双）、上巨虚（双）。

[辨证配穴] 脾胃虚弱型加脾俞；湿热蕴结型加水分；肝郁脾虚型加肝俞（双）、脾俞（双）；脾肾阳虚型加肾俞（双）、关元。

[操作方法] 将少量黄酒倒入姜片中心的凹陷中，姜片置于穴位上，上置艾炷，当患者感觉稍烫时可将姜片在穴位周围上下移动，感觉很烫时要更换艾炷。轻度患者每天灸2壮，较重者每天灸3～5壮，要灸至局部皮肤潮红为止。隔姜灸每天1次，12次为1个疗程，2个疗程间隔3天，根据病情治疗2～5个疗程。

[来源] 中华中医药学刊，2007，25（1）：58。

5．处方5

［主治病症］慢性顽固性腹泻。

［穴位组成］①取脾俞、肾俞、中脘、足三里穴；②关元俞、大肠俞、天枢、关元穴。

［操作方法］将艾绒做成麦粒大小之棱形艾炷，预先在选好部位上抹凡士林，使之黏着，用线香点燃，任其自燃，每穴3壮。术后嘱患者不可扎破灸疱，让其自然吸收。每周治疗1次，两组穴位交替使用，4次为1个疗程，1个疗程后观察疗效。

［来源］上海针灸杂志，2012，31（1）：31。

6．处方6

［主治病症］慢性腹泻。

［穴位组成］肾俞、脾俞、大肠俞。

［操作方法］纯艾条切成1cm长和2cm长艾段，圆心用三棱针穿孔。患者俯卧位，穴位涂抹凡士林膏；将2cm长艾段直接放于穴位上，以线香将艾段上端点燃；艾段燃烧约1cm时，患者热感强烈；将艾段夹起，除去艾灰，在其下端再叠加1个1cm的艾段继续施灸。每穴共灸5个艾段，使患者感觉背腰部温热并向腹部扩散。每天1次，7天为1个疗程。

［来源］长春中医药大学学报，2012，28（4）：617。

7．处方7

［主治病症］慢性腹泻。

［穴位组成］①脾俞、肾俞、中脘、足三里；②关元俞、大肠俞、天枢、神阙、关元。

［操作方法］将中药肉桂、吴茱萸、延胡索、白芥子、肉豆蔻等份研成粉末，用姜汁将药粉调成干糊，置于4cm×6cm胶膏中心，临用时加上少许麝香，从夏季三伏天的初伏日起，每5天贴1次，两组穴交替使用，10次为1个疗程。根据患者耐受程度，每次贴2~6小时。1个疗程后观察疗效。

［来源］上海针灸杂志，2009，28（6）：352。

8．处方8

［主治病症］急性肠炎。

[穴位组成] 足三里、神阙。

[操作方法] 患者取仰卧位，暴露脐部，在双膝下放一枕头使膝微屈。首先以纯白干燥的食盐（以青盐为佳）填平脐孔，再取一厚度为 0.2cm、直径略大于脐孔、中间以针刺数孔的姜片放于盐上，最后取一大小适宜的艾炷置于姜片上，开始施灸。1 次灸 5 壮，每天 1 次。将艾条一端点燃，对准足三里穴，距 0.5～1.0 寸进行熏灸，使患者局部有温热感即可，待温热感消失后继续施灸，一般每侧穴灸 10～15 分钟，隔天施灸 1 次，5 天为 1 个疗程，一般需要治疗 1～2 个疗程。

[来源] 中医外治杂志，2007，16（4）：50。

三、灌肠疗法

1．处方 1

[主治病症] 慢性泄泻。

[药物组成] 苦参 10g，川黄连 6g，白及 30g，锡类散 2～4 支。

[制法用法] 上药浓煎成 200ml 后加入锡类散，于每晚 8 时嘱患者排便后做保留灌肠（每 5～10 分钟移动体位 1 次）。10 次为 1 个疗程，2 个疗程间隔 2～3 天。少数患者 1 个疗程即可收效，多数患者需重复 2～3 个疗程。上方加减运用：湿热甚者加鸦胆子；出血多者加仙鹤草、地榆；脾气虚者加黄芪、淮山药。

[来源] 《当代中药外治大全》。

2．处方 2

[主治病症] 慢性泄泻。

[药物组成] 黄芪、当归、党参各 30g，炒白术、白芍、炮姜、乌梅、延胡索、木香各 15g，甘草 6g，儿茶 30g。

[制法用法] 上药加水 600ml，煎煮 30 分钟，煎汁约 200ml，保持合适温度。在保留灌肠前，先排空大便，再用灌肠器插入直肠内 12～15cm，把药汁在 20 分钟内灌完，以后继续卧床 30 分钟，或保留药液 3 小时，每天 1 次，15 天为 1 个疗程。

[来源] 实用中医内科杂志，2012，26（1）：65。

3．处方3

[主治病症] 慢性泄泻。

[药物组成] 补骨脂20g，肉豆蔻15g，吴茱萸15g，五味子15g，山药20g，芡实15g，茯苓15g，炒白术15g。腹痛甚者，加延胡索、炒白芍；脓血黏液多者，加地榆、槐花；腹胀甚者，加木香、枳壳；形寒肢冷者，加附子、肉桂。

[制法用法] 上药浓煎150ml，将药液用纱布过滤，药温掌握在38℃左右，灌肠前嘱患者排空大便，取膝肘卧位，用14号导灌肠器插入肛门12～15cm，缓慢注入药液，每次150ml。灌肠后抬高臀部，让患者平卧40分钟以上，以防药液外流。每天2次，15天为1个疗程。

[来源] 现代中西医结合杂志，2003，12（19）：2089。

4．处方4

[主治病症] 慢性泄泻。

[药物组成] 黄芪、白术、补骨脂、枳壳、延胡索、诃子、白及各15g。

[制法用法] 上药水煎取200ml，药温掌握在38℃左右，将药液用纱布过滤后备用。灌肠法：先清洁灌肠，时间一般选择在患者早晨8～9点或睡眠前1～2小时进行，让患者取左侧屈膝卧位，温生理盐水倒入灌肠器，用20号肛管进行插管，深度以10～15cm为宜，压力应使灌肠器液面与肛门相距40～60cm，然后缓慢灌入，灌后轻轻拔出肛管，嘱患者先仰卧位后俯卧位2分钟，使溶液充分浸湿软化粪便，10分钟后排便。清洁灌肠后5分钟，进行药物保留灌肠，把所用中药煎剂200ml倒入灌肠器。患者仍取左侧屈膝卧位，插入肛管，插入深度以15～22cm为宜。将药液缓慢注入肠内，稍停留片刻（约2分钟）后，缓慢拔出肛管。肛管拔出后嘱患者屈膝卧位，将臀部垫高150mm，保持1小时后左侧卧位或右侧卧位（根据病变部位），至少保留4小时左右，每天1次，15天为1个疗程。

[来源] 中医药学报，2004，32（4）：38。

四、推拿按摩疗法

1．处方 1

[主治病症] 慢性泄泻。

[穴位组成] 中脘、天枢、气海、关元。

[操作方法] 应用一指禅推法、摩法。患者仰卧位。用沉着缓慢的一指禅推法由中脘开始缓慢向下移至气海、关元，往返 5～6 遍。然后摩腹，时间约 8 分钟。

[来源]《中医外治法大全》。

2．处方 2

[主治病症] 慢性泄泻。

[穴位组成] 脾俞、胃俞、肾俞、大肠俞、长强。

[操作方法] 患者俯卧位。用擦法沿脊柱两旁从脾俞到大肠俞治疗，每穴约 1 分钟。然后按揉脾俞、胃俞、大肠俞、长强，往返 3～4 遍。再在左侧背部用擦法治疗。以透热为度，时间约 10 分钟。

[来源]《中医外治法大全》。

3．处方 3

[主治病症] 脾胃虚弱型慢性泄泻。

[穴位组成] 气海、关元、足三里。

[操作方法] 在气海、关元、足三里用轻揉的按、揉法治疗。每穴约 2 分钟，在气海穴治疗的时间可适当延长。摩腹，重点在胃脘部，摩法以逆时针方向进行，往下至腹部，在腹部操作时则按顺时针方向移动。

[来源]《中医外治法大全》。

4．处方 4

[主治病症] 脾肾阳虚型慢性泄泻。

[穴位组成] 气海、关元、肾俞、命门、八髎。

[操作方法] 用轻揉的按揉法在气海、关元治疗，每穴约 3 分钟。直擦背部督脉，横擦腰部肾俞、命门及骶部八髎穴，以透热为度。

[来源]《中医外治法大全》。

5. 处方5

[主治病症] 肝气乘脾型慢性泄泻。

[穴位组成] 章门、期门、肝俞、胆俞、膈俞、太冲、行间。

[操作方法] 用轻揉的按法、揉法在两侧章门、期门治疗。时间约6分钟。斜擦两肋，以两肋微热为度。用轻揉的手法按、揉背部肝俞、胆俞、膈俞及太冲、行间。

[来源]《中医外治法大全》。

6. 处方6

[主治病症] 湿邪侵袭型慢性泄泻。

[穴位组成] 神阙、气海、足三里、内关。

[操作方法] 揉神阙、气海，以腹内有温热感为度。按、揉足三里、内关。每穴约1分钟。左侧背部及骶部用揉法，以透热为度。

[来源]《中医外治法大全》。

7. 处方7

[主治病症] 慢性泄泻。

[穴位组成] 夹脊穴。

[操作方法] 采用拇示中指捏法。患者俯卧位。操作者将两手拇指桡侧偏峰紧触脊柱，夹脊穴取第2～12胸椎两侧皮肤，示中指向前按皮肤后相对捏起。随捏随提，两手交替前进，时间为3～5分钟。

[来源]《实用图示外治疗法》。

8. 处方8

[主治病症] 慢性泄泻。

[主要部位] 腹部。

[操作方法] 患者仰卧位或坐位。双手掌搓热后按脐处，由上向下旋转摩擦至耻骨联合处。摩擦5～10分钟后，右手掌宜停留于小腹上30秒左右。

[来源]《实用图示外治疗法》。

9. 处方9

[主治病症] 慢性泄泻。

[穴位组成] 关元。

[操作方法]按摩手法以按揉、点揉为主,左转为补,右转为泻(女则反之)。嘱患者仰卧,腰下部垫一枕头正对脐部以下部位,自然放松,松开腰带,闭目静神。医者位于患者的右侧,用右手拇指对准关元穴左转300次,调换手掌(劳宫穴)左转600次,手法由轻渐重,由表透里,逐渐加力,速度每转1次为1秒,并嘱患者收肛提气。待患者感到热气,有肠鸣音时即停止按摩,嘱其静躺10分钟下床。每天1~2次,7天为1个疗程,每次补法900次,泻法300次,每次14~15分钟。

[来源]按摩与导引,2007,23(6):22。

10. 处方10

[主治病症]急性肠炎。

[穴位组成]公孙、内庭、劳宫、神阙、下脘、天枢。

[操作方法]患者仰卧:医者站于床尾,双拇指按揉公孙、内庭穴各2~3分钟,足三里2分钟。医者站其右侧。以右手掌贴附于脐部,掌心劳宫穴正对神阙穴。左手掌附于右手背上,以助其力,以脐为中心,逆时针方向轻之。动作宜轻,频率宜缓,压力渐增,旋转幅度逐渐扩大,时间约15分钟。点揉下脘、天枢穴各1~2分钟。患者俯卧:双手拇指点揉脾俞、大肠俞穴,各1~2分钟。伤食泻,重按内庭,以公孙辅之;寒泻,减内庭,而重按公孙;伴恶心呕吐,用手掌重按前臂内侧数分钟。整个疗程为30~35分钟。

[来源]内蒙古中医药,2007,26(10):17。

11. 处方11

[主治病症]急性肠炎。

[穴位组成]合谷(双侧)、曲池、尺泽(双侧)、天枢、十宣、胆俞、脾俞、胃俞、肾俞、三焦俞、大肠俞。

[操作方法]第一步:按揉合谷(双侧),拿曲池、尺泽(双侧)和(或)加按揉天枢。第二步:上法1~2分钟后无效,则加用指推法或持法顺上肢手三阳、手三阴经自上而下推至十指端后掐十宣约5秒。第三步:加上法1~2分钟后无效,加用一指禅推法或按揉法对胆俞、脾俞、胃俞、肾俞、三焦俞、大肠俞穴进行刺激。

[来源] 海南医学院学报，2004，10（6）：406-407。

12. 处方 12

[主治病症] 急性肠炎。

[穴位组成] 上脘、中脘、下脘、建里、神阙、气海、天枢、外陵、水道、足三里、阴陵泉、脾俞、胃俞、大肠俞。

[操作方法] 患者仰卧位，医者坐于患者右侧，双手示指、中指、环指分别循顺时针方向按揉患者上脘、中脘、下脘、建里、神阙、气海各穴，约 15 分钟，其中气海穴可持续 15～20 分钟，双手平行以示、中、环指顺时针按揉两侧的天枢、外陵、水道等穴位 5 分钟。让患者屈膝，医者双手拇指点揉双侧足三里穴，按揉阴陵泉，每穴约 1 分钟，患者俯卧位，医者双手拇指重叠，点按脾俞、胃俞、大肠俞，每穴约 30 秒，以患者能耐受为度，每天治疗 1 次。

[来源] 中国民间疗法，2003，11（10）：19。

五、体针疗法

1. 处方 1

[主治病症] 急性腹泻。

[穴位组成] 天枢（双）、上巨虚（双）。

[操作方法] 根据针刺部位肌肉丰满浅薄的不同，分别选用 1～4.0 寸不锈钢毫针。穴位常规消毒后，直接刺到相应深度，得气后行提插捻转手法，以患者能耐受为度，留针 30 分钟，留针期间每 10 分钟行针 1 次。

[来源] 中国热带医学，2010，10（9）：1137。

2. 处方 2

[主治病症] 急性腹泻。

[穴位组成] 足三里、上巨虚、内关、公孙。

[操作方法] 用 28 号 1.5～2.0 寸不锈钢毫针快速刺入皮下，进针深度为 1～1.5 寸，用提插捻转手法，使局部有酸麻胀感，留针 20～30 分钟后起针，留针期间每 10 分钟行针 1 次，以加强针感。

[来源] 中国中医急症，2012，21（12）：2004。

3．处方3

［主治病症］急性腹泻。

［穴位组成］申脉。

［操作方法］取外踝尖下缘凹陷中的申脉穴，指压此穴有麻胀感，常规皮肤消毒，用1.5～2.0寸毫针刺入，得气后施以轻捻转提插手法，使局部有酸胀麻感觉后，针柄上套长约1.5cm的艾炷点燃行温针灸，每次每穴温针灸3炷，每天1次。

［来源］四川中医，2008，26（5）：116。

4．处方4

［主治病症］泄泻。

［穴位组成］小肠俞、上巨虚、下巨虚、足三里、大肠俞、天枢、合谷、列缺。

［操作方法］常规穴位消毒，每次选4～5穴，留针15～20分钟，间歇运针，每天针刺1次，10天为1个疗程，寒证治宜补，热证治宜泻。

［来源］《中医外治法大全》。

5．处方5

［主治病症］脾虚泄泻。

［穴位组成］脾俞、胃俞、中脘、大肠俞、天枢、脾俞、章门、太白、丰隆。

［操作方法］常规穴位消毒，每次选4～5穴，留针15～20分钟，间歇运针，每天针刺1次，10天为1个疗程。脾虚泄泻的治法为健脾止泻，用补法。

［来源］《中医外治法大全》。

6．处方6

［主治病症］肾虚泄泻。

［穴位组成］肾俞、脾俞、大肠俞、天枢、足三里、肾俞、京门。

［操作方法］常规穴位消毒，每次选4～5穴，留针15～20分钟，间歇运针，每天针刺1次，10天为1个疗程。肾虚泄泻的治法为补肾止泻，用补法。

[来源]《中医外治法大全》。

7．处方7

[主治病症] 慢性顽固性腹泻。

[穴位组成] 主穴：天枢、足三里、关元；配穴：脾俞、神阙、下巨虚、阴陵泉、上巨虚。

[操作方法] 主穴每次必取。取 1.5～2 寸 28 号毫针，进针后中强刺激，得气后在留针过程中，于针柄上或裹以纯艾绒的艾团，或取约 1.5cm 长艾条一段，套在针柄之上，无论艾团还是艾条段，均应距皮肤 2～3cm，再从其下端点燃施灸。

[来源] 四川中医，2011，29（12）：106。

8．处方8

[主治病症] 慢性腹泻。

[穴位组成] 天枢（双）、中脘、水分、气海、足三里（双）、肾俞（双）、大肠俞（双）、小肠俞（双）。

[操作方法] 选用直径为 0.5mm 的特制细火针，取脐周四穴、天枢（双）、中脘、水分、气海、足三里（双）、肾俞（双）、大肠俞（双）、小肠俞（双）等穴位。根据病情每次选取 5～6 穴，将细火针在酒精灯上烧至通红，然后速刺穴位，每穴排列刺 2 针。体虚者点刺，体壮者刺 0.3～0.5 寸，体胖者可刺 1.0～1.5 寸。3 天治疗 1 次。

[来源] 中医外治杂志，2006，15（5）：23。

六、拔罐疗法

1．处方1

[主治病症] 慢性泄泻。

[穴位组成] 胃俞、三焦俞、肾俞、大肠俞、中脘、梁门、大横、天枢、神阙、足三里。

[操作方法] 拔火罐以背部和腹部为主。常规区：重点拔胃俞、三焦俞、肾俞、大肠俞。拔罐 4～6 穴。必拔区：上腹区，重点拔中脘、梁门；腹外侧区，重点拔大横；脐区，重点拔天枢、神阙。拔罐 4～6 个。配合区：小腿前区，重点拔足三里。拔罐 2

个，留罐时间为 15～25 分钟。

[来源]《中医外治法大全》。

2．处方 2

[主治病症] 慢性泄泻。

[穴位组成] 足三里（双）、天枢（双）。

[辨证配穴] 脾胃虚弱型加中脘；脾肾阳虚型加关元。

[操作方法] 各穴皮肤常规消毒，选用 28 号不锈钢毫针，快速进行捻转补泻。得气后将毫针留在适当的深度，剪取约 2cm 长的艾段插入毫针针柄从下点燃，施以温针灸，每穴灸 10 分钟，留针 30 分钟。温针灸治疗后，脾胃虚弱型在脾俞、胃俞、大肠俞；脾肾阳虚型在脾俞、肾俞、大肠俞，加拔火罐 10 分钟。每天治疗 1 次，10 次为 1 个疗程，2 个疗程间隔 5 天，共治疗 2 个疗程。

[来源] 河南中医，2011，31（10）：1175。

3．处方 3

[主治病症] 慢性泄泻。

[穴位组成] 主穴：三阴交、梁丘、公孙、足三里、天枢、关门；配穴：脾俞、大肠俞、中脘。

[操作方法] 采取平补平泻手法，直刺 0.5～1.5 寸，并不断提插捻转，直至针刺部位出现酸麻胀感或电麻样，留针 10 分钟，留针期间不行针。起针后迅速在足太阳膀胱经左侧支（上起大杼穴，下至小肠俞）、右侧支（上起大杼穴，下至小肠俞）和督脉（大椎至命门）上走罐。患者取俯卧位，暴露腰骶部，用液状石蜡作为润滑剂，取 4 号玻璃火罐，常规消毒后，循上述 3 条经脉上下往返走罐，以腰背部皮肤潮红或紫红为度。治疗时间约为 10 分钟，并在脾俞、大肠俞留罐 10 分钟。每天 1 次，10 次为 1 个疗程，共观察 3 个疗程。

[来源] 吉林医学，2006，27（11）：1403。

4．处方 4

[主治病症] 急性肠炎。

[穴位组成] 脾俞（双）、胃俞（双）、三焦俞（双）、大肠俞（双）。

[操作方法] 患者取侧卧位，用真空抽气负压罐，在上述穴位拔罐 10～15 分钟，起罐休息 3～5 分钟后，可再次重复操作。

[来源] 中国中医急症，2012，21（12）：2004。

七、穴位注射疗法

1．处方1

[主治病症] 慢性泄泻。

[穴位组成] 足三里（双）、止泻穴（气海、关元穴之间）。

[药物组成] 盐酸小檗碱注射液 200mg。

[操作方法] 用注射器抽取盐酸小檗碱注射液 200mg（2ml），患者取仰卧位，用 5 号针头刺入足三里穴2.5cm左右,止泻穴1.5cm左右，感到酸胀后快速推注 50mg（每穴），每天 1 次，或隔天 1 次，病愈即止。

[来源]《当代中药外治大全》。

2．处方2

[主治病症] 慢性泄泻。

[穴位组成] 脾俞、足三里。

[药物组成] 维生素 B_{12} 注射液 2ml，维生素 B_1 注射液 10mg，10%葡萄糖注射液 10ml。

[操作方法] 一次性 5ml 注射器，抽取药液 1ml。穴位局部皮肤用聚维酮碘或酒精常规严格消毒，直视下采用无痛手法刺入穴位，至有酸胀感回抽无出血时即将药液缓慢注入。每天注射 1 次。配合用葛根芩连汤加减煎汤 200ml，加地塞米松 5mg，庆大霉素 16 万 U 保留灌肠，10 次为 1 个疗程。

[来源]《当代中药外治大全》。

3．处方3

[主治病症] 慢性泄泻。

[穴位组成] 足三里、三阴交。

[药物组成] 维生素 B_{12} 注射液 2ml，维生素 B_1 注射液 2ml。

[操作方法] 一次性 5ml 注射器，抽取药液 1ml。穴位局部皮肤用聚维酮碘或酒精常规严格消毒，直视下采用无痛手法刺入穴位，至有酸胀感回抽无出血时即将药液缓慢注入，每天注射 1 次。

[来源]《当代中药外治大全》。

4. 处方 4

[主治病症] 慢性泄泻。

[穴位组成] 双侧足三里穴。

[药物组成] 维生素 B_1 100mg，山莨菪碱 10mg。

[操作方法] 患者取仰卧位或坐位，常规足三里穴消毒，取 5ml 注射器抽取上 2 种药物（腹泻每天 10 次以下不用盐酸消旋山莨菪碱注射液），垂直刺入 10～15mm 行提插及捻转刺激手法，患者有酸麻胀感后，回抽注射器无血，将药液注入 1/2，再用同样方法将药液注入另一侧穴位，每天 1 次，3 次为 1 个疗程，1～2 个疗程后评定疗效。

[来源] 辽宁中医药大学学报，2007，9（6）：88。

5. 处方 5

[主治病症] 急性肠炎。

[穴位组成] 双侧足三里。

[药物组成] 甲氧氯普胺。

[操作方法] 用 5ml 注射器抽取甲氧氯普胺 10mg，先进行双侧足三里穴位消毒，然后直刺 1～2 寸，缓慢上下提插，待患者感觉到酸胀麻痛为得气表现，如回抽无血，可缓慢将药物注入穴内，每侧穴位 5mg，在一侧穴位注射结束后需用棉签压迫至无血渗出，更换针头进行另一侧治疗，每天 1 次，治疗疗程为 3 天。

[来源] 中医药导报，2015，21（7）：68。

八、刮痧疗法

1. 处方 1

[主治病症] 慢性泄泻。

[穴位组成] 心俞、膈俞、脾俞、大肠俞。

[操作方法] 以木质刮痧板蘸取槐木汁刮拭以上 4 穴，刮拭方向顺皮肤纹理由内向外，刺激强度为中度。

[来源]《实用图示外治疗法》。

2. 处方 2

[主治病症] 慢性泄泻。

[穴位组成] 华佗夹脊穴。

　　[操作方法]蓖麻油擦抹胸背部后，以大瓷碗平底面均匀地由颈部以纵向平行下刮至腰骶部，然后着重刮痧夹脊两侧凹陷处至发红为度。刺激强度为中度。

　　[来源]《实用图示外治疗法》。

九、耳针疗法

　　[主治病症]慢性泄泻。

　　[穴位组成]胃、脾、肠、直肠下段。

　　[操作方法]寒热泄泻，毫针刺激胃、肠、直肠下段；脾虚泄泻，毫针刺激脾、直肠下段、大肠；肾虚泄泻，图钉型皮内针埋在肾、大肠、直肠下段。

　　[来源]《中医外治法大全》。

十、耳穴压籽疗法

　　1. 处方1

　　[主治病症]急性腹泻。

　　[穴位组成]耳穴交感、大肠、小肠、直肠为主穴，腹、脾、胃、三焦为配穴。

　　[操作方法]每次只取一侧耳穴，施术部位常规消毒，将王不留行籽用75%乙醇消毒，晾干后粘于0.5cm×0.5cm的医用脱敏胶布上，贴压于上述耳穴上，用直压或按揉法，按揉时以有疼痛（病理性锐痛），麻热感为得气，每穴3～5分钟。

　　[来源]社区医学杂志，2006，4（2）：58。

　　2. 处方2

　　[主治病症]慢性泄泻。

　　[穴位组成]脾、胃、直肠下段、交感、神门等。

　　[辨证配穴]脾胃虚弱型：选用脾、胃、直肠下段、交感、神门；肝郁气滞型：选用脾、肝、交感、神门、直肠下段；脾肾阳虚型：选用直肠下段、交感、神门、脾、肾。

　　[操作方法]将王不留行籽贴在穴位上，反复按压到有酸胀麻或疼痛灼热感，两耳交替，每隔2天换1次，每次选穴3～5个，

嘱患者每天按压 3～5 次。

[来源] 四川中医，2006，24（5）：59。

十一、梅花针疗法

[主治病症] 慢性泄泻。

[穴位组成] 胸背部、腰背部、小腹部、小腿内侧、内关、足三里、关元、天枢。

[操作方法] 采取胸背部、腰背部、小腹部、小腿内侧、内关、足三里、关元、天枢。重点叩打第 8 胸椎至腰部、下腹部、足三里。手法为中度刺激，每天 1～2 次。

[来源]《中医外治法大全》。

十二、足浴疗法

1．处方 1

[主治病症] 急性腹痛腹泻，或因脾胃虚寒所致的完谷不化，或因饮食积滞所致的腹泻。

[药物组成] 鲜艾叶 250～300g。

[制法用法] 洗净后切碎加水 1500～2000ml，煎汁过滤去渣，趁热置洗足盆内洗两足。每次 10～15 分钟为宜，水冷再加热重复熏洗。一般每天 3～5 次。

[来源]《中国各民族民间外治秘方全书》。

2．处方 2

[主治病症] 慢性腹泻。

[药物组成] 葛根 50g，白扁豆 100g，车前草 50g。

[制法用法] 以上方 3 味加水煎煮，去渣备用。趁热置洗足盆内洗两足。每次 10～15 分钟为宜，水冷再加热重复熏洗。一般每天 3～5 次。

[来源]《百病外治 3000 方》。

十三、拔罐疗法

[主治病症] 急性肠炎。

［穴位组成］双侧脾俞、胃俞、三焦俞、大肠俞。

［操作方法］患者取侧卧位，用真空抽气负压罐，在上述穴位拔罐10～15分钟，起罐休息3～5分钟后，可再次重复操作。

［来源］中国中医急症，2012，21（12）：2004。

【现代研究】

1. 浙江省中医院儿科廖学俊等应用中药穴位贴敷治疗婴幼儿急性腹泻

（1）方法：对照组给予口服双歧杆菌三联活菌散剂每次1g，每天2次，调整肠道菌群紊乱；口服补液纠正脱水、电解质及酸碱平衡，必要时给予去乳糖奶粉喂养及药物解热治疗，3天为1个疗程。治疗组在对照组治疗的基础上，加用中药贴敷剂穴位贴敷。方法：取少许中药贴敷剂（以填平脐部为准）敷于患儿脐部，以透气胶布固定，每天2次，每次6～8小时，3天为1个疗程。风寒泻治以秋泻合剂：藿香10g，防风、苍术各6g，山楂炭10g，川厚朴花6g；湿热泻治以葛根芩连汤加减：葛根、黄芩各15g，黄连3g，苍术6g，甘草3g；脾虚泻治以七味白术散加减：党参6g，茯苓、炒白术各12g，甘草3g，藿香12g，木香6g，葛根15g。

（2）结果：治疗3天后比较，治疗组总有效率为90%，对照组总有效率为80%，两组总有效率比较差异有统计学意义（$P<0.05$）；治疗5天后比较，治疗组总有效率为99%，对照组总有效率为99%，两组疗效比较差异无统计学意义（$P>0.05$）［浙江中西医结合杂志，2016，26（6）：582］。

2. 山东省聊城市中医医院龚丽萍应用隔姜灸治疗急性腹泻

（1）方法：患者仰卧，在肚脐上（神阙穴）覆盖直径约1.5cm、厚约0.2cm的鲜姜1片，将制好的艾炷点燃，连灸7～8壮，施灸20～30分钟，使患者脐部有温热感，姜片周围出现红晕。每天1次，一般治疗2～3次。

（2）疗效标准如下所述。显效：施灸1～2次，腹泻停止；有效：施灸2～3次，腹泻次数明显减少；无效：施灸3～5次，腹泻次数减少不明。

（3）结果：36例中，显效30例，占83.3%；有效4例，占

11.1%；无效 2 例，占 5.6%；总有效率为 94.4% [中国民间疗法，2004，12（5）：15]。

3. 浙江省嘉兴市第一医院王秀娟应用盐酸消旋山莨菪碱注射液穴位注射治疗急性腹泻

（1）方法：治疗组患者取舒适的体位，屈膝坐位或仰卧位，双下肢放松，将盐酸消旋山莨菪碱注射液 5mg 用生理盐水稀释成 2ml，用 5ml 一次性注射器 7 号针头抽取 1ml，常规消毒后，选择一侧足三里进针得气后缓慢将药液注入，注射完毕用干棉签压迫止血 1 分钟。同样方法注射对侧足三里，观察起效时间。对照组用盐酸消旋山莨菪碱注射液针 10mg 臀部肌内注射后，观察效果。

（2）结果：治疗组显效 28 例，好转 2 例，无效 0 例，总有效率为 100%；对照组显效 18 例，好转 10 例，无效 2 例，总有效率为 93.33% [实用中西医结合临床，2007，7（4）：78]。

4. 平顶山市第五人民医院王会霞等应用敷脐灸治疗慢性腹泻

（1）方法：将木香、肉桂、丁香、吴茱萸、苍术等粉碎为细末，用生姜汁配合一定透皮剂调成糊状。操作方法：①患者平躺于治疗床上暴露腹部，先用 75%酒精棉球对脐部及周围皮肤常规消毒，待干后把上药放于脐部；②用两孔或三孔艾灸箱，点燃清艾条后以肚脐为中心放于腹部，先横放，以神阙穴为中心，覆盖双侧天枢穴，灸 15～20 分钟；然后把艾灸箱沿任脉放置，覆盖中脘、神阙、气海、关元等穴，灸 15～20 分钟，灸治结束后拿掉艾灸箱，用医用橡皮膏把脐部药物固定，留置 6～8 小时自行去掉。每天 1 次，10 次为 1 个疗程，共治疗 2 个疗程。

（2）结果：痊愈 28 例，好转 10 例，无效 4 例，有效率为 90.48% [河南中医，2014，34（8）：1600-1601]。

5. 陕西省咸阳市第一人民医院针灸科李惠琴应用针刺合并拔罐治疗慢性腹泻

（1）方法：治疗组取中脘，双侧天枢穴、足三里穴、三阴交穴，常规消毒后，中脘穴用 28 号 2 寸毫针垂直进针约 1.5 寸，进针天枢穴用 28 号 2 寸毫针垂直捻转进针，当听到患者出现响亮的肠管蠕动音且患者自觉有腹部酸胀感时即停止进针，具体深度以患者的胖瘦而定，腹部脂肪厚者略深，薄者略浅。足三里用28号2寸长毫针，直刺约1.5寸，针尖指向腹部方向，患者会感到明显的腹部抽痛或酸胀感觉，三阴交穴用28号2寸长毫针，直刺约1.2寸，留针30分钟，行提插捻转、平补平泻手法2次，每天针刺1次。加之用闪火法将火罐拔在脾俞、胃俞、肾俞、命门穴处，约25分钟，脾肾阳虚型加太溪，肝郁脾虚加太冲，针刺用28号1寸毫针刺0.5～0.8寸，每天一次，7天为1个疗程，共治疗3个疗程。对照组：将枳壳、木香、延胡索等药物研成粉末，用少量面粉调制，做成直径为1.5cm的圆杯状晾干备用。将纯艾绒捏成小圆柱状，放入药杯内，再将药杯放置在天枢、神阙、中脘穴上，点燃艾绒，将药杯放于上述穴位间慢慢移动，以每穴温热为度，约30分钟，每天1次，7天为1个疗程，共治疗3个疗程。

（2）结果：治疗组总有效率为93.3%，对照组总有效率为66.7% [陕西中医，2014，35（5）：588-589]。

6.甘肃省妇幼保健院耳针科宫润莲等应用耳穴压丸治疗小儿慢性腹泻

（1）方法：采用耳穴压丸治疗，选取饱满的王不留行籽。将耳郭处皮肤用75%酒精棉球擦拭消毒后，取大肠、小肠、胃、脾、交感、神门、肝、肾等耳穴，找准穴位用0.5cm×0.5cm方格胶布将王不留行籽固定，用手轻轻按压。嘱患儿家属每次每穴按压100下，每天按压所有穴位3次，5天为1个疗程。患者每次就诊时，医师应询问、记录患儿大便次数、粪便性状及全身情况。通过前后对比，进行相应穴位加减。同时告知患儿家属给予患儿清淡、富营养、易消化饮食，若泄泻耗伤胃气者，可给予淡盐水、饭汤、米粥等以养胃气，忌食生冷不洁及难消化或清肠润滑食物。患儿停止治疗后，每2个月复查1次，随访1年。

（2）结果：30例慢性腹泻患儿中显效22例（73.3%），有效者5例（16.7%），无效3例（10%）[北方药学，2012，9（8）：17]。

7.张家港市中医院李娜等应用自拟附子温中汤联合中药脐部敷贴治疗慢性腹泻

（1）方法：治疗组采用笔者自拟附子温中汤联合脐部敷贴治

疗。方药如下所述。附子温中汤：淡附片15g，肉豆蔻20g，干姜15g，补骨脂15g，党参15g，炒白术15g，山药15g，荜茇30g。肠鸣者加防风10g；腹痛明显者加延胡索20g；大便中有黏液者加地锦草20g，酌加黄连；久泻不止者加金樱子15g，诃子肉15g；以上水煎400ml，分2次服，每天1剂，2周为1个疗程。敷脐疗法是指选用适当的药物制成一定剂型填敷于脐部，通过脐部吸收药物，作用于经络，以治疗疾病的方法。具体操作如下所述。采用自拟温肾止泻方：补骨脂：肉豆蔻：公丁香：山药=2：1：1：1，上述药物研末，取 8g，生姜汁适量将药物调制成饼状，中间略高于周边，置于敷料上，敷于脐部（神阙穴），每天使用时采用微波辅助治疗，距离脐部约30cm，每次30分钟，以温热不烫为度。每天1贴，第2天更换。2周为1个疗程，共3个疗程。对照组采用蒙脱石散1包，每天2次口服；地衣芽孢杆菌2粒，每天3次口服。2周为1个疗程，共3个疗程。

（2）治疗结果：治疗组总有效率为93.94%，对照组总有效率为81.48% [四川中医，2013，31（4）：93]。

8.吉林省吉林中西医结合医院中医儿科宋丽琪应用小儿推拿治疗慢性腹泻

（1）方法：治疗组以小儿推拿疗法治疗。①处方：推补脾土10分钟，推补大肠5分钟，揉乙窝风5分钟，运内八卦5分钟，推四横纹5分钟，揉二人上马5分钟，揉天枢5分钟，捏脊。加减：水样泻加推清小肠穴5分钟；伴恶心呕吐加揉板门10分钟；久泻不止者加揉百会2分钟；肾阳虚者加补肾经5分钟等。每天1次，7次为1个疗程，共3个疗程。②做法：以滑石粉作为介质，操作者双手在相应的穴位施以推、揉、运等不同手法，从而使人体的气血流畅、经络疏通。③方解：推补脾土、补大肠、揉乙窝风穴可健脾温中，是治本病之本；运内八卦、推四横纹可行气消滞消胀、和中健胃、助消化、止呕吐，又消胃腹之胀热；揉二人上马可滋肾阴、助肾阳、利小便；推清小肠穴可分别清浊、利小便；揉天枢穴可温下元、助消化、止腹痛；揉板门可清胃热、止吐泻；揉百会可升阳举陷。对照组：给予双八面体蒙脱石（思密达），每次 1 袋，每天 3 次口服；多酶片，每次 1 片，每天 3 次，口服；复合维生素 B 片，每次 1 片，每天 3 次，口服。

（2）结果：治疗组治愈 16 例，有效 3 例，无效 1 例，总有效率为 95%。对照组治愈 6 例，有效 6 例，无效 8 例，总有效率为 60%。治疗组食欲改善或正常 19 例，有效率为 95%，腹痛减轻或无腹痛 18 例，无效 2 例，有效率为 90%，睡眠改善 18 例，无效 2 例，有效率为 90%。对照组食欲改善 10 例，无效 10 例，有效率为 50%；腹痛减或无腹痛 12 例，无效 8 例，有效率为 60%；睡眠改善 15 例，无效 5 例，有效率为 75%［吉林医学，2013，34（20）：4109-4111］。

9.湖北省中医院向黎明应用隔姜灸配合针刺治疗脾阳虚型慢性腹泻

（1）方法：治疗组针刺取穴：百会、天枢、关元、足三里、三阴交、下巨虚、阳陵泉。操作方法：嘱患者仰卧位，用 1.5～2 寸 30 号毫针，常规消毒进针，针刺上述各穴，应用针刺补法得气后，留针 30 分钟，每 10 分钟行针 1 次，每天 1 次，6 天为 1 个疗程。

（2）隔姜灸取穴：神阙、关元、脾俞、胃俞、肾俞。操作方法：①患者分别取仰卧位姿势，将洗净的生姜切成直径约 2cm、厚 3mm 的薄片，在中心处用针尖穿刺数孔，制数片备用；②将艾绒搓成直径为 1cm 的圆锥体 1 个备用；③在上述穴位上涂抹少量万花油，以避免姜片过热灼伤皮肤，每个穴位上放置一片准备好的生姜片，将艾炷置于生姜片上，用香火点燃；④注意观察患者感受，当患者感觉皮肤温热不能耐受时即刻取走未燃尽之艾炷，待皮肤冷却后重复第 2 个操作，每个穴位燃艾炷 3 壮为止。疗程：每天 1 次，6 次为 1 个疗程，共治疗 3 个疗程。对照组针刺取穴：百会、天枢、关元、足三里、三阴交、下巨虚、阳陵泉。操作：嘱患者卧位，用 1.5～2 寸 30 号毫针，常规消毒进针，针刺上述各穴，应用针刺补法，手法得气后，留针 30 分钟，每 10 分钟行针 1 次。疗程：每天 1 次，6 次为 1 个疗程，共 3 个疗程。

（3）结果：治疗组有效率为 83.33%，对照组有效率为 58.82%

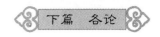

［针灸临床杂志，2011，27（3）：45-46］。

10. 广西中医药研究院陈红等应用腹针治疗慢性腹泻

（1）方法：治疗组运用腹针"调脾气"合"引气归元"方法进行。取穴"调脾气"：天枢（双）、大横（双）；"引气归元"：中脘、下脘、气海、关元。辨证加减：小腹胀痛加大巨（双）；便溏、水泻加水道（双）；脾胃虚寒型加神阙艾灸。针具选用一次性管针，"调脾气"诸穴用中刺，"引气归元"诸穴用深刺，留针 30 分钟，前 3 天每天 1 次，后隔 2 天 1 次，10 次为 1 个疗程，共治疗 2 个疗程。对照组取穴神阙、天枢、足三里、公孙。辨证加减：脾虚者加脾俞、太白；肝郁者加太冲；肾虚者加肾俞、命门。针具选用毫针，神阙用灸法；天枢用平补平泻；足三里、公孙用补法，配穴按虚补实泻法操作，隔天 1 次，10 次为 1 个疗程，共治疗 2 个疗程。

（2）结果：治疗组有效率为 92.5%，对照组有效率为 81.57%［中国民族民间医药，2011，7：85］。

第 9 章　便秘

．．．

【概述】　便秘主要表现为粪便干结、排便困难、粪便重量和次数减少及排便不尽感，常伴有腹痛或腹部不适。功能性便秘可能与生活规律改变、情绪因素、不合理饮食习惯、不良排便习惯、药物作用等因素相关，病理多无明显异常。按动力异常分型，临床可分为慢传输型便秘、出口梗阻型便秘和混合型便秘。发病趋势女性高于男性，老年人高于年轻人，严重影响了现代人的生活质量。

【外治法】

一、贴敷疗法

1．处方 1

［主治病症］热秘。

［药物组成］大黄 10g，芒硝 10g，生地黄 10g，当归 10g，枳实 10g，陈皮 5g。

［制法用法］上药共研为细末，过筛，用水调成膏，纱布包裹，压成饼状，敷神阙穴。外用胶布固定。

［来源］《百病外治 3000 方》。

2．处方 2

［主治病症］热秘。

［药物组成］芒硝 9g，皂角 1.5g。

［制法用法］将皂角研为细末，过筛；芒硝，也研为细末。将两者混合，调均匀，纱布包裹，敷神阙穴，外用胶布固定，并不时给药粉上滴水少许，使之湿润，利于直接吸收。

［来源］《内病外治敷贴灵验方集》。

3．处方 3

［主治病症］热秘。

［药物组成］大黄、芒硝、枳实、当归、生地黄各 30g，桃仁、红花、厚朴、陈皮、木香、槟榔各 15g。

［制法用法］麻油熬，黄丹收膏，摊于牛皮纸上敷神阙穴。

［来源］《中医外治法集要》。

4．处方 4

［主治病症］冷秘。

［药物组成］附子 15g，丁香 15g，制川乌 10g，白芷 10g，皂角 10g，胡椒 3g，大蒜 10g。

［制法用法］以上六味药，烘干，研为细末，过筛，用药粉适量和大蒜共捣，纱布包裹，压成饼状，敷神阙穴。外用胶布固定。

［来源］《百病中医外治自疗法》。

5．处方 5

［主治病症］习惯性便秘。

［药物组成］大黄 30g，玄明粉 30g，生地黄 30g，当归 30g，枳实 30g，陈皮 15g，木香 15g，槟榔 15g，桃仁 15g，红花 15g。

［制法用法］上药研为细末，用时取药粉 20g，用生理盐水调成稠糊状，敷神阙穴，外用胶布固定。

［来源］辽宁中医药大学附属第二医院脾胃科经验方。

6．处方 6

［主治病症］水热互结、肠腑阻滞的实热秘。

［药物组成］商陆（又称牛大黄）。

［制法用法］新鲜商陆捣烂敷脐中。

［来源］中医药临床杂志，2016，28（6）：790。

7．处方 7

［主治病症］久病成瘀、气血积滞的便秘。

［药物组成］三棱、莪术、大黄、冰片。

［制法用法］将三棱、莪术、大黄、冰片按 2∶2∶2∶1 比例

研成粉末，加甘油调成膏状，制成大小约 1.5cm×1.5cm、厚度约 0.3cm 的药饼，敷于天枢、关元、气海穴，用胶布固定。每天 1 次，每次 6～8 小时，7 次为 1 个疗程。

[来源] 中国针灸，2007，27（3）：190。

8．处方 8

[主治病症] 虚性便秘。

[药物组成] 白术、火麻仁、大黄各 20g，枳实、桃仁各 10g。

[制法用法] 将上药研为粉末之后将凡士林膏加入其中。嘱咐患者平卧，然后对其肚脐进行消毒处理，将 10g 药膏贴敷于神阙穴，然后对其脐部进行相距 30～40cm 的红外线照射，照射时间为每次 30 分钟，并在 4～6 小时后摘下贴敷药物。对患者进行为期 15 天的治疗，每天治疗 1 次。

[来源] 世界最新医学信息文摘，2015，15（102）：210。

9．处方 9

[主治病症] 腹胀便秘。

[药物组成] 紫苏子、莱菔子、白芥子、吴茱萸。

[制法用法] 将紫苏子、莱菔子、白芥子、吴茱萸 4 味中药研制成粉末，调成糊状，取 2ml 置于 5cm×5cm 的胶布中心位置，贴敷于神阙穴上，每次持续贴敷 6 小时，每天 1 次。

[来源] 国医论坛，2015，30（5）：34。

10．处方 10

[主治病症] 老年性便秘。

[药物组成] 大黄、芒硝、枳实、厚朴、冰片。

[制法用法] 将上药按 1:1:2:1:1 的比例配伍后打成粉末，用香油调匀，制成 2cm×2cm 大小的药饼，生理盐水清洁皮肤后，敷贴于神阙穴 4～6 小时，每天 1 次，10 天为 1 个疗程。

[来源] 实用中医内科杂志，2013，27（1）：30。

二、塞肛疗法

1．处方 1

[主治病症] 各种便秘。

[药物组成] 皂角 1 条，红砂糖 60g，葱白 60g。

[制法用法] 将红糖熬煎浓缩倒出冷却后握成条状，皂角煨黑存性研末，葱白捣汁。再以糖条浸葱白汁并粘上皂角末，纳入肛门内，大便即可通畅。

[来源]《常见病中医外治法》。

2．处方 2

[主治病症] 各种便秘。

[药物组成] 皂荚 6g，麻油 3g，面粉 60g，肥皂 6g。

[制法用法] 将上药碾成细末，用麻油、面粉、肥皂调拌成形，外塞肛门，上下进行滑动。每天 2～3 次。

[来源]《中医外治法大全》。

三、体针疗法

1．处方 1

[主治病症] 实证便秘。

[穴位组成] 大肠俞、天枢、支沟、上巨虚。

[辨证配穴] 发热者加合谷、曲池；气郁者加阳陵泉、太冲；恶心胃脘胀而痛者加中脘、足三里。

[操作方法] 常规穴位消毒，先刺大肠俞、支沟，留针 15～20 分钟，间歇运针，再刺天枢、上巨虚，行针以有肠鸣为度，每天针刺 1 次，10 天为 1 个疗程，强刺激。

[来源]《中医外治法大全》。

2．处方 2

[主治病症] 虚证便秘。

[穴位组成] 天枢、足三里、三阴交、大肠俞。

[辨证配穴] 气血两虚者加脾俞、胃俞，寒凝者加神阙、关元；津液亏损者加太溪、复溜、太白。

[操作方法] 先刺天枢、足三里、三阴交，留针 15～20 分钟，再刺大肠俞，平补平泻，配穴用灸法，隔天治疗 1 次，10 次为 1 个疗程。

[来源]《中医外治法大全》。

3．处方3

[主治病症] 功能性便秘。

[穴位组成] 支沟。

[操作方法] 采用 1.5 寸的针，刺入支沟穴，刺入深度为 1.1 寸左右。伴随着针的刺入，患者的刺痛感觉明显，并且向四周发散。保持针在体内停留 30 分钟左右，每过 8 分钟行针 1 次，每天针刺 1 次，15 天为 1 个疗程。

[来源] 世界最新医学信息文摘，2016，（16）58：69。

4．处方4

[主治病症] 功能性便秘。

[穴位组成] 天枢。

[操作方法] 采用 1.5 寸的针，刺入天枢穴，刺入的深度为 1.2～1.4 寸，保持针在患者的体内停留 30 分钟左右，每过 10 分钟行针 1 次。每天针刺 1 次，1 个疗程为 15 天。

[来源] 世界最新医学信息文摘，2016，（16）58：69。

5．处方5

[主治病症] 功能性便秘。

[穴位组成] 天枢、上巨虚、大肠俞、支沟、腰奇、二白、足三里。

[辨证配穴] 热秘加合谷、曲池；气秘加中脘、气海；虚秘加脾俞、胃俞；冷秘加石关、照海。

[操作方法] 根据虚实情况分别施以捻转补法、泻法、平补平泻法，对虚秘和冷秘用温针灸，留针 30 分钟，1 次/天，10 次为 1 个疗程，疗程间休息 2～3 天，治疗 3 个疗程。

[来源] 针灸临床杂志，2012，28（9）：46。

四、耳针疗法

1．处方1

[主治病症] 各种便秘。

[穴位组成] 直肠下段、大肠区、皮质下、便秘点，配交感、脾。

[操作方法] 用针柄、探针点压耳穴。疼痛点即为病变腑脏所

在处。局部穴位消毒，用左手固定耳郭，捻转进针，也可点刺，留针时间视病情而定，留针可 1～2 小时，5～10 次为 1 个疗程。孕妇便秘不宜用耳穴疗法。

[来源]《中医外治法大全》。

2．处方 2

[主治病症]习惯性便秘。

[穴位组成]双侧肺区。

[操作方法]耳穴取双侧肺区，找准穴位后用 75%酒精消毒，右手持镊子将已消毒过的耳针刺入肺区，深度以穿刺耳软骨而不透过对侧皮肤为度，外贴胶布固定，埋针保留 3 天。嘱患者每天用指按压耳针 4～5 次，3 天后将针取出，隔 2 天后可接受第 2 次治疗，5 次为 1 个疗程，治疗 3 个疗程。

[来源]陕西中医，2000，21（6）：270。

五、芒针疗法

1．处方 1

[主治病症]各种便秘。

[穴位组成]大肠俞、天枢、足三里、丰隆。

[操作方法]针刺采用进水泻法，如一进三退、提插、呼吸、迎随、开合等手法，操作时或起针后常产生凉感。患者口中吸气，随其吸气，医者缓慢的不捻不转的将针进至地部，候到感应，将针提退一分，而后连续慢插急提 3 次，每提退一分，则按上述连续操作 3 次，使凉感放散传导，如有麻凉或触电样感觉，则将针急速拔出。不关闭针穴。每天 1 次，10 天为 1 个疗程。

[来源]《中医外治法大全》。

2．处方 2

[主治病症]慢性功能性便秘。

[穴位组成]中脘。

[操作方法]采用 4～6 寸直径为 0.4mm 芒针，常规消毒后垂直刺入中脘穴，缓慢进针深度须达 3～5 寸，视患者胖瘦而定，得气后行捻转手法，平补平泻。配穴：天枢、足三里、上巨虚

（双），采用普通 1.5 寸直径为 0.3mm 毫针，垂直刺入约 1 寸，平补平泻，留针 30 分钟。每天 1 次，每周针刺 5 天，治疗 4 周为 1 个疗程。

[来源] 浙江中医药大学学报，2012，36（7）：813。

六、推拿疗法

1. 处方 1

[主治病症] 各种便秘。

[穴位组成] 中脘、天枢、大横、两侧膀胱经腧穴、肝俞、肾俞、大肠俞、八髎、长强、足三里、三阴交。

[操作方法] 先按揉中脘、天枢、大横，每穴 1 分钟，然后以顺时针方向摩腹 7～8 分钟，而后斜推小腹两侧 3～5 次。在脊部两侧膀胱经腧穴从肝俞推至腰骶往返 5～7 遍，然后按揉肾俞、大肠俞、八髎、长强。按揉足三里、三阴交以酸胀为度，每天按摩 3～5 次。

[来源]《中医外治法大全》。

2. 处方 2

[主治病症] 老年人功能性便秘。

[穴位组成] 双侧肝俞、脾俞、胃俞、大肠俞、鸠尾、章门、中脘、天枢、气海。

[操作方法]

（1）患者俯卧位，用滚法从上往下放松其腰背肌，再轻拨竖脊肌数次后继续滚法，重复数次后点按双侧肝俞、脾俞、胃俞、大肠俞等，指揉后左右分抹，约 10 分钟。

（2）患者仰卧位，医师立于其左侧。揉腹：双手拱手成碗状，掌面重叠，扣放于腹部，腕关节旋转回绕，使"碗沿"沿逆时针方向接触腹部，并以中脘穴为圆心在腹部逆时针方向旋转揉动，频率为每分钟 20～30 次，约 5 分钟。

（3）摩腹：横摩腹部（上、中、下）及斜摩腹部数次。

（4）运腹：双手拱手状，掌根着力，将腹部从一侧向右侧做弧形推动，继以手指的指面着力，将腹部向左侧做弧形回带，反复数次。

（5）推腹：用双手拇指指腹对置按在鸠尾穴处，余指虚附两侧，两指同时向外侧分推，由上而下。

（6）按腹：用左手示指掌指关节置于穴上（章门、中脘、天枢、气海等），其余4指并拢平置于腹部，再用右手掌小鱼际部重叠在左手食指掌指关节的背面，并随患者的呼气徐徐下按，微震之后双手徐徐上提。顺序为右上腹—左上腹—左下腹—脐下，约2分钟。

［来源］天津中医药，2014，31（3）：148。

七、梅花针疗法

1．处方1

［主治病症］各种便秘。

［穴位组成］脾俞、胃俞、大肠俞、夹脊穴（第1胸椎刺突～第5腰椎刺突）、足三里、三阴交、气海。

［操作方法］重点叩打骶部，并反复叩打左下腹大横、腹结、气冲等穴。以中度或较重刺激为主。

［来源］《中医外治法大全》。

2．处方2

［主治病症］习惯性便秘。

［穴位组成］两侧颈7穴（风池穴下方近发际压痛处）、双侧颈1穴（后正中线旁开1.3寸，后发际下1横指压痛处）、颈2穴（肩井穴前下2横指，三角肌内侧压痛处）、颈9穴（第3～7胸椎棘突间隙的压痛处）、天宗、足三里。

［操作方法］先用放松手法将患者颈肩部位肌肉放松，使患者有心理准备。然后将磁针分别置于颈部两侧的颈7穴，梅花状面对着皮肤，用双手拇指固定，其余手指托固患者下颌和面部，将双侧前臂放在患者双肩作为杠杆交点，双手拇指同时向患者对侧耳部缓慢加力，使之产生酸胀痛感，最好使患者感到头顶部、眉棱骨处有胀感，持续按压1分钟左右。再依法将磁针置于双侧颈1穴上按压，用大拇指向鼻尖方向缓缓按压，其余4指固定颈部，

点按 1 分钟。然后依次点按颈 2 穴、颈 9 穴、天宗、足三里，每次各 3 分钟。

[来源] 河南中医学院学报，2008，23（138）：82。

八、握药通便法

1. 处方 1

[主治病症] 各种便秘。

[药物组成] 巴豆、干姜、高良姜、白芥子、硫黄、甘遂、槟榔各等份。

[制法用法] 上药共研细末，炼蜜为丸，每丸 3g，每晚用 2 粒，分别置于双手掌心（劳宫穴），塑料薄膜遮盖，布带包扎，次晨取下，洗净双手，每天或隔天使用 1 次。一般睡前用药，次晨即可排便。注意此药有毒，不可入口。

[来源]《理瀹骈文》。

2. 处方 2

[主治病症] 各种便秘。

[药物组成] 川乌、吴茱萸、肉桂、干姜各 30g，黄连、橘红、槟榔、茯苓、枳实、石菖蒲、桔梗、延胡索、半夏各 24g，巴豆霜、皂角各 15g。

[制法用法] 上药烘干，共研为细末，开水调成膏，自握掌心（劳宫穴）。

[来源]《理瀹骈文》。

九、热熨法

1. 处方 1

[主治病症] 冷秘。

[药物组成] 木香 6g，槟榔 9g，甘遂 3g，葱白 15g。

[制法用法] 以上前 3 味共研细末，加入葱白共捣烂，炒热，趁温熨于脐部，并用热水袋热熨，敷药 3 小时后去药。

[来源]《百病外治 3000 方》。

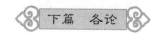

2．处方2

[主治病症] 骨伤患者便秘。

[药物组成] 紫苏子 60g，莱菔子 60g，白芥子 60g，吴茱萸 30g。

[制法用法] 将上药在微波炉中加热 3～5 分钟，使温度达到 60～70℃，装入 6cm×10cm 的布袋中。外敷患者腹部神阙、中极、天枢穴，按顺时针方向在患者腹部依次热熨以上穴位，10 分钟后，将布袋放在肚脐中间热敷 20 分钟。

[来源] 光明中医，2015，30（11）：2374。

十、隔物灸法

1．处方1

[主治病症] 各种便秘。

[药物组成] 甘遂 3g，麝香 0.3g，食盐 5g。

[制法用法] 清洗脐部，常规消毒，麝香研细末，纳入神阙穴。胶布固定。再把甘遂、食盐研为细末，放于麝香上面，上置艾炷灸之，一般 5～7 壮即通。

[来源]《中医外治法集要》。

2．处方2

[主治病症] 冷秘。

[药物组成] 艾绒适量，蒜片

[制法用法] 将薄厚 2～3mm 的蒜片放于脐上，取适量艾绒做炷状，放于蒜片上，于顶端点燃艾炷，待燃尽后继续放艾炷，连续灸 4～5 壮。

[来源] 中医药临床杂志，2016，28（6）：790。

十一、温针灸法

1．处方1

[主治病症] 老年人习惯性便秘。

[穴位组成] 天枢、气海、脾俞、上巨虚、足三里、百会。

[操作方法] 上述穴位消毒后进针，于针柄上插上长约 3cm

的艾条，将艾条点燃后进行温针治疗，并于艾条下方放置一张纸片，避免烧掉的灰烬落到患者皮肤上引起不适感。每次使用温针灸治疗时间控制在 20～30 分钟，每天 1 次，1 周为 1 个疗程。

［来源］临床医药文献杂志，2015，2（25）：5260。

2．处方 2

［主治病症］老年人脾肾阳虚型便秘。

［穴位组成］中脘、气海、关元、天枢、大横、上巨虚、足三里。

［操作方法］患者取仰卧位，穴位皮肤常规消毒，中脘、气海、关元、天枢、大横、上巨虚、足三里均直刺 1.0～1.5 寸，三阴交直刺 0.5～1.0 寸（根据患者的体质适当调整针刺深度），均施以捻转提插法，得气后取长约 1.5 cm、直径 1.0cm 的艾炷固定在中脘、气海、关元、天枢（双）、足三里（双）穴位的针柄上，保持针体与艾炷成一条线，针体与皮肤成 90°，可用医用胶布固定位置，并在艾灸穴位皮肤位置垫上纸皮，以防止烫伤，点燃艾炷下端（离皮肤近的一端为下端）。留针 30 分钟后起针，并用干棉球按压。每周 5 次（周一至周五每天 1 次，周六、周日休息），10 次为 1 个疗程，共治疗 3 个疗程。

［来源］甘肃中医学院学报，2015，32（3）：43。

3．处方 3

［主治病症］老年人气虚型便秘。

［穴位组成］中脘、天枢、气海、关元、足三里、水道（左）、归来（左）。

［操作方法］患者取平卧位，皮肤常规消毒后，嘱患者腹部放松，先直刺中脘穴，垂直缓慢进针得气后，施以提插补法，幅度为 1～2mm，提插频率在 60～90 次/分钟，行针 1 分钟；天枢穴进针 3 寸，施捻转补法，令酸胀感向全腹放射，以患者自觉肠蠕动为宜，行针 1 分钟；气海、关元穴直刺 2 寸，施提插捻转补法，令针感向四周放射为度，行针 1 分钟；足三里穴直刺 2 寸，施以提插捻转补法，以局部酸胀为宜，行针 1 分钟；水道、归来均直刺 2 寸，施捻转泻法，行针 1 分钟。留针时施

以温针灸，截取一段长约 2cm 艾条，用火柴杆在艾条中间扎一小孔然后将艾条插在针柄上，点燃施灸，以燃尽为度，留针 30 分钟。每天 1 次，10 天为 1 个疗程，可酌情休息 2～3 天再进入下1 个疗程，共治疗 2 个疗程。

［来源］上海针灸杂志，2014，3（1）：57。

【现代研究】

1. 湖北中医药大学徐华芳应用电针治疗功能性便秘

（1）方法：治疗组取双侧天枢、腹结、上巨虚。患者取仰卧位，皮肤常规消毒后，天枢和腹结穴采用长 50～75mm 不锈钢毫针快速破皮，然后缓慢垂直深刺，直至腹膜壁层即止（刺至腹膜壁层的标准为患者针刺破皮痛后再次感觉揪痛或较剧烈的刺痛，同时医者自觉针尖抵触感），不提插捻转，然后分别在双侧天枢和腹结穴横向连接电针仪，采用疏密波，频率为 2～15Hz，电流强度为 0.1～1.0mA，以患者腹部肌肉轻微颤动为度。上巨虚穴采用长 50mm 毫针直刺 1 寸，行小幅度均匀提插捻转 3 次，以局部酸胀感为得气。留针 30 分钟，期间每 10 分钟行小幅度均匀提插捻转手法 1 次。共治疗 8 周，前 2 周每周治疗 5 次，后 6 周每周治疗 3 次。对照组取双侧天枢旁、腹结旁、上巨虚旁非穴点。天枢旁位于天枢穴水平旁开 1 寸，脾经和胃经连线中点；腹结旁位于腹结穴水平旁开 1 寸，脾经和胃经连线中点；上巨虚旁位于上巨虚穴水平旁开，胃经和胆经连线中点。患者取仰卧位，皮肤常规消毒后，采用长 25mm 毫针配以特定长度套管，使针体正好被垂直敲入皮肤 2mm（进入皮下脂肪层），不提插捻转，然后连接电针仪，将特制电源线（电线中间剪断，外表如常）电极置于双侧天枢旁和腹结旁非穴点针柄上，频率为 2～15Hz，电流强度为0.5mA，使电针仪显示接通状态，但实际未通电，医者告知患者这是一种有效的轻微电流输入，可能感觉不到刺激，但电流是输出的，留针 30 分钟。疗程同治疗组。

（2）结果：治疗组总有效率为 93.3%，对照组为 66.7%，两组比较差异具有统计学意义（P<0.05）［上海针灸杂志，2015，34（3）：214-217］。

2．湖北中医药大学陆霞应用穴位埋线治疗功能性便秘

（1）方法：准确定位天枢、关元、足三里、上巨虚、大肠俞穴位，用甲紫标记，消毒。用9号注射针头作为针套，30号30mm长毫针磨平针头作为针芯，将已消毒的2号医用羊肠线（约1cm）放入针头内，将针缓慢刺入穴位，达肌层，患者有酸胀、肿胀感，再边推针芯，边退针套，将羊肠线埋入，最后于针处覆盖创可贴24小时。2周治疗1次，3次为1个疗程。

（2）结果：治愈（2天以内排便1次，便质转润，解时通畅，短期无复发）12例；好转（3天以内排便，便质转润，排便欠畅）14例；未愈（症状无改善）4例［湖北中医杂志，2011，33（8）：68］。

3．南京中医药大学附属姜堰市中医院刘忠应用针刺配合穴位注射治疗慢性功能性便秘 治疗组予针刺配合穴位注射治疗。针刺治疗处方：天枢、大肠俞、关元、上巨虚、足三里、百会。操作：患者取仰卧位，暴露腹部、四肢；针具：选直径为0.32mm、长度为50mm的一次性毫针；具体操作：诸穴用聚维酮碘常规消毒后，刺手执针快速将针刺入穴位皮内，再缓慢捻转刺入25～30mm，施以小幅度高频率提插，以得气为度，留针40分钟。穴位注射操作：药物方法如下所述。操作：出针后，每天选择两个穴位注射0.5ml左右黄芪注射液。对照组给予麻子仁丸口服，每天2次，每次6g，早晚各1次。经过治疗，患者排便速度、排便难度、便意感及伴随症状有了明显的变化，总有效率达到86.67%［内蒙古中医药，2012，（8）：26-27］。

4．上海中医药大学附属岳阳中西医结合医院吴丽丽应用中药脐疗治疗功能性便秘

（1）方法：治疗组给予中药脐疗（白术、乌药、青皮等），中药制成饼状，以纱布裹之敷于神阙穴，配合神灯烘热照射，每天1次，每次20分钟。对照组给予口服麻仁软胶囊，每次2粒，每天2次，口服。

（2）结果：治疗组的总有效率为92.5%，对照组67.5%，两组比较差异有统计学意义 ［辽宁中医杂志，2011，38（3）：

491-492]。

5. 柳州市中医院消化内科张云波应用药罐疗法治疗功能性便秘

（1）方法：治疗组：取自拟方肉苁蓉 20g，当归 20g，枳壳 25g，玄参 20g，黄芪 30g，柴胡 20g，将上药装入布袋，扎紧袋口，以文火煎煮，煮沸后把竹罐罐口朝下放入药液内同煮沸 2 分钟，当罐内充满沸腾的热药水气时，用镊子迅速取出竹罐，甩净或用干毛巾吸附沸水滴，随即紧扣在主穴上（大肠俞、天枢、支沟、上巨虚、丰隆穴），以上穴位均取双侧，由于罐内负压而使药罐紧紧地附着于体表穴位上，如手法不得当，竹罐松动脱落，可再拔 1 次，然后覆盖床单保温，留罐 10 分钟左右即可起之。每天 1 次，1 个疗程为 2 周，共治疗 2 个疗程。对照组：给予心理、饮食治疗及西药莫沙必利片，5mg，每天 3 次，口服，1 个疗程为 4 周。

（2）结果：治疗组总有效率为 92.4%；对照组总有效率为83.3%。两组总有效率比较差异有统计学意义 [辽宁中医药大学学报，2010，12（4）：158-159]。

6. 南京中医药大学附属镇江市中医院巫秀义运用针灸治疗不同类型的功能性便秘

（1）方法：治疗组以天枢、足三里、上巨虚、大肠俞、四神聪等穴位为主穴。肠道实热证配合谷、曲池；肠道气滞证配中脘、阳陵泉、行间；脾肾阳虚证配照海、关元；脾虚气弱证配脾俞、气海；阴虚肠燥证配三阴交、太溪。患者取平卧位，常规消毒取穴区域皮肤，选用 28 号 3 寸针，循序进针，以提插捻转手法得气，给予平补平泻手法中等量刺激，留针 15 分钟，间歇行针 1 次。并对四神聪穴施以灸法。每天 1 次，10 天为 1 个疗程，共进行 2 个疗程。对照组予口服复方聚乙二醇电解质散通便，辅以麻子仁丸口服调理。

（2）结果：针灸治疗功能性便秘能显著改善临床症状，结肠慢传输型及 IBS 便秘型针灸组总有效率为 100%，对照组为 93%，针灸疗效优于药物治疗 [长春中医药大学学报，2013，29（4），596-597]。

7. 甘肃省会宁县中医院李德君运用针灸加排罐治疗慢性便秘

（1）方法：患者俯卧（俯卧不适者可侧卧）于治疗床上，检查患者第1～5腰椎脊柱区带，触及压痛条索、结节，局部常规消毒，先用2～3寸无菌针在反应点及其上、下双侧取穴，每次取4～5穴，向脊柱两侧对称斜刺0.6～1.5寸，留针20分钟，每10分钟行针1次，以向双侧腹部放射感为佳。起针后以针刺穴为中心施以火罐，双侧对称，称为排罐，留罐5～10分钟，起罐后针孔出血，宜用消毒干棉球拭净。每天1次，10次为1个疗程。

（2）结果：本组治愈43例，好转14例，有效率为100%［现代中西医结合杂志，2010，19（10）：1244］。

8. 广州中医药大学第一附属医院针灸科李艳慧运用穴位贴敷治疗便秘

（1）方法：治疗组予穴位贴敷。药物组成：三棱、莪术、大黄、冰片。上述药物按2∶2∶2∶1比例研成粉末，加甘油调成膏状，制成大小约1.5cm×1.5cm、厚度约0.3cm的药饼，敷于天枢、关元、气海穴，用胶布固定。每天1次，每次6～8小时，7次为1个疗程。对照组予口服苁蓉通便口服液，每天3次，每次1支(10ml)，疗程同治疗组。两组均连续治疗7天后观察疗效。

（2）结果：治疗组总有效率为81.8%，对照组总有效率为50.0%，治疗组疗效优于对照组［中国针灸，2007，27（3）：189-190］。

9. 四川省新津县中医院任亚东运用温针灸治疗慢性功能性便秘

（1）方法：针刺组取2组穴位隔天交替使用。第1组仰卧位取穴，针刺穴位选择支沟、天枢、气海、足三里、上巨虚；第2组俯卧位取穴，针刺穴位选择脾俞、肾俞、大肠俞、次髎。2组均双侧取穴。操作：所有腧穴常规针刺，局部皮肤消毒后，选择0.3mm×50mm一次性针灸针，进针得气后行提插或捻转补泻法。背俞穴注意针刺的方向、角度和深度；次髎穴应刺入第2骶后孔。每次治疗留针30分钟，每10分钟行针1次，每天1次。温针灸组针刺得气后，仰卧位时针刺天枢、气海、足三里后在针尾加温针灸；俯卧位时针刺脾俞、大肠俞后在针尾加温针灸治疗。腧穴定位、针刺常规操作同针刺组。温针灸操作：针刺得气后，将针留在适当深度，从艾条上剪取长约 1.5cm 的艾卷，在艾卷下方扎一深约 1cm 的小孔，将艾卷放置在针尾上，从下端点燃后，直待艾绒燃烧。做温针灸的腧穴留针过程中不行针，温针灸艾绒燃烧过程中，如患者感觉温度过高难以忍受时，在腧穴上方垫一纸片，以防烫伤。待艾绒燃尽后，除去灰烬，和其他腧穴一起留针，待到总计留针 30 分钟后，将针取出。每天治疗 1 次，每周连续治疗 5 天，休息 2 天，治疗 4 周计 20 次后进行疗效评价。

（2）结果：温针灸组总有效率为 85.37%，针刺组总有效率为 68.29%，温针灸组总有效率高于单纯针刺组，差异有统计学意义[成都中医药大学学报，2013，36（2）：60-62]。

10. 南京中医药大学附属医院孙建华运用天枢穴深刺治疗结肠慢传输型便秘

（1）方法：取双侧天枢。操作方法：选用 1.5 寸（0.3mm×40mm）～3 寸（0.3mm×75mm）的一次性针灸针进行治疗。①天枢深刺组：天枢直刺 1.8～2.5 寸，不提插捻转，局部酸胀并有揪痛感为度。②天枢标准针刺组：天枢直刺 0.8～1.2 寸，局部酸胀感为度。2 组均得气后接电针仪，频率为 2～100Hz，电流强度以患者觉腹部肌肉轻度颤动为度。每次留针 30 分钟，每天 1 次，每周治疗 4～5 天，4 周为 1 个疗程。

（2）结果：两组便秘评分量表积分治疗后与治疗前比较均有极显著的差异（$P<0.01$），治疗后试验组优于对照组（$P<0.05$）[南京中医药大学学报，2009，25（6）：424-426]。

第10章 黄疸

【概述】 黄疸是以目黄、身黄、小便黄为主症，其中尤以目睛黄染为本病的主要特征。本病主要与非结合胆红素生成过多、肝细胞功能低下或肝细胞损害导致结合胆红素外溢、肝内胆汁淤积或胆道梗阻有关。如病毒性肝炎、肝硬化，胆囊炎、胆石症、钩端螺旋体病、肝癌、胰头癌、某些化学药物中毒等均可引发黄疸。

【外治法】

一、贴敷疗法

1. 处方1

[主治病症] 阳黄，急黄。

[药物组成] 茵陈、栀子、大黄、芒硝各30g，杏仁18g，常山、鳖甲、巴豆霜各12g，淡豆豉50g。

[制法用法] 上药浓煎取汁，装瓶备用。用纱布或棉花蘸药汁，轻轻涂搽脐部，并炒药渣熨脐部。

[来源]《理瀹骈文》。

2. 处方2

[主治病症] 阴黄。

[药物组成] 丁香12g，茵陈50g。

[制法用法] 上药煎汤取汁，擦胸前、四肢或周身，汗出而愈。每天1～2次，每剂药用2～4次。10天为1个疗程，病愈停用。

[来源]《理瀹骈文》。

3. 处方3

[主治病症] 阴黄，阳黄及肝硬化。

[药物组成] 姜黄、蒲黄、红花各 250g，滑石 125g，栀子 420g，猪肝 500g（焙干）。

[制法用法] 上药共研为粉，用 15%～20%酒精调成糊状，敷于肝区约二三个铜钱厚，再用温灸器在药上熨 30 分钟，每天熨 1 次。上药可敷 2 天，20 次为 1 个疗程，依病情休息 10 天后再进行第 2 个疗程。

[来源]《常见病中草药外治疗法》。

4．处方4

[主治病症] 急性黄疸。

[药物组成] 三七、红花、桃仁、苦参各适量。

[制法用法] 将药物研成粉末用油膏拌匀，加辅料、促透皮吸收剂精制成药膏。使用时将药膏用微波加热 30 分钟后敷于右肋缘肝区处，连续 15 天为 1 个疗程。

[来源] 中国社区医师·医学专业半月刊，2009，11（206）：75。

二、艾灸疗法

1．处方1

[主治病症] 阳黄。

[穴位组成] 胆俞、肝俞、阴陵泉、太冲、内庭。

[操作方法] 上述诸穴每天灸 1～2 次，每穴灸 3～5 壮，每次 20～30 分钟。

[来源]《中国灸疗学》。

2．处方2

[主治病症] 阴黄。

[穴位组成] 脾俞、胃俞、至阳、足三里、三阴交。

[操作方法] 上述诸穴每天灸 1～2 次，每穴灸 3～5 壮，每次 20～30 分钟。

[来源]《中国灸疗学》。

3．处方3

[主治病症] 黄疸。

［药物组成］艾绒、姜黄、黄柏、茵陈、荞麦面等。

［穴位组成］神阙。

［操作方法］将上药粉碎，制成直径为 5cm 的圆锥状。将荞麦面用水搅匀制成直径为 7cm、厚为 1cm 的薄饼，将荞麦面饼置于神阙穴，然后将退黄灸药放于荞麦面饼之上，用火点燃，灸 3壮，每天 1 次，30 天为 1 个疗程。

［来源］山东中医杂志，2008，27（1）：34。

4．处方 4

［主治病症］黄疸。

［穴位组成］①中脘、关元、足三里、阴陵泉；②膈俞、脾俞、至阳。

［操作方法］采用艾条温和灸，每穴灸 10～15 分钟，两组穴位交替使用。每天 1 次，共治疗 15 天。

［来源］上海针灸杂志，2015，34（7）：640。

三、穴位注射疗法

1．处方 1

［主治病症］黄疸。

［药物组成］川芎嗪注射液 1ml（16mg）。

［穴位组成］双侧足三里。

［操作方法］穴位注射，每天 1 次，两侧交替，15 天为 1 个疗程，共治疗 1 个疗程。

［来源］现代中医药，2004，5（6）：10。

2．处方 2

［主治病症］黄疸。

［药物组成］地塞米松注射液。

［穴位组成］双侧足三里。

［操作方法］穴位注射（双侧交替进行）。开始剂量为 5mg，直刺足三里穴位，快速进入皮下，待患者有酸、麻、胀等感觉后缓慢注射，每天 1 次，显效后减为隔天 1 次。连续治疗 4 周。注射 1 周后未显效者视为无效，应立即停药。

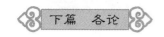

[来源] 中医外治杂志，2007，16（6）：31。

四、体针疗法

1．处方 1

[主治病症] 黄疸。

[穴位组成] 胆俞、阳陵泉、内庭、太冲。

[操作方法] 针刺，平补平泻。

[来源]《实用中医外治疗法》。

2．处方 2

[主治病症] 黄疸。

[穴位组成] 足三里、阳陵泉、太冲、胆俞。

[操作方法] 采用 26 号 3 寸不锈钢毫针，常规刺法，捻转 3 分钟得气后，留针 30 分钟，用提插泻法。

[来源] 中国针灸，1999，10（3）：626。

五、推拿按摩疗法

1．处方 1

[主治病症] 早产儿早期黄疸。

[穴位组成] 腹部。

[操作方法] 沿腹部向下按摩，脐旁小回旋按摩（顺时针），腹部大回环按摩（顺时针），双足交替运动。操作过程中，操作者的手不要离开早产儿的皮肤，而且要用适当的压力，并密切观察患儿反应，如出现哭闹、肤色改变、肌张力改变等应暂停。

[来源] 护士进修杂志，2007，22（7）：608。

2．处方 2

[主治病症] 小儿黄疸。

[穴位组成] 神阙。

[操作方法] 患儿平卧，腹部覆盖治疗巾，操作人员坐于患儿右侧位，腕部微悬屈，掌指关节微屈，以示、中、环三指指面附着于腹部神阙穴，前臂发力，连同腕部做盘旋法运动，带动掌指着力部做环形的抚摩动作而不带动皮下组织。操作时应先轻后重，

用力平稳均匀，不可按压，摩动要缓和协调，轻快柔和。操作中按顺时针方向摩动 3 分钟，再按逆时针方向 3 分钟，一般摩动的频率每分钟 50 次，每次按摩以 10～20 分钟为宜。每天 1 次，5～7 天为 1 个疗程。

[来源] 陕西中医，2013，34（10）：1354。

六、药蒸汽吸入法

1．处方 1

[主治病症] 阳黄型黄疸。

[药物组成] 苦素丹（甜瓜蒂）。

[制法用法] 上药烘干，研为细末，过筛，取 0.1g 分为 4 包分 3 次吸完。先以 2 包深深地吸入两鼻孔，隔 40 分钟，清洁鼻腔再吸入 2 包；间隔 7～10 天，依上法，再吸 0.1g，以此类推，吸完 0.4g，为 1 个疗程。即先后共吸 4 次，间隔约 10 天。急性期 1 个疗程，慢性期 2 个疗程，即可见效。

[来源]《中医外治法集要》。

2．处方 2

[主治病症] 急性黄疸型肝炎，阳黄初期。

[药物组成] 苦丁香、白胡椒、白丁香各等份。

[制法用法] 先将上药研为细末，装瓶备用，每次取少许，吹入鼻中，以流出黄水为度，隔天 1 次，10 次为 1 个疗程，病愈停用。

[来源]《常见病中草药外治疗法》。

3．处方 3

[主治病症] 急性黄疸型肝炎，阳黄初期。

[药物组成] 苦丁香、赤豆、冰糖各等份。

[制法用法] 先将上药研为细末，装瓶备用，每次取少许，吹入鼻中，以流出黄水为度，隔天 1 次，10 次为 1 个疗程，病愈停用。

[来源]《常见病中草药外治疗法》。

七、灌肠疗法

1. 处方 1

[主治病症] 肝胆湿热型黄疸。

[药物组成] 茵陈 30g，栀子 15g，虎杖 15g，赤芍 20g，丹参 20g，金钱草 20g。

[制法用法] 上药水煎至 150ml，灌肠前嘱患者排便以促进药物吸收；患者取左侧卧位，臀部稍垫高，离床约 10cm，将肛管插入肛门 15～25cm，将温度为 38～41℃的药液缓慢滴入，嘱患者静卧，使药液保留 1 小时以上，以利于药物充分吸收，更好发挥疗效。每天早晚各 1 次。

[来源] 湖南中医杂志，2016，32（10）：67。

2. 处方 2

[主治病症] 新生儿黄疸。

[药物组成] 开塞露、生理盐水各 5ml。

[制法用法] 使用 10ml 注射器抽取开塞露和生理盐水各 5ml，加热到 39℃。协助新生儿取左侧卧位，避免过多暴露，防止着凉。选择 8 号导尿管，消毒并润滑前端，按顺时针方向边旋转边插入肛门，避免误伤直肠，动作应轻柔。插入 5～6cm 后，注入开塞露 7～8ml，保持 1～2 分钟，每天 1 次，连续 3 天。

[来源] 齐鲁护理杂志，2012，18（28）：64。

3. 处方 3

[主治病症] 新生儿黄疸。

[药物组成] 大黄、赤芍、茵陈、栀子、柴胡、山楂、茯苓、薏苡仁。

[制法用法] 将上述中药用清水浸泡 30 分钟后，水煎取汁 150ml。灌肠时嘱患者排空大小便，左侧卧位，全身放松，将药液倒挂在输液架上，液面距肛门 30cm，接一次性输液器，下端去掉针头，接一次性肛管，将肛管用液状石蜡润滑，缓慢插入肛门 15～20cm，动作轻柔，避免用力过猛使肛门和直肠损伤，缓缓灌入。边灌注边观察患者反应，如患者出现便意，嘱其深呼吸，抬高臀

部。灌肠后，嘱患者平卧 30 分钟以上，以利于药物吸收。所有患者治疗前，均先做肛门指诊，确定无灌肠禁忌证。药液温度控制在 39～41℃。每天保留灌肠 1 次。

[来源] 中西医结合肝病杂志，2016，26（3）：155。

【现代研究】

1. 青岛市黄岛区中医院辛安分院肝胆科张立群应用退黄药灸灸神阙穴治疗黄疸

（1）方法：对照组采用甘利欣注射液 150mg，静脉滴注，每天 1 次；谷胱甘肽 1.2g，静脉滴注，每天 1 次。治疗组在对照组治疗基础上加用退黄药（传统艾绒中加入姜黄、黄柏等药物粉末）灸神阙穴，每天 1 次。上述方法均以 45 天为 1 个疗程。

（2）结果：治疗组总有效率为 93.3%，对照组总有效率为 70.0%，2 组比较差异有统计学意义（$P < 0.05$）[中国中西医结合消化杂志，2007，15（3）：200]。

2. 河南省许昌市中医院张伟萍应用穴位注射复方丹参液治疗急性黄疸型肝炎

（1）方法：治疗组取穴肝俞、阴陵泉、太冲、足三里，每穴注射复方丹参液 1ml，每周 3 次，左右交替，不用抗病毒药物和免疫制剂。对照组每天给予茵栀黄注射液 20ml 加维生素 C 3g 和维生素 B_6 0.2g，每天 1 次静脉滴注；维丙胺注射液 80～160mg 肌内注射，每天 1 次。两组患者均予复合维生素 B 片，每次 2 片，每天 3 次，口服。两组均以 10 天为 1 个疗程。1 个疗程结束后化验肝功并判定疗效。

（2）结果：治疗组显效 44 例，有效 13 例，无效 3 例，总有效率为 95%；对照组显效 40 例，有效 14 例，无效 4 例，总有效率为 94% [中国民间疗法，2000，8（11）：20]。

3. 河北医科大学第二医院侯桂荣应用针药合用治疗新生儿黄疸

（1）方法：治疗组针刺取阳陵泉、太冲、行间、大椎穴，用泻法；足三里、合谷，用补法。选 5 分毫针，进针得气后提插捻转，用较强刺激手法，3～5 秒后随即出针，不留针。每天每穴各针刺 1 次，6 天为 1 个疗程。中药：茵陈 15g，金钱草 15g，木香 8g，黄芪 15g，生栀子 5g，黄芩 8g，枳壳、郁金各 6g，大黄、甘草各 4g。水煎 2 次共取汁 200ml，24 小时内分多次喂服。

对照组单纯用上方中药治疗，服法同治疗组。

（2）结果：治疗组 32 例，痊愈 22 例，占 68.75%；显效 6 例，占 18.75%；有效 2 例，占 6.25%；无效 2 例，占 6.25%。对照组 32 例，痊愈 16 例，占 50%；显效 7 例，占 21.87%；有效 2 例，占 6.25%；无效 7 例，占 21.87%。两组比较，治疗组治愈率明显高于对照组治愈率（$P<0.01$）[河北中西医结合杂志，1998，7（11）：1788]。

4. 河南省周口市中心医院儿科马振林应用腹部按摩及灌肠联合应用治疗早产儿黄疸

（1）方法：对照组给予常规药物及蓝光治疗，干预组在对照组基础上于入院后 24 小时内开始对患儿进行腹部按摩及灌肠干预：患儿取仰卧位，将液状石蜡润滑前端的 6F 硅胶管排气后插入直肠约 7cm，接一次性注射器，注入温灌肠液 10ml；同时用液状石蜡润滑患儿腹部，以脐为中心顺时针按摩，每次 10～20 分钟，注入剩余灌肠液并轻轻抽动灌肠管，边拔出灌肠管边引流粪便，同时记录粪便颜色，每天 1 次，共进行 2 周治疗。

（2）结果：干预组黄疸持续时间及光疗时间均明显短于对照组，两组比较差异均有统计学意义（$P<0.05$）；干预组首次胎粪时间及胎粪排尽时间与对照组比较均显著缩短，差异均有统计学意义（$P<0.05$）[临床医学，2012，32（6）：95]。

5. 安徽省五河县中医院内科张茂根应用中药保留灌肠治疗慢性乙型肝炎重度黄疸

（1）方法：治疗组予灌肠治疗。药物：生大黄、赤芍各 30g，茵陈 20g，丹参、连翘各 15g，栀子、黄芩、虎杖各 10g。根据患者临床证型酌情加减。灌肠疗法：上述方药水煎取汁 200ml，每晚 1 剂，睡前保留灌肠。方法：将药液装入 250ml 液体瓶内，倒挂在点滴架上，接上一次性输液器（下端去掉针头），下接一次性肛管，将肛管用凡士林油润滑，缓慢插入肠腔 20cm（患者取侧位，灌肠前排空大便，药液滴完安寝）。3 周为 1 个疗程。2 组基础治疗均为静脉滴注苦黄注射液、甘利欣注射液、门冬氨酸钾镁等，严重者输注人血白蛋白。

（2）结果：治疗组 48 例，显效 35 例，有效 9 例，无效 4 例，显效率为 72.92%，有效率为 91.67%；对照组 46 例，显效 14 例，有效 18 例，无效 14 例，显效率为 30.43%，有效率为 69.56%［中医药临床杂志，2005，17（5）：452］。

第 11 章　胃食管反流病

【概述】　胃食管反流病（GERD）是临床上十分常见的上消化道动力障碍性疾病，是指胃十二指肠内容物反流入食管引起不适症状和（或）并发症的一种疾病。临床 GERD 可分为非糜烂性反流病、糜烂性食管炎、Barrett 食管三种亚型。随着人们生活方式的改变，我国胃食管反流病的患病率正在呈上升趋势，且本病可反复发作，严重影响人们的生活质量。目前胃食管反流病尚无直接对应的中医病名，根据其临床主要表现，多被称为"吞酸""反胃""梅核气""胃痞""胃（脘）痛""噎膈""胸痹"等。

【病因病理】　现代医学认为本病多由抗反流防御机制降低和反流物对食管黏膜攻击作用引起，包括下食管括约肌（LES）功能失调、食管清除功能下降、食管组织抗反流屏障损伤、胃排空延迟等。此外还与幽门螺杆菌感染、内脏敏感性增高有关。对于糜烂性食管炎而言，其病理变化有复层鳞状上皮细胞层增生、固有层内中性粒细胞浸润；Barrett 食管的病理变化为食管下段鳞状上皮被柱状上皮代替。

中医学认为本病病因包括外邪内侵、饮食不节、情志失调、素体虚弱、起居劳逸失调等，其中以饮食不节及情志失调两种最为常见。其病机多为肝胃不和、肝胃郁热、肝郁脾虚、痰热内蕴等，其中以胃失和降、胃气上逆为基本病机。本病以脾胃虚损为本，胃气不降、肝失疏泄为标；病位在食管，属胃所主，与肝、脾关系密切，涉及胆、肺、肾。

【临床表现】

1. 食管症状　胃灼热和反流是本病典型和常见的症状，多在餐后明显或加重，平卧或躯体前屈时易出现。也可见其他不典型症状包括胸痛、嗳气、上腹不适、咽部异物感、吞咽痛、吞咽困难等。

2. 食管外症状 本病临床症状表现多样，轻重不一。除典型食管症状外，还可有食管外症状，如慢性咳嗽、咽喉炎、哮喘等。少部分患者以咳嗽与哮喘为首发或主要表现，反流引起的哮喘无季节性，常有阵发性、夜间咳嗽与气喘的特点。个别患者可发生吸入性肺炎，甚至出现肺间质纤维化。

【外治法】

一、体针疗法

1. 处方1

[主治病症] 胃食管反流病。

[穴位组成] 天突、膻中、内关、上脘、脾俞、胃俞、膈俞、足三里。

[操作方法] 每次取3～5穴，寒者加灸，热者不留针。

[来源]《中医胃肠病学》。

2. 处方2

[主治病症] 肝胃不和型胃食管反流病。

[穴位组成] 足三里、中脘、三阴交、内关。

[操作方法] 针刺手法用泻法，每天1次，1周为1个疗程，疗程中间休息2～3天，治疗时间为4个疗程。

[来源] 中国中医药科技，2009，16（2）：137。

3. 处方3

[主治病症] 胃食管反流病。

[穴位组成] 内关、太冲、公孙、中脘、足三里。

[操作方法] 取1.5寸毫针针刺得气后施平补平泻针法，10分钟行针1次，留针30分钟，每天1次，治疗6天休息1天，疗程为4周。

[来源] 重庆医学，2013，42（17）：1929-1931。

4. 处方4

[主治病症] 反流性食管炎。

[穴位组成] 天鼎、膈俞。

[操作方法] 针刺天鼎穴时,直刺 1.0～2.0 寸,中等刺激,有向胸膈部放射感为佳。针刺膈俞穴时,直刺,按常规深度进针,中等刺激,以局部酸胀重而放射至胸背为佳,每天 1 次,留针 30 分钟。3 个月为 1 个疗程。

[来源] 中国中医药信息杂志,2003,10(10):72。

5．处方 5

[主治病症] 反流性食管炎

[穴位组成] 中脘、鸠尾、太冲。

[操作方法] 中脘穴直刺 2 寸,用平补平泻手法;鸠尾穴直刺 1 寸;双侧太冲穴,进针 0.5 寸,用捻转提插泻法,行针 30 分钟,1 次/天,10 次为 1 个疗程,休息 3 天进行下 1 个疗程。

[来源] 天津中医,2002,19(2):24。

二、耳针疗法

1．处方 1

[主治病症] 反流性食管炎。

[穴位组成] 耳部取食道、贲门、皮质下、交感;配穴取神门、肝、胃。

[操作方法] 主穴取食道、贲门、皮质下、交感;配穴取神门、肝、胃。每次取 2～3 穴,强刺激,留针 20～30 分钟,每天或隔天 1 次。

[来源]《中医胃肠病学》。

2．处方 2

[主治病症] 反流性食管炎

[穴位组成] 取耳部食道、贲门、胃、内分泌、神门、交感、脾、肝。

[操作方法] 用耳穴探测仪分别找到每一穴区敏感点,在敏感点上逐一放置干燥、坚硬,直径约 2mm 的王不留行籽一粒,分别用 0.5cm×0.5cm 大小的橡皮膏粘贴固定。嘱患者每天挤捏王不留行籽,每籽挤捏时间 3～5 分钟,强度以患者感到压籽部位痛如针

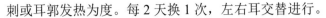
刺或耳郭发热为度。每2天换1次，左右耳交替进行。

[来源] 中国中医药信息杂志，2004，11（10）：908。

三、推拿疗法

1．处方1

[主治病症] 胃食管反流病。

[穴位组成] 足部取食道、胃、胰、十二指肠等反射区。

[操作方法] 足部取穴，重点按摩食道、胃、胰、十二指肠等反射区。

[来源]《实用民间治病绝技大全》。

2．处方2

[主治病症] 胸椎关节错位引起的胃食管反流病。

[穴位组成] 督俞、膈俞、脾俞、胃俞等。

[操作方法] 患者俯卧位，术者用手法松解椎旁软组织数分钟，让患者取右侧卧位，左侧下肢屈髋屈膝于右侧膝关节处，令患者全身放松，头向后旋转以降低抵抗力，术者左手或肘按于肩前向后用力，右肘按于臀部向前用力，让助手拇指用力按住偏歪棘突，术者上下同时用力旋转至偏歪棘突关节最大限度时，突然加力斜扳，可听到偏歪棘突处关节复位声，可反复加力斜扳2～3次至无响声为止，如无响声助手拇指下棘突复位时有移动感即可（如伴有右侧棘突偏歪，可更换体位同时治疗），再将督俞、膈俞、脾俞、胃俞穴，以及结节、条索用揉法、弹拨法治疗。然后患者取仰卧位，术者用拇指腹或示、中、环指，从膻中至脐连线诸穴位，深在条索，用弹拨法、揉法治疗，手法要深透有力，患者出现酸胀痛并以其耐受程度而定，略偏重效果较好，连续治疗1～3天即可。

[来源] 按摩与导引，2005，21（4）：16。

3．处方3

[主治病症] 非糜烂性胃食管反流病。

[穴位组成] 神阙、夹脊穴。

[操作方法] 患者取仰卧位，两手自然放在身体两旁，医者立

于患者左侧，用摩法或揉法，按顺时针方向在上腹部神阙穴及周围反复操作 20～30 次，腹部手法要深透有力，以患者自感腹部出现灼热即可。令患者取坐位，医者站于患者背后，用双手捏、拿、提脊柱两侧的夹脊穴，从下至上反复操作 20～30 次，以皮肤潮红为度。

［来源］山西医药杂志，2013，42（3）：328。

4．处方4

［主治病症］反流性食管炎。

［穴位组成］夹脊穴、脾俞、胃俞、肝俞、胆俞、大椎、足三里、公孙、上巨虚、太冲、内关。

［操作方法］患者取仰卧位，医者立于患者右侧，双拇指分推脊肋下 10 次，手掌揉胃部 5 分钟，拇指揉任脉 5 分钟。手指横推胃部 10 次，拿、锁、颤动胃部 5 次，以增强胃蠕动，促进胃排空。患者取俯卧位，医者立于患者左侧，手掌推背部膀胱经左右各 5 次，手掌揉膀胱经左右各 3 次，揉压大椎穴及其周围。隔次分揉脾俞、胃俞或肝俞、胆俞穴，以酸胀感为度，并持续 2 分钟，患者取仰卧位，隔次分别揉压左右足三里、公孙或上巨虚、太冲。以上各穴每次均揉压 2 分钟，揉压百会穴 2 分钟，患者取端坐位，揉压风府 2 分钟，揉捏双侧肩部 2 分钟，拇指压双侧内关 2 分钟，4 周为 1 个疗程。

［来源］中医杂志，2001，10（1）：56-57。

四、药穴指针疗法

［主治病症］胃食管反流病。

［药物组成］郁金24g，丁香10g，香附20g，吴茱萸10g，黄连6g，半夏24g，陈皮18g，厚朴24g，槟榔24g，旋覆花15g，生姜10g。

［穴位组成］双侧足太阳膀胱经胆俞、肝俞、脾俞和胃俞。

［操作方法］将上述药物置于棕色瓶装中，加入 1 升 50 度白酒浸制 2 天即得。医师采用少许的棉花缠指后，蘸适量药液涂敷于患者的双侧足太阳膀胱经胆俞、肝俞、脾俞和胃俞穴上，以按

揉法、叩法、捏法操作，15 次/分，2 次/天，上午及下午各 1 次，3 周为 1 个疗程。

［来源］中医中药，2012，19（17）：93。

五、穴位注射疗法

1．处方 1

［主治病症］食管贲门癌术后胃食管反流病。

［穴位组成］双侧足三里。

［操作方法］常规穴位消毒，取足三里进针，穴位留针 5～10 分钟，每穴推注甲氧氯普胺注射液 5～10mg。每天 1 次，7 次为 1 个疗程。

［来源］中国针灸，1997，17（12）：722。

2．处方 2

［主治病症］脑卒中后呃逆及胃食管反流病。

［穴位组成］内关、足三里、合谷。

［操作方法］常规穴位消毒，取穴内关、足三里、合谷进针，穴位留针 5～10 分钟，每穴推注甲氧氯普胺注射液 5～10mg。每天 1 次，7 次为 1 个疗程。

［来源］陕西中医，2007，28（11）：1542-1543。

【现代研究】

1．北京市昌平区中医医院叶萍应用电针联合枳实陷胸方治疗胃食管反流病

（1）方法：①对照组给予枳实陷胸方（方药组成：瓜蒌 30g，厚朴 12g，枳实 12g，清半夏 12g，薤白 9g，黄连 6g，桂枝 6g），水煎煮取汁 300ml，早晚餐前 30 分钟分次服用。②观察组同时联合电针治疗，主穴取足三里、中脘，配穴取胃俞、脾俞、天枢、气海。30 天为 1 个疗程。

（2）结果：观察组有效率为 93.33%，对照组有效率为 70%，差异具有统计学意义（$P<0.05$）。两组患者治疗后反酸、胃灼热、胸骨后灼痛、胸痛连及两胁、口苦、口干及大便不爽等症状比较，差异具有统计学意义（$P<0.05$）。观察组复发率为 20%，对照组

复发率为 36.67%，差异具有统计学意义（P＜0.05）[河南中医，2015，35（5）：1073-1075]。

2. 广西中医药大学第一附属医院谢胜应用背俞指针疗法治疗胃食管反流病

（1）方法：治疗组每天 9～11 时（巳时）行背俞穴指针疗法。患者端坐位，取胃俞、脾俞、胆俞、肝俞。相同穴位由左至右，不同穴位由下而上操作。医者以拇指指腹点按各穴 1 分钟，按揉 2 分钟，频率 120～160 次/分，力度为 5.0～7.4kg，以患者耐受为度，采用推拿手法参数测定仪进行监测。每次 24 分钟，每天 1 次，2 周为 1 个疗程。治疗组予枸橼酸莫沙必利分散片，每次 5mg，每天 3 次，口服；兰索拉唑肠溶片，每次 15mg，12 小时 1 次，口服。2 周为 1 个疗程。

（2）结果：治疗后 2 组 24 小时食管酸反流总时间百分率、长时间酸反流次数、最长酸反流时间均显著下降（P＜0.01），组间比较差异无统计学意义（P＞0.05）。与治疗前比较，治疗后 2 组食管下括约肌压力（LESP）均明显改善（P＜0.05）；随访 6 个月与治疗前比较，治疗组 LESP 差异有统计学意义（P＜0.05），对照组差异无统计学意义（P＞0.05）[中国中医药信息杂志，2014，21（12）：19-21]。

3. 浙江中医药大学附属第一医院雷澍应用电针足三里防治老年机械通气患者胃食管反流病

（1）方法：对照组在根据患者基础疾病采取的常规治疗措施基础上采用床头抬高 30°，促胃肠动力药（莫沙必利片 5mg，鼻饲，每 8 小时 1 次）及其他常规防治胃食管反流措施，莫沙必利片治疗的时间在有创机械通气后的第 2 天 9 时起。治疗组在对照组治疗方案基础上采用电针足三里穴治疗。电针疗法：取穴足三里（双）。患者针刺穴位得气后，接治疗仪，疏密波，刺激强度以患者能耐受为度（有明显的震颤感，但又不过分强烈）。每天治疗 1 次，每次 30 分钟，电针治疗的时间在有创机械通气后的第 2 天上午 9～11 时起。连续治疗 5 天。有创机械通气次日开始肠内营养支持，从当天 9 时至第 2 天 7 时，用营养泵匀速将肠内营养经鼻胃管输入胃内。第 1 天为 l0ml/kg，第 2 天为 20ml/kg，第 3 天、第 4 天和第 5 天为 30ml/kg。

（2）结果：与治疗前比较，治疗组和对照组治疗后咽后部液体胃蛋白酶阳性率均有所下降（$P<0.05$），且治疗组治疗后咽后部液体胃蛋白酶阳性率低于对照组（$P<0.05$），治疗组呼吸机相关肺炎（VAP）发生率低于对照组（$P<0.05$）。治疗组治疗后胃动素水平有所升高（$P<0.05$），胃泌素水平无明显变化（$P>0.05$）。对照组治疗前后胃动素水平和胃泌素水平均无明显变化（$P>0.05$）［中华中医药学刊，2012，30（8）：1756-1759］。

4. 湖北省荆州市中医医院黄琳应用腹针配合中药治疗胃食管反流病

（1）方法：①对照组服用自制行气通降片（0.5g/片，有疏肝健脾、和胃降逆的作用）每次 4 片，每天 3 次，餐前 30 分钟口服，连服 8 周。观察组另加腹部针刺治疗。②主穴：中脘、关元、天枢(双)。配穴：胸痛、腹胀时取下脘、右上风湿点；饮食不下、纳差时取承满、梁门。用 0.25mm×40mm 或 0.35mm×50mm 针进针候气、行气、催气，留针 30 分钟起针。7 天为 1 个疗程，共治疗 4 个疗程。

（2）结果：对照组总有效率为 88.6%，观察组总有效率为 93.2%，与对照组比较有明显差异（$P<0.05$）［湖北中医杂志，2012，34（2）：35-36］。

5. 广东省第一荣军医院陈少娜应用捏脊治疗老年胃食管反流病

（1）方法：观察组给予改变体位、戒烟酒、减体重、调整饮食结构等生活方式和奥美拉唑等药物治疗。捏脊治疗手法：两手沿脊柱两旁，由下而上连续挟提肌肤，边捏边向前推进，自患者尾骨部开始，一直捏到颈项部大椎穴，在经过脏腑背俞穴如肺俞、肝俞、胃俞、大肠俞时行提拿手法，重复 3 次；对照组只给予改变生活习惯及药物等基本治疗。每周治疗 5 次，4周为 1 个疗程。

（2）结果：观察组 24 小时食管 pH 检测显示反流发生的次数、反流超过 5 分钟的次数、最长反流持续时间、食管 pH<4、总时

间、反流指数分别为（43.6±10.3）次、（8.0±3.3）次、（6.5±3.9）分钟、（10.4±3.8）分钟、（6.5±1.6）%，均小于对照组（$P<0.05$）[海南医学，2012，23（3）：99-100]。

6.江西中医药高等专科学校孟羽应用穴位热敏灸治疗胃食管反流病

（1）方法：采用热敏灸，以腹部、背腰部和下肢区域为主，选中脘、足三里、天枢、公孙、太冲、脾俞、胃俞、大肠俞等穴位及附近寻找热敏点，先用清艾条点燃，先施回旋灸2分钟温热局部气血，继以雀啄灸1分钟加强敏化，循经往返灸2分钟激发经气，再施以温和灸发动感传，开通经络。施灸剂量以完成灸感四相为度。每天灸1次，20次为1个疗程，每个疗程后可休息3～5天，再继续2个疗程治疗。

（2）结果：治疗组有效率为90%，对照组有效率为77.5%，两组比较差异有统计学意义（$P<0.05$）[针灸临床杂志，2011，27（2）：41-42]。

7.甘肃省中医院孙其斌应用针刺配合捏脊治疗胃食管反流性咳嗽

（1）方法：全部患者均采用针刺配合捏脊疗法。针刺以上脘、期门（双）、不容（双）穴为主，用75%酒精在针刺穴位常规消毒，选取1寸毫针在穴位上垂直进针至得气。用平补平泻手法，留针15分钟，每5分钟行针1次。每次针刺之后，两手沿脊柱两旁，由下而上连续挟提肌肤，边捏边向前推进，自患者尾骶部开始，一直捏到颈项部大椎穴，在经过脏腑背俞穴"肺俞、肝俞、胃俞、大肠俞"时行提拿手法，重复3次。每周治疗3次，4周为1个疗程。

（2）结果：显效8例，占25.8%；有效11例，占35.5%；缓解9例，占29%；无效3例，占9.7%，有效率为90.3%[甘肃中医，2011，24（2）：42-43]。

8.柳州市中医院颜春艳应用药穴指针疗法治疗胃食管反流病

（1）方法：患者双手抱枕俯卧治疗床上，操作者每次沾少许药液（郁金24g，香附20g，丁香10g，黄连6g，吴茱萸10g，陈皮 18g，半夏 24g，旋覆花 15g，厚朴 24g，槟榔 24g，生姜 10g，上药用 50 度白酒 1 升浸制 48 小时后取药液）涂敷患者双侧足太阳膀胱经的肝俞、胆俞、脾俞、胃俞、肾俞及督脉的灵台、至阳、命门、脊中等穴位上，依据症状不同做重点穴位点穴治疗，每次 15 分钟，每天 2 次，上、下午各 1 次。连续治疗 3 周为 1 个疗程。治疗期间停用相关内服药物，睡前 3 小时勿进食，避免一些可引起胃食管反流的食物，如脂肪类食物、巧克力、咖啡、含酒精的饮料；餐后不立即卧床，睡眠时应抬高床头 10～15cm。

（2）结果：与治疗前相比，LESP 有明显改善（$P<0.05$），未见明显不良反应 [中国中西医结合消化杂志，2009，17（2）：122，125]。

第 12 章　慢性胃炎

【概述】　慢性胃炎是一种十分常见的消化系统疾病，是由各种原因引起的胃黏膜的炎性病变，以胃黏膜非特异性炎症反应为主要特征。根据病理组织学改变，可将本病分为非萎缩性胃炎、萎缩性胃炎和特殊类型胃炎三大类。慢性胃炎一般病史较长，且反复发作，男性稍多于女性，发病率随年龄的增长而增加，严重影响人们的生活质量。本病属于中医学"胃脘痛""痞满""吞酸"等范畴。

【病因病理】　慢性胃炎病因病机复杂，现代医学认为本病多与幽门螺杆菌（Hp）感染、饮食、酗酒、服用非甾体抗炎药、十二指肠液反流、自身免疫等导致胃黏膜防护功能减弱有关，此外还与精神、心理等因素有关。本病的病理变化初期可有以淋巴细胞、浆细胞为主的炎性细胞浸润，随着病情的发展，可有胃黏膜表层上皮和腺上皮杯状细胞和幽门腺细胞被肠腺样腺体取代，严重者可出现胃腺体破坏、数量减少及萎缩等，甚至出现胃黏膜异型增生。异型增生是胃黏膜的癌前病变。

中医学认为本病病因多为先天不足，外感六淫，饮食不节，劳役过度，情志失调等。本病基本病机为胃失和降、脾失健运、痰湿中阻、郁而化热、瘀滞胃络、气机升降失调，最终导致慢性胃炎的发生。本病脾虚为本，痰浊、瘀血、湿热为标，为本虚标实之证，病位在胃，与肝、胆、脾的关系密切。

【临床表现】　慢性胃炎无典型及特异的临床症状，大多数患者表现为上腹部饱胀、钝痛、烧灼痛、隐痛等，也可有嗳气、泛酸、食欲缺乏，恶心等消化不良症状，后期可出现全身乏力、消瘦、厌食等症状。其中自身免疫性胃炎患者可伴有贫血。本病多无明显体征，部分患者有上腹部轻度压痛。

【外治法】

一、贴敷疗法

1. 处方1

[主治病症] 寒性胃痛。

[药物组成] 川乌、草乌各9g，白芷、白及各12g。

[制法用法] 上药共研为细末，和面少许，调和成糊，外敷于剑突下胃脘处，24小时后去除。

[来源]《百病外治500问》。

2. 处方2

[主治病症] 寒邪客胃型胃脘痛。

[药物组成] 香附、延胡索、高良姜各15g，木香、九香虫各9g，干姜6g，冰片1.5g。

[制法用法] 上药共研细末，装瓶备用。取本散15g，用黄酒少许调和成糊膏状，敷于神阙穴上，覆盖纱布，胶布固定。每天换药1次，以痛止为度。

[来源]《古今中药外治真传》。

3. 处方3

[主治病症] 虚寒型胃痛者。

[药物组成] 丁香、木香、小茴香、花椒、草薢、麻黄、桂枝、干姜、细辛、白芷各10g，红花、苏叶各30g，艾叶100g。

[制法用法] 除艾叶、红花、苏叶外，余药共研粗末，混合，然后共装入20cm×20cm双层布袋，佩戴于胃脘部。白天使用，晚上取下，隔1周暴晒1次。一般15天可愈。

[来源]《古今中药外治真传》。

4. 处方4

[主治病症] 脾胃虚寒型慢性胃炎。

[药物组成] 丁香、肉桂各等份。

[制法用法] 上药共研细末，开水调稠膏，敷中脘（肚脐上4

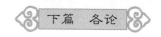

寸）、阿是穴。

［来源］《内病外治敷帖灵验方集》。

5. 处方5

［主治病症］寒邪客胃所致胃痛。

［药物组成］鲜生姜、大葱白各120g，小麦麸500g，黄酒250ml。

［制法用法］先将葱姜切碎，与麦麸混合，再用黄酒拌匀。如无黄酒，亦可用开水替代。拌匀后，分成2份，用白细布2块，分别包好，放锅内蒸热。然后用干净毛巾或白布叠数层铺于肚脐上，再取一包药隔布趁热熨肚脐，冷后更换，再蒸再换，交替熨之，以腹内感觉舒适或欲便溺时为止。

［来源］新中医，2004，36（3）：78。

6. 处方6

［主治病症］脾胃虚寒型胃痛。

［药物组成］白芥子40g，细辛30g，延胡索10g，生甘遂10g，生附子10g研磨成粉状。穴位取足三里（双）、脾俞（双）、肾俞（双）、中脘。

［制法用法］将上药研磨成粉状，用适量生姜汁和蜂蜜将药物调制成糊状，制成1cm×1cm药块，将胶布剪成5cm×5cm方块，药放在胶布中央，贴在穴位上，每次贴敷时间为2～3小时。10天1次，7次为1个疗程，每个疗程间间停1次，再行下1个疗程。

［来源］针灸临床杂志，2002，18（6）：45-46。

7. 处方7

［主治病症］虚寒胃痛。

［药物组成］吴茱萸15g，延胡索10g，肉桂8g。

［制法用法］将上药研细，过100目筛，取细粉。每次用3g外敷贴神阙穴，每天1次。

［来源］《中国民族民间药物外治大全》。

8. 处方8

［主治病症］寒性胃脘痛。

［药物组成］干姜20g，荜茇20g，光明盐20g，胡椒20g（蒙

古族方)。

[制法用法] 将上 4 味研成粗粉后加鸡蛋清、植物油炒熨，装入布袋，热熨胃脘部，药袋冷即更换。每天 2 次，每次以疼痛缓解为度。

[来源]《中国民族民间药物外治大全》。

9. 处方 9

[主治病症] 胃寒疼痛。

[药物组成] 川乌、草乌、荜茇、丁香各等份（彝族方）。

[制法用法] 上药共研为细末，生姜汁调和做成饼，贴膻中穴。每天 1 换，分 3 次贴敷。

[来源]《中国民族民间药物外治大全》。

10. 处方 10

[主治病症] 寒凝气滞、脾胃虚寒型胃痛。

[药物组成] 肉桂 50g，干姜 50g，香附 80g，高良姜 80g，萆薢 40g，木香 40g，丁香 15g，肉豆蔻 30g，茯苓 50g，附子 30g。

[制法用法] 上药风干研成粉。将铁粉、木粉置入容器内加入催化剂配成溶液，再将上述药粉加入，搅拌均匀，装入布袋，将药包加热后敷在胃脘部，每天换 1 次。

[来源]《百病外治 500 问》。

11. 处方 11

[主治病症] 寒性胃痛及虚寒胃痛、气滞胃痛。

[药物组成] 当归、白芷、乌药、小茴香、八角茴香、香附各 4g，木香 2g，乳香、没药、丁香、肉桂、沉香各 1g。

[制法用法] 以上 12 味，除丁香、沉香、没药、肉桂、乳香、木香分别粉碎成细粉，过筛，混匀。其余 6 味，酌予碎断，与麻油适量同置锅内，炸枯，去渣，滤过，炼至滴水成珠。每 1500g 炼油加入红丹 500g，搅匀，将膏浸于水中，取膏适量用文火熔化，将上述丁香等 6 味细粉加入搅匀，分摊于布上，即得。用时将药膏烘热，敷于神阙穴，每天 2 次，痛止即停用。

[来源]《中医外治法集要》。

12．处方 12

［主治病症］气滞胃痛。

［药物组成］厚朴、枳实。

［制法用法］将上 2 味药研成粉末备用。属寒邪胀满者，用姜汁调匀敷于脐孔上；属食、气等胀满者，用姜汁、葱汁等量调成糊状敷于脐孔上；因痰饮胀满者加香附、半夏，共研细以姜汁调匀敷于脐孔上。每天换药 1 次。

［来源］《中医外治奇方妙药》。

13．处方 13

［主治病症］湿热积滞的胃脘痛。

［药物组成］大黄、玄明粉、香附、郁金各 30g，蒲黄 60g，甘草、黄芩各 15g。

［制法用法］上药研末，姜汁调敷于中脘穴。

［来源］《中医外治法类编》。

14．处方 14

［主治病症］胃痛并有热感的患者。

［药物组成］青黛 30g，雄黄 15g，密陀僧 30g。

［制法用法］上药一起研为细末，用 2 个鸭蛋蛋清调匀，敷在痛处。

［来源］《中国民间疗法》。

15．处方 15

［主治病症］食积型胃痛。

［药物组成］莱菔子、生姜各适量。

［制法用法］将适量莱菔子和生姜打碎，放锅内炒热，用布包包裹，温熨胃脘部，冷则更换。

［来源］《百病外治 500 问》。

16．处方 16

［主治病症］萎缩性胃炎。

［药物组成］姜黄、香附、穿山甲（代）各 3 份，土鳖虫 1 份，九香虫 2 份，刺猬皮 5 份，乳香 4 份，凡士林适量。

［制法用法］将上药共研为极细末，过 7 号筛，加凡士林调成

糊。每取 2g 填充脐窝，纱布覆盖，胶布固定，每天换药 1 次。

［来源］《古今中药外治真传》。

17．处方 17

［主治病症］胃痛。

［药物组成］射干 10g，延胡索 10g，丁香 3g。

［制法用法］上药研末，加姜汁调成糊状，敷于痛处。

［来源］《古今外治灵验单方全书》。

18．处方 18

［主治病症］胃脘痛。

［药物组成］柴胡、枳壳、木香、白芍各 120g，郁金、丹参各 150g，川芎、延胡索各 100g，冰片 20g，蜂蜜适量。

［制法用法］将上药前 8 味共研为极细末，过 7 号筛，与冰片配研均匀。每取 20g，以蜂蜜调膏。取本品敷贴中脘穴，纱布固定，每 2 天 1 次，30 天为 1 个疗程。

［来源］《古今中药外治真传》。

19．处方 19

［主治病症］胃脘痛。

［药物组成］附子、干姜、细辛、麻黄、乌药、香附各 30g，虎杖 120g，樟脑 40g，颠茄片 10 片。

［制法用法］将上药共研为细末。以棉布制成兜肚，内置药末。取兜肚敷于胃脘部与皮肤直接接触。

［来源］《古今中药外治真传》。

20．处方 20

［主治病症］胃脘痛。

［药物组成］吴茱萸 5g，白胡椒 2g，丁香、肉桂各 1.5g。

［穴位组成］中脘、胃俞、脾俞、肝俞、胆俞、足三里、内关。

［制法用法］上药共研细末，密封备用。取药粉加白酒炒热，敷于穴位上，每次取穴 2 个，交替使用，外用胶布固定。每天换药 1 次，10 次为 1 个疗程。

［来源］《古今中药外治真传》。

21. 处方21

[主治病症]胃痛。

[药物组成]吴茱萸45g,薄荷30g。

[制法用法]上药共研细末,加灶心土一块盛袋,热敷痛处。

[来源]《内病外治敷帖灵验方集》。

22. 处方22

[主治病症]胃脘痛。

[药物组成]荜茇、干姜各30g,肉桂、附片各20g,川椒15g(彝族方)。

[制法用法]上药共为细末,生姜汁调成糊状,摊于纱布上。微波加热,分别趁热外敷中脘、胃俞穴,绷带固定,时时以热水袋熨之。

[来源]《中国民族民间药物外治大全》。

二、艾灸疗法

1. 处方1

[主治病症]寒性胃痛。

[穴位组成]足三里、中脘、神阙。

[辨证配穴]配穴脾俞、胃俞、章门、内关等,具有温胃散寒、调理脾胃及扶正强壮作用。

[操作方法]将艾条一端点燃后,距离穴位皮肤1寸左右,反复放置施灸,一般每穴灸3~5分钟,各穴可交替施灸,每天1次,1周为1个疗程,连用数周。

[来源]《百病外治500问》。

2. 处方2

[主治病症]虚寒胃痛。

[穴位组成]足三里、中脘、胃俞、脾俞穴。

[辨证配穴]胃酸过多配巨阙、阳陵泉、膈俞、膏肓俞。

[操作方法]将艾条一端点燃后,距离穴位皮肤1寸左右,反复放置施灸,一般每穴灸3~5分钟,各穴可交替施灸,每穴灸5~7壮。隔天1次,10次为1个疗程。

［来源］《当代中药外治临床大全》。

3．处方3

［主治病症］虚证、实证胃痛均可。

［穴位组成］中脘、胃俞、脾俞、梁门、足三里。

［辨证配穴］肝气犯胃加太冲，寒邪犯胃加合谷，瘀血阻络加内关，便溏加天枢。

［操作方法］按艾条温和灸法操作，艾条1～2根，每穴每次灸10～15分钟，每天灸1～2次，7天为1个疗程。

［来源］《当代中药外治临床大全》。

4．处方4

［主治病症］虚寒性胃痛。

［穴位组成］膏肓（双）、厥阴俞（双）、膻中、中脘、肾俞（双）、气海、足三里（左）。

［操作方法］上述穴位分2天施灸，每次5穴（自上而下，先背后腹顺序施灸），每穴3炷，灸炷如半粒枣核大，按瘢痕灸疗法施灸（用手缓缓拍击按摩周围皮肤，以减轻灼热），待灸火自灭后再连续灸第2、3炷，灸法同前。灸后第2天，灸处发疮，第4天各穴灸疮脓水甚足，每天用薄荷、赤皮葱各3g（疼痛加黄连1.5g）煎汤洗涤灸疮，每天2次，1周后各灸疮先后结痂。

［来源］《当代中药外治临床大全》。

5．处方5

［主治病症］虚寒性胃痛。

［穴位组成］中脘、足三里、脾俞、胃俞，虚寒甚则配气海、关元。

［操作方法］将点燃的灸条放入灸盒内对准施灸的腧穴部位，进行熏烤，熏烤使患者局部皮肤有温热感而无烧灼痛为宜，一般每处灸10～20分钟，至皮肤红晕为度。每天1次，10～14次为1个疗程，一般治疗2～3个疗程。

［来源］四川中医，2013，31（6）：145。

三、耳针疗法

1．处方1

[主治病症] 胃脘痛。

[穴位组成] 肝、胃、交感、脾、上腹。

[辨证配穴] 肝气犯胃针刺肝、胃；脾胃虚寒针刺脾、胃、交感；食滞中脘针刺脾、胃、交感、上腹；血瘀脉络针刺肝、胃、上腹。

[操作方法] 用针柄、探针点压耳穴。痛点即为病变腑脏。局部穴位消毒，用左手固定耳郭，捻转进针，也可点刺，留针时间视病情而定，留针可1～2小时，5～10次为1个疗程。

[来源]《中医外治法大全》。

2．处方2

[主治病症] 胃脘痛。

[穴位组成] 胃、脾、肝、胆、交感、神门等穴。

[操作方法] 每次选用2～3穴，毫针浅刺，留针20～30分钟，留针期间捻针1～2次；也可用王不留行籽贴压，嘱患者每天自行按压3～5次，每次2～3分钟，自觉耳穴处发热、胀痛，按压时力度要适中，不能使皮肤破损。两耳交替进行，隔天1次，治疗10次为1个疗程。

[来源] 江西中医药，2010，10（4）：72。

四、梅花针疗法

1．处方1

[主治病症] 胃脘痛。

[穴位组成] 上腹部、剑突下、上巨虚、上脘、中脘、下脘、内关、足三里。

[辨证配穴] 胃脘痛甚者重刺第5～8胸椎两侧、上腹部；便秘者重刺骶部、下腹部；大便稀溏者重刺腹部、胸部、足三里；失眠者加刺后颈部及骶部；出血者加刺颈动脉区；吐酸水者加刺颌下部。

[操作方法] 重点叩打第 5～12 胸椎, 以及颌下部、胸锁乳突肌、上腹部、剑突下、上巨虚、上脘、中脘、下脘、内关、足三里。力度为中度或较重刺激。

[来源]《中医外治法大全》。

2. 处方 2

[主治病症] 胃脘痛。

[穴位组成] 涌泉、胆五穴（胆 1：后正中线平第 4 胸椎右侧旁开 6 横指压痛处；胆 2：相当右心俞穴处敏感点；胆 3：右胆俞；胆 4：中脘右旁开 2 横指；胆 5：右胆囊穴）、中脘、胃俞、脾俞、足三里。

[操作方法] 术者先用拇指弹拨上述穴位处的条索物或其他阳性反应物 3 分钟左右, 使其松懈；然后用梅花磁针点压各穴 5 分钟左右, 梅花状面对着皮肤, 力量由轻渐重, 以患者能耐受为度。

[来源] 针灸临床杂志, 2005, 21 (2): 36。

五、推拿疗法

1. 处方 1

[主治病症] 胃脘痛。

[穴位组成] 中脘、气海、天枢、足三里、肝俞、脾俞、胃俞、三焦俞、夹脊穴。

[辨证配穴] 寒邪犯胃者：用较重的点、按法治疗脾俞、胃俞, 时间约 3 分钟。再使用擦法在左侧背部治疗（第 7～12 胸椎）, 以透热为度；食滞者：沿顺时针方向摩腹, 重点在中脘、天枢穴, 再按揉脾俞、胃俞、大肠俞、足三里；脾胃虚寒者：先用轻揉的按揉法在气海、关元、足三里治疗, 每次约 2 分钟。再直擦背部督脉, 横擦左侧背部及腰部肾俞、命门穴, 以透热为度。

[操作方法] 胃脘部操作：患者取仰卧位, 医者坐于患者右侧, 在胃脘部用轻快的一指禅推法及摩法治疗, 使热量渗透于胃腑, 然后按揉中脘、气海、天枢等穴, 同时配合按揉足三里, 时间约 8 分钟；背部操作：患者取俯卧位, 用一指禅推法, 从背部脊柱旁沿膀胱经顺序从肝俞自上而下至三焦俞, 往返 4～5 次, 然后用

较重的手法按揉肝俞、脾俞、胃俞、三焦俞，时间约 5 分钟；肩臂及胁部操作：患者取坐位，拿肩井，循臂而下，在手三里、内关、合谷等穴位施以较强的刺激，然后搓肩臂，使经络通畅，再搓抹其两胁，由上而下往返数次。

[来源]《百病外治 500 问》。

2．处方 2

[主治病症] 急性胃痛。

[穴位组成] 梁丘穴、胃仓穴。

[操作方法] 操作者用大拇指的指腹用力点按两边膝盖外上方的"梁丘穴"，每次按压 3 秒再松手，大约按 3 下即可。若是顽固的胃痛，可以加上背部的"胃仓穴"，自己握拳以弯曲的掌指关节，揉按穴位约 1 分钟。

[来源]《实用图示外治疗法丛书——捏脊疗法》。

3．处方 3

[主治病症] 胃脘痛。

[穴位组成] 夹脊穴、肝俞、脾俞、胃俞。

[操作方法] 患者俯卧位。操作者用双手拇指偏峰沿脊柱两侧，由上向下或由下向上反复推压 3～5 次，并沿督脉经及双侧膀胱经用揉法和擦法反复数次。在脊柱两侧找出阳性反应点或异常敏感区，用点压法，并点揉肝俞、脾俞、胃俞。

[来源]《实用图示外治疗法丛书——捏脊疗法》。

4．处方 4

[主治病症] 胃脘痛。

[穴位组成] 内关、章门、天枢、关元、足三里、公孙。

[操作方法] 依次点揉内关、章门、天枢、关元、足三里、公孙穴各 1 分钟。

[来源]《实用图示外治疗法丛书——捏脊疗法》。

5．处方 5

[主治病症] 慢性胃炎、胃及十二指肠溃疡、胃神经官能症、胃肠功能紊乱等所致的胃痛。胃痛合并有出血、穿孔、癌变者禁用。

[穴位组成] 胃俞穴、中脘、太阳膀胱经背段。

[操作方法] 摩腹：患者屈膝仰卧，松衣解带，充分暴露腹部并放松。操作者坐于患者右侧，右手屈肘松腕，用掌面或大鱼际附着于患者腹部，以中脘穴为中心，做环状抚摩 15～20 分钟；按揉胃俞穴：患者俯卧，医者以拇指指面分别按揉患者背部双侧胃俞穴，至得气后继续按揉 100 次左右，以加强攻效。摩擦足太阳膀胱经背段：患者俯卧，暴露背部，操作者两手掌尺侧（小鱼际部）涂少许特制药膏，紧贴患者背部，自肩胛冈下缘至骶嵴段的足太阳膀胱经经路上的皮肤，直线来回按擦 1～2 分钟，至局部有红、热反应。每天 1～2 次。30 次为 1 个疗程。症状缓解后，可改为隔天 1 次。2 个疗程间休息 1 周。症状复发，可再行推拿。

[来源]《实用图示外治疗法丛书——捏脊疗法》。

6. 处方6

[主治病症] 慢性胃炎。

[穴位组成] 心俞、膈俞、肝俞、脾俞。

[操作方法] 患者弯腰坐。按摩者以一肘尖沿脊椎自上而下压迫各穴位，以局部发热感觉舒适为度，时间为 3～5 分钟。

[来源]《实用图示外治疗法丛书——推背疗法》。

7. 处方7

[主治病症] 肝气犯胃型胃痛。

[穴位组成] 肝俞、胆俞、脾俞、胃俞、至阳、中脘、天枢、章门、期门、阳陵泉、足三里、内关等穴。

[操作方法]

（1）患者取俯卧位，术者站于患者一侧：①沿膀胱经以㨰法自上而下反复操作 3～5 遍。②以拇指点按肝俞、胆俞、脾俞、胃俞、至阳等穴，每穴 30 秒。③背部沿膀胱经做揉法，以第 7～12 胸椎为操作重点。

（2）患者取仰卧位，术者站于患者一侧：①按揉中脘穴及两侧章门穴、期门穴各 1 分钟。②点按天枢、阳陵泉、足三里、内关等穴各 30 秒。③推擦双胁：先将凡士林涂于患者的期门穴，沿肝经至双侧的章门穴。嘱患者张口深呼吸，待呼气时，术者以双手大鱼际为着力而自双侧期门穴沿肝经推擦至双侧章门穴，自上而下做直线往返摩擦，使患者感觉热感渗透为度。

（3）施用本法应注意以下几点：①涂凡士林的目的是防止推擦时搓伤皮肤。②注意力集中，一定要配合患者呼吸，以免造成肋间肌的损伤。③手法轻柔，不可使用暴力，双胁有皮肤破损者慎用此法，结束手法治疗。本治疗隔天 1 次，10 次为 1 个疗程。

［来源］医学信息，2010，9（1）：2627。

8．处方 8

［主治病症］寒邪犯胃型胃痛。

［穴位组成］三脘、足三里、梁丘、脾俞、胃俞、大肠俞等。

［操作方法］患者卧位，医者站于一侧，先单掌轻揉上腹部 3～5 分钟之后两拇指开三门、运三脘，单掌或双掌于左侧胁肋部快速推抚，掌根压中脘穴 1 分钟，掌振法以中脘为中心，频率为 300 次/分，使局部热感渗透为佳，双掌心叠压脐部轻按不动，此时患者腹部有温热，症状大减轻。背部用擦法在左侧治疗（第 7～12 胸椎），以温热为度。下肢可配合点按足三里、梁丘、脾俞、胃俞、大肠俞，擦腰背发热。

［来源］按摩与导引，2004，20（6）：16。

9．处方 9

［主治病症］肝气犯胃型胃脘胀痛。

［穴位组成］中脘、膻中、内关（双）、内庭（双）、血海、梁丘、期门等。

［操作方法］患者医者体位同处方 8，先用轻揉法或推法自天突向中脘穴，重点在膻中穴，时间为 3～5 分钟，若痛而嗳气呕恶者，可同取双侧内关和内庭以理气止痛，如痛甚者，可用拇指、示指分别捏拿两侧血海、梁丘，点中脘、期门穴，要求手法由轻渐重，局部有胀痛感为佳，最后以捏拿肩井穴结束。

［来源］按摩与导引，2004，20（6）：16。

10．处方 10

［主治病症］食滞胃脘型胃脘胀痛。

［穴位组成］任脉及两侧胃经腧穴。

[操作方法] 先单掌揉上腹部 3～5 分钟后用双拇指交替按压腹部任脉及两侧胃经路线，重压中脘穴，以手下可感到腹部动脉跳动为佳。双掌扣脐顺时针轮状揉腹可消食导滞，手法由轻而重加强肠胃的蠕动功能，时间约 8 分钟，按揉脾俞、胃俞、大肠俞、八髎。

[来源] 按摩与导引，2004，20（6）：16。

六、兜肚疗法

1. 处方 1

[主治病症] 脾胃虚寒型胃脘痛。

[药物组成] 草薢、干姜各 15g，甘松、山奈、细辛、肉桂、吴茱萸、白芷各 10g，大茴香 6g，艾叶 30g（捣绒）。

[制法用法] 上药共研粗末，用柔软的棉布做成 20cm×20cm 的兜肚形状，内层铺少许棉花及艾绒，将药末均匀撒上，上面再铺一层棉花，然后用线密密缝好，防止药末堆积或漏出。日夜佩戴于胃脘部，1 个月为 1 个疗程。

[来源]《百病外治 500 问》。

2. 处方 2

[主治病症] 瘀血型胃痛。

[药物组成] 三棱、莪术各 15g，艾叶 45g，肉桂、木香、草果、丁香各 10g，水仙子、红花各 15g，高良姜 12g，砂仁 6g。

[制法用法] 诸药研细末，用柔软的棉布 40cm，折成 20cm 的布兜，内铺一薄层棉花。将药末均匀撒上，外层加一块塑料薄膜，然后用线密密缝好，防止药末堆积和漏出，日夜兜在胃脘部。一般于立冬开始，至次年春分除去。药末 1～2 个月换 1 次。

[来源]《当代中药外治大全》。

七、压穴疗法

1. 处方 1

[主治病症] 胃脘部隐痛者。

[穴位组成] 中脘。

[操作方法] 以中指指腹轻轻揉按中脘穴，连续揉按 2～3 分钟，以局部出现胀感为宜。

[来源]《百病外治 500 问》。

2．处方 2

[主治病症] 慢性胃痛。

[穴位组成] 胃、脾、皮质下、十二指肠、交感。

[辨证配穴] 情志不畅配肝，伴呕恶嗳气配任脉，痛剧配神门。

[操作方法] 取王不留行籽适量，以耳穴胃、脾、皮质下、十二指肠、交感穴为主穴。每次主穴用 3 个。治疗时先用探针在所选穴位区探寻压痛敏感点，然后把粘有王不留行籽的 0.5cm×0.5cm 大小胶布，把籽对准穴位，准确地贴在每个敏感点上。嘱患者每天每穴按压 5 次，每次 4 分钟，隔天粘贴 1 次，10 次为 1 个疗程，一般需 1～3 个疗程。

[来源]《当代中药外治大全》。

3．处方 3

[主治病症] 胃脘痛。

[穴位组成] 内关、合谷。

[操作方法] 在胃脘部位喷洒白酒、连续轻轻旋摩 3 分钟后，掐患者的内关、合谷两穴约 2 分钟。

[来源]《实用图示外治疗法丛书——点穴疗法》。

4．处方 4

[主治病症] 胃脘痛。

[穴位组成] 大杼、关元俞。

[操作方法] 取俯卧位。以两拇指置脊柱一侧之内缘，其余 4 指掌侧置其外缘，自背部上方大杼穴平高处，从上向下拿提背部及腰部肌肉至腰骶部之关元穴处，反复操作 3～5 分钟。

[来源]《实用图示外治疗法丛书——点穴疗法》。

5．处方 5

[主治病症] 胃脘痛。

[穴位组成] 足三里。

［操作方法］取坐位。以一手拇指点擦对侧足三里穴，时间为5～8分钟。

［来源］《实用图示外治疗法丛书——点穴疗法》。

6. 处方6

［主治病症］胃痛兼有呕吐者。

［穴位组成］公孙。

［操作方法］取坐位。重度点擦，每天5～8分钟。

［来源］《实用图示外治疗法丛书——点穴疗法》。

7. 处方7

［主治病症］胃脘痛。

［穴位组成］合谷、内关、膈俞、脾俞、胃俞、中脘、气海、天枢、足三里、太冲。

［操作方法］补内关、膈俞、脾俞、胃俞、气海、天枢、足三里穴，泻中脘、合谷、太冲穴，每穴平揉，压放各100次。手法慢，力量重。膈俞、脾俞穴，力量不宜重，可加倍手法次数，对本病有决定性治疗作用。但年老体弱的患者，则宜用中等手法。如有呕吐，另加背部循压法，由上向下取穴。在上的腧穴，手法轻；在下的腧穴，手法重。头痛者，加头部推运及压穴法。如呕吐者，可减去太冲穴，另加三阴交穴。腹部疼痛，应助以震颤法。隔天或每天点穴1次。

［来源］《中医外治法大全》。

八、灌肠疗法

1. 处方1

［主治病症］胃炎、胃窦炎、胃痉挛等。

［药物组成］大黄30g，芍药60g，天仙子、五灵脂各15g，延胡索、煨川楝子、甘草各20g。

［制法用法］上药加水2000ml，煎取250～500ml，备用。给药前嘱患者排便，取左侧卧位，抬高臀部，肛管插入直肠内20～25cm，药液温度为38℃左右，每次30分钟。

［来源］《百病外治500问》。

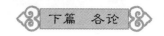

2. 处方2

[主治病症] 阴虚、血瘀型胃痛。

[药物组成] 大黄 10g（后下），肉桂 6g，吴茱萸 10g，黄连 10g，白芍 30g，乌梅 20g，枳实 15g，乌药 20g。

[制法用法] 上药煎取 200ml，用导尿管经肛门灌入，保留灌肠 40~60 分钟，每天 1 次，7 天为 1 个疗程，2 个疗程间隔 3 天，一般需 1~2 个疗程。

[来源]《当代中药外治大全》。

九、拔罐疗法

1. 处方1

[主治病症] 胃脘痛。

[穴位组成] 肝俞、胆俞、脾俞、胃俞、膈俞、三焦俞、中脘、期门、内关、足三里。

[操作方法] 以背部及上腹部为主时，常规区：肝俞、胆俞、脾俞、胃俞、膈俞、三焦俞。拔罐 6~8 个。上腹区，重点拔中脘、期门，拔罐 2~4 个，配合区以前臂内侧区为主，重点拔内关；小腿前区，重点拔足三里，拔罐 2~4 个，留罐时间为 10~20 分钟。

[来源]《中医外治法大全》。

2. 处方2

[主治病症] 治疗伤食型胃痛。

[穴位组成] 中脘、天枢（双）、关元、足三里（双）。

[操作方法] 取穴中脘、天枢（双）、关元、足三里（双），拔罐并留罐 15 分钟，留罐期间，患者肠鸣音明显，启罐后胃脘部舒适，疼痛消失。

[来源] 山东中医杂志，2012，31（2）：140。

3. 处方3

[主治病症] 胃脘痛。

[穴位组成] 中脘、天枢、气海。

[操作方法]

（1）用葱 100g，大蒜 50g，共捣成泥，以 100ml 热黄酒调成糊状，装入布袋，在患者腹部诸穴推擦后拔罐10～20分钟。

（2）用川椒20g，肉桂10g，艾叶30g，共研成粗末，与250g青盐一起炒热，装入布袋内，在患者腹部诸穴推擦后拔罐10～20分钟。

（3）柴胡、黄芩、乌药、青皮、石韦、萆薢、茯苓、生甘草各9g，车前草、白术、枳壳各12g，水煎服用。另将药渣装入布袋，推擦腹部以上诸穴后拔罐10～20分钟。治疗时间为每隔1～2天1次。

［来源］《实用图示外治疗法丛书——拔罐疗法》。

十、发疱疗法

1．处方1

［主治病症］胃脘痛。

［药物组成］毛茛、白芥子、甘遂、威灵仙。

［穴位组成］足三里、中脘。

［制法用法］取上药鲜品（以嫩者为佳)捣成泥膏状，再加入少许红糖，捣融。用时取药膏团（直径为1～1.5cm）分别贴敷于足三里、中脘等穴处。当敷处有风行蚁动感时，略停两三分钟，即可去除药膏，用清水清洗局部。如敷药局部出现水疱，可任其自然吸收，不必刺破，以防感染。

［来源］《百病外治500问》。

2．处方2

［主治病症］萎缩性胃炎。

［药物组成］生半夏、吴茱萸、鲜姜汁。

［穴位组成］脾俞、胃俞。

［制法用法］精选生半夏、吴茱萸、鲜姜汁3味中草药，前两味分别清洗、烘干、粉碎，过100目筛，与鲜姜汁一起经紫外线灭菌，等量混合、制成膏泥状，密封保存备用。将医用无菌保鲜塑料薄膜裁剪成4cm×4cm大小若干份，每份于中心处涂抹约3g发疱中药膏泥，对折薄膜，使膏泥被包裹备用。药贴随用随制。

［来源］辽宁中医杂志，2011，38（12）：2394。

十一、穴位注射疗法

1. 处方1

[主治病症] 慢性萎缩性胃炎。

[穴位组成] 肝俞、胃俞、足三里。

[药物组成] 黄芪注射液、复方当归注射液。

[操作方法] 取黄芪注射液、复方当归注射液各4ml,加入胎盘组织液2ml,维生素B_{12} 100μg或维生素C 2.5g(维生素B_{12}与维生素C交替使用)。上药混合后,取双侧肝俞和胃俞穴各注入1.5ml,直刺或向脊柱方向斜刺,深度不超过1.5cm。于双侧足三里穴各注2ml,进针深度为2.5~3cm。隔天1次,3个月为1个疗程。

[来源]《当代中药外治大全》。

2. 处方2

[主治病症] 胃脘痛。

[穴位组成] 足三里、中脘。

[药物组成] 盐酸消旋山莨菪碱注射液。

[操作方法] 取盐酸消旋山莨菪碱注射液,注入足三里、中脘等穴,每穴1ml,每天1次,有即刻止痛之效。

[来源]《内病外治精要》。

3. 处方3

[主治病症] 肝气犯胃型胃脘痛。

[穴位组成] 足三里、太冲、中脘、阳陵泉。

[药物组成] 维生素B_1 100mg和维生素B_{12} 1mg。

[操作方法] 患者取仰卧屈膝位或俯卧位,穴位常规消毒后,用5ml长5号注射器迅速刺入皮下,根据患者胖瘦,进针以1.5~3cm为度。进针后,轻轻提插,针下有酸、麻、胀、痛感后,回抽无血,将维生素B_1 100mg和维生素B_{12} 1mg混合液缓慢注入穴位,每穴注入1ml,每次注射3穴,隔天1次,10次为1个疗程。

[来源] 中国针灸,2003,23(4):199。

4．处方 4

[主治病症] 脾胃虚寒型胃脘痛。

[穴位组成] 足三里、中脘、脾俞、胃俞、内关。

[药物组成] 维生素 B_1 100mg 和维生素 B_{12} 1mg。

[操作方法] 患者取仰卧屈膝位或俯卧位，穴位常规消毒后，5ml 长 5 号注射器迅速刺入皮下，根据患者胖瘦，进针以 1.5～3cm 为度。进针后，轻轻提插，针下有酸、麻、胀、痛感后，回抽无血，将维生素 B_1 100mg 和维生素 B_{12} 1mg 混合液缓慢注入穴位，每穴注入 1ml，每次注射 3 穴，隔天 1 次，10 次为 1 个疗程。

[来源] 中国针灸，2003，23（4）：199。

十二、蜂针疗法

[主治病症] 慢性胃肠炎。

[穴位组成] 心俞、膈俞、脾俞、大肠俞。

[操作方法] 局部蜇刺法：每次用 1～2 只蜂，进行穴位蜇刺，每次 1～2 穴，隔天 1 次。蜂毒注射法：用蜂毒注射液，每次 1～2 蜂单位，隔天 1 次，7 天为 1 个疗程。

[来源]《实用图示外治疗法丛书——蜂蚁疗法》。

【现代研究】

1. 河北省秦皇岛市中医医院王志刚应用穴位埋线治疗慢性胃炎

（1）方法：治疗组治疗方法如下所述。①选穴：中脘、肝俞透胆俞、脾俞透胃俞、足三里，双侧取穴。②器械：一次性埋线包（含一次性医用手套、一次性埋线针、创可贴），PGLA 可吸收性外科缝线（长度 1.5cm）。③操作：常规消毒，用镊子夹持 PGLA 线从前端放入埋线针，双手持针将线体植入到穴位深部。足三里用直刺法，其余穴位用平刺法。外敷创可贴，2～3 天针眼恢复正常后揭下。15 天治疗 1 次。对照组选穴同治疗组，双侧取穴，针刺治疗，每天 1 次，10 次为 1 个疗程，疗程间休息 2 天。两组均治疗 3 个月后观察疗效。

（2）结果：治疗组有效率为 93.9%，对照组有效率为 74.68%，两组比较，*P*＜0.05 [河北中医药学报，2014，29（2）：40-41，49]。

2. 南宁市中医医院唐艳红应用穴位贴敷联合雷火灸治疗脾胃虚寒型慢性胃炎

（1）方法：对照组常规药物治疗，采用阿莫西林胶囊 1.0g 口服，每天 2 次；克拉霉素 0.5g，口服，每天 2 次；生理盐水 100ml+泮托拉唑钠 60mg，每天 2 次，静脉滴注。实验组在常规药物治疗的基础上使用穴位贴敷联合雷火灸治疗。①雷火灸选穴：巨阙、上脘、中脘、建里、下脘、水分，以及背部督俞、膈俞、脾俞、胃俞、三焦穴等治疗。灸法：将点燃的雷火灸条放入 3 个恒温雷火灸盒，置于患者腹部巨阙、上脘、中脘、建里、下脘、水分，以及背部督俞、膈俞、脾俞、胃俞、三焦穴(腹部、背部交替)，用一条大浴巾围住灸盒的底部后，再用一条大浴巾盖在灸盒顶部并注意用浴巾固定灸盒，火头距施灸部位 3～5cm 进行大面积恒温灸，以患者感到皮肤温热舒适而不灼痛为度，无须刮灰，30 分钟后取下，每天 1 次，14 天为 1 个疗程。单日采用背部雷火灸 30 分钟，双日采用腹部雷火灸 30 分钟。②穴位贴敷疗法选穴：中脘、胃俞、脾俞、足三里穴。方法：白芥子、公丁香、桂枝、细辛、附子、半夏等中药研粉，以少许姜汁调匀加热 1 分钟，然后搓成指甲盖大小的药丸放置于 4cm×3cm 大小的医用胶布中间，贴敷于中脘、胃俞、脾俞、双侧足三里穴位，2～8 小时取下或视情况而定，每天 1 次，均在雷火灸结束后进行穴位贴敷。连续治疗 14 天。

（2）结果：实验组临床治疗效果明显优于对照组（*P*＜0.05）[广西中医药大学学报，2014，17（2）：17-19]。

3. 广东省佛山市中医院钟伟泉应用毫火针治疗慢性胃炎，对照组给予奥美拉唑及多潘立酮口服

（1）方法：取肝俞、脾俞、胃俞、中脘、上脘、足三里穴。操作：采用一次性针灸针，用 0.30mm×40mm 毫针。先用指甲做好标记，严格消毒后，左手端持针钳夹着点燃的酒精棉球，酒精棉球尽可能靠近穴位，右手烧针，见针尖发红发白，迅速刺入穴

位，以腕部最小的转动顺势进针，以最短时间刺入，避免针体热能的损失，直刺 20～30 mm，用快速提插的方法令其得气。留针 30 分钟，隔 2 天 1 次，10 次为 1 个疗程。

（2）结果：毫火针组临床总有效率为 95%，优于药物组的 87.5%（$P<0.05$），治疗后两组患者症状积分明显降低、胃泌素分泌明显改善，且毫火针组均优于药物组（均为 $P<0.05$）[云南中医中药杂志，2013，34（12）：63-64]。

4. 广东省中医院大学城医院消化内科何文芳应用耳穴贴压配合四子散热熨辅助治疗慢性胃炎

（1）方法：观察组采用耳穴贴压配合四子散热熨治疗，对照组常规使用抑酸或抗酸药、促进胃动力药治疗。①耳穴贴压：耳穴取肝、脾、胃三穴压痛点，用探棒探查穴位找出敏感点，用 75% 酒精棉球消毒局部，根据临床症状，用直径 0.2cm 的胶布粘上王不留行籽贴压于所取穴位上，用拇指和示指轻轻按压穴位数次，手法由轻缓到重，以患者能耐受为度，并用力按压片刻。每次贴压单侧耳朵，3 天后取相同穴位换贴对侧耳朵，1 周为 1 个疗程。耳穴贴压期间，每隔 3 小时轻按穴位 1 次，每次每个穴位按压 30～60 秒，使耳朵感到酸麻胀或发热为度。②四子散热熨：紫苏子、莱菔子、白芥子、吴茱萸各 100g，粗盐 250g。把四子散与粗盐混匀放入瓦煲中或铁锅中用文火炒热，以闻及香气为度，装入布袋，药包温度控制在 60～70℃。先试温，以患者耐受为宜，将四子散药包放置患者腹部，顺时针方向轻轻热熨腹部，待药包温度下降时改用重手法热熨，约 30 分钟，之后将有余温的药包放置患者腹部热敷，每天 1～2 次。1 周为 1 个疗程。

（2）结果：两组胃脘痛、胃脘胀满显效率比较，差异均有显著性意义（$P<0.05$）；且治疗组患者消除胃脘痛、胃脘胀满时间比对照组短，差异均有显著性意义（$P<0.05$）[新中医，2013，45（8）：246-247]。

5. 上海市徐汇区徐家汇街道社区卫生服务中心中医科江彬应用特定穴隔姜灸治疗慢性胃炎

（1）方法：取穴为中脘、天枢、足三里，患者取仰卧位施灸。

将新鲜生姜切成直径约 15mm 的薄片，用针刺 5 个小孔，将艾炷点燃后置于姜片上；待燃尽后换艾炷，每次每穴灸 2 壮，隔天 1 次，连续治疗 3 个月。

（2）结果：治疗组、对照组总有效率分别是 95.6%、84.4%，两组间临床疗效比较，差异有统计学意义（P＜0.05）[上海中医药杂志，2013，47（3）：38-40]。

6. 广西中医学院第一附属医院黄雪霞运用隔姜灸辅助治疗虚寒型慢性胃炎

（1）方法：两组患者均给予常规治疗，包括抑酸、护胃、改善胃动力等，奥美拉唑肠溶片 20mg，每天 2 次，多潘立酮片 10mg，每天 3 次。治疗组在此基础上给予隔姜灸：新鲜老姜，沿生姜纤维纵向切成 0.3～0.5cm 厚的姜片，大小以艾炷的大小而定，中间用棉签穿刺数孔。用清艾绒搓成圆锥形艾炷，底部直径为 1.0～1.5cm，高度为 2～3cm。穴位选天枢（双）、中脘。施灸时，将姜片置于穴位上，艾炷点燃再置于姜片上，患者局部有灼痛感时，可略提起姜片，不能耐受者则更换艾炷再灸。每次灸 3～5 壮，以局部潮红为度。灸毕用正红花油涂于施灸部位以防皮肤灼伤。每个疗程均为 14 天。

（2）结果：治疗组治愈 23 例，好转 14 例，无效 3 例，有效率为 92.5%；对照组治愈 15 例，有效 15 例，无效 10 例，有效率为 75%，治疗组疗效优于对照组（P＜0.05）[广西医学，2012，34（3）：305-306]。

7. 广州医学院第五附属医院中医科黄瑜应用夹脊穴针刺与手法治疗慢性胃炎

（1）方法：针刺取华佗夹脊穴（第 7～10 胸椎）进行针刺，进针深度约为 40mm，以患者有"得气"感，即感到局部有酸、麻、沉重、胀感或针刺感觉放射至胃部、腹部为宜，然后接电针。虚热型配胃俞（脾俞）、内关、足三里、内庭，用提插捻转的手法重刺疾出，补中寓泻；虚寒型配足三里、公孙、脾俞（胃俞）、内关，提插捻转补法，轻刺留针，治疗时间约 25 分钟，每天 1 次，治疗 5 次为 1 个疗程，休息 2 天，所有患者均连续治疗 6 个疗程。

手法治疗：针刺后即行手法治疗，以轻揉手法按揉第 7～12 胸椎、第 1 腰椎膀胱经处及点揉按胃俞、脾俞、足三里等穴，每次 5～10 分钟，每天 1 次，5 次为 1 个疗程，所有患者均连续治疗 6 个疗程。

（2）结果：80 例患者中治愈 28 例，好转 47 例，总有效率为 93.75%［中医中药，2012，2（11）：72-73］。

8. 甘肃省中医院孙其斌应用捏脊、针刺治疗慢性胃炎

（1）方法如下所述。①捏脊法：嘱患者俯卧位，双臂自然下垂，医者两手沿脊柱两旁，自尾骶部开始，由下而上连续地夹提肌肤，边捏边向前推进，一直捏至颈项大椎穴，同时在经过脏腑背俞穴（肝俞、胃俞、大肠俞）时行提拿手法，重复 3 遍。②针刺方法：以上脘、期门（双）、不容（双）、足三里（双）穴为主，用 75% 酒精在穴位局部常规消毒，选取 1 寸毫针在穴位上垂直进针至得气，平补平泻，留针 15 分钟，每 5 分钟行针 1 次。每周治疗 3 次，4 周为 1 个疗程，2 个疗程后观察疗效。

（2）结果：42 例患者中痊愈 11 例，占 26.2%；显效 14 例，占 33.3%；有效 12 例，占 28.6%；无效 5 例，占 11.9%。总有效率为 88.1%［甘肃中医学院学报，2011，28（3）：53-54］。

9. 新疆维吾尔自治区第二济困医院张红应用温针疗法治疗慢性胃炎

（1）方法：采用温针治疗，穴取中脘、足三里、丰隆，局部常规消毒后以 50mm 30 号不锈钢毫针，垂直进针，腹部刺入 25～35mm，下肢穴位刺入 30～45mm，得气后在针柄上套置一段约 2cm 的艾卷，至艾卷燃尽后再套置一段，留针 30 分钟，至艾卷燃尽，待针柄冷却后出针，每天 1 次，10 天为 1 个疗程，2 个疗程间休息 2 天，连续治疗 5 个疗程。对照组采用西药奥美拉唑胶囊口服。

（2）结果：胃镜下疗效、症状改善，治疗组均优于对照组（$P<0.05$）［新疆中医药，2011，29（1）：21-23］。

10. 柳州市中医院消化内科张云波应用穴位注射治疗瘀阻胃络型慢性胃炎

（1）方法：选胃俞、足三里穴。药物：复方丹参注射液。操

作：先用 2.5ml 一次性注射器吸取复方丹参注射液 2ml 备用，穴位局部常规消毒，胃俞进针时向脊柱方向斜刺，进针深度 1～2cm，足三里垂直进针 2～3cm，均快速透皮后，缓慢进针至肌肉层，施以平补平泻，以医者手下有紧涩感、患者觉局部胀感为度，回抽无回血后缓慢推入药液，每穴 0.5ml，每天 1 次，共治疗 2 周。

（2）结果：穴位注射组临床总有效率为 96.1%，优于药物组 76.5%（$P<0.05$）[中国针灸，2010，30（10）：810-812]。

第13章 消化性溃疡

【概述】 消化性溃疡（PU）是指胃肠道黏膜被自身消化而形成的溃疡，可发生于食管、胃、十二指肠、胃-空肠吻合口附近及含有胃黏膜的梅克尔憩室。溃疡的黏膜缺损超过黏膜肌层，不同于糜烂。临床主要分为胃溃疡（GU）和十二指肠溃疡（DU）。本病具有发病率较高，男性多于女性，可自然缓解和容易反复的特点。本病相当于中医学的"胃脘痛"，部分病例可分属"呕吐""反胃""嘈杂""呕血""便血"等。

【病因病理】 现代医学认为消化性溃疡是由多种因素引起，通常认为消化性溃疡的发生是因胃黏膜的损害因素与防御因素之间失衡导致。近年的临床和实验研究结果表明，胃酸和胃蛋白酶作用、幽门螺杆菌（Hp）感染是导致消化性溃疡的主要致病因素，同时还与精神因素、遗传因素、药物因素及生活习惯等有关。其主要病理变化为溃疡周围可见炎症水肿，溃疡底部可见肉芽组织。

中医学认为本病的发生与情志失调、饮食不节、外邪入侵等因素密切相关，脾胃虚弱为本病的根本，在本虚的基础上加上外邪的入侵，导致脾胃受损、运纳失常、肝失疏泄、气机不畅，进而产生痰、湿、瘀、热等病理因素，最终导致胃肠脉络受损，腐肌噬肉而形成溃疡。本病以正气虚弱为本，痰湿瘀热为标，证属本虚标实。病位在胃肠，与肝脾关系密切。

【临床表现】 本病以上腹反复发作性疼痛为主要特征，常有以下特点。①慢性过程：病史可达数年或数十年。②周期性发作：发作期可为数月或数年，多在秋冬或冬春之交发病。③节律性上腹痛：如十二指肠溃疡疼痛，进食可缓解；胃溃疡疼痛，进食可加重等特点。④疼痛可被抑酸或抗酸剂缓解。部分患者可无上述典型表现，仅有腹胀、厌食、嗳气、反酸等消化不良症状。本病发作时有剑突下局部压痛，缓解后无明显体征。

【外治法】

一、推拿疗法

1. 处方 1

[主治病症] 胃溃疡。

[主要部位] 腹部。

[操作方法] 患者仰卧，自上而下揉摩腹部 3 分钟，以出现温热度为宜。本法具有健胃止痛之功效。

[来源]《实用图示外治疗法——揉腹疗法》。

2. 处方 2

[主治病症] 消化性溃疡。

[穴位组成] 中脘、气海、天枢、足三里、合谷、肝俞、胆俞。

[操作方法] 嘱患者取仰卧位，在患者放松、呼吸均匀的情况下，右手掌放置在左胸部从内往外，从上到下，使用擦法按摩 3～5 分钟，以胸肋部发热为好，后按揉内关、中脘、足三里等穴位；俯卧位，从上到下叠掌按揉两边膀胱经，并且点按揉脾俞、胃俞和胃脘痛处相对应的夹脊穴；然后从上到下推脊 4～5 次，并且拿揉肩井以调和气血 3～5 分钟，每天 1 次，10 天为 1 个疗程，按摩操作后行穴位贴敷。

[来源] 中国当代医药，2016，23（12）：195。

3. 处方 3

[主治病症] 消化性溃疡。

[穴位组成] 中脘、上脘、脾俞（双）、胃俞（双）、足三里（双）。

[操作方法] 患者仰卧位，医者坐于患者右侧，先用轻快的一指禅推法、摩法、揉法或震颤法在胃脘部治疗，使热量渗透于胃脘和腹部，然后按揉中脘、上脘穴，同时配合按揉足三里，时间约 15 分钟；再使患者俯卧位，用一指禅推法或掌根揉法，从上背部开始，沿脊柱两侧膀胱经路线，向下操作，直至腰部，自上向

下，往返多遍；然后重点按揉脾俞、胃俞，背部操作 5～10 分钟，使背部温热透里为宜。

[来源] 中医外治杂志，2004，13（3）：33。

二、贴敷疗法

1. 处方 1

[主治病症] 胃溃疡。

[药物组成] 当归、白芷、乌药、小茴香、大茴香、香附各 4g，木香 2g，乳香、没药、丁香、肉桂、沉香各 1g，麝香 0.15g。

[穴位组成] 神阙。

[制法用法] 将上药共研细末，取适量置于脐上，外用伤湿止痛膏固定，每天 2 次。

[来源]《穴位用药治百病》。

2. 处方 2

[主治病症] 胃溃疡。

[药物组成] 白芥子、细辛、甘遂、延胡索。

[穴位组成] 足三里、天枢、阴陵泉、中脘、肾俞、脾俞、大肠俞。

[制法用法] 取上药按白芥子：细辛：甘遂：延胡索为 4：4：1：1 比例，共研为末，用生姜汁调成如花生米大的药丸，在药丸中心放入麝香少许，用 4cm 正方形胶布将其贴于穴位上，每次选贴 6 穴，每次贴 2～3 小时，每周 1 次，连贴 10 次。

[来源]《穴位用药治百病》。

3. 处方 3

[主治病症] 胃溃疡。

[药物组成] 荜茇、干姜各 15g，甘松、山奈、细辛、肉桂、吴茱萸、白芷各 10g，大茴香 6g，艾叶 30g。

[制法用法] 将上药共研成粉末，然后用纱布将药物包扎，用丝线缝好，以防药粉外漏。治疗时，将药袋日夜敷于胃脘部。一个半月为 1 个疗程，如未愈再更换药物继续敷下 1 个疗程。

[来源]《穴位贴敷治百病》。

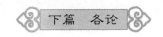

4．处方 4

[主治病症] 胃溃疡。

[药物组成] 吴茱萸 5 份，白胡椒 2 份，丁香、肉桂各 1.5 份。

[制法用法] 以上方药共捣为末，密封备用。用时取药末 10g，加酒炒热，分贴穴位，外加胶布固定。每天换药 1 次，每次取穴 2 个，交替使用。偏于脾胃虚寒者取中脘、脾俞、胃俞为主，偏于肝气犯胃者取肝俞、脾俞为主，每次可选足三里或内关作为配穴。

[来源]《穴位贴敷治百病》。

5．处方 5

[主治病症] 胃溃疡。

[药物组成] 生川乌、生草乌各 10g，白芷、白及各 12g。

[制法用法] 以上方药共研细末，加面粉适量调和成药饼。用时将药饼贴于下脘至鸠尾穴之间，每天换药 2 次，每次贴 8 小时，止痛为止。

[来源]《穴位贴敷治百病》。

6．处方 6

[主治病症] 胃及十二指肠溃疡。

[药物组成] 参三七、血竭、煅瓦楞子各 60g，儿茶、延胡索各 150g，生石膏、白及、白芍各 300g，川黄连 60g，甘草 100g，砂仁 30g。

[制法用法] 取本散适量，用米醋调和成糊状，分别敷于中脘、胃俞、大肠俞穴上，上盖纱布，胶布固定。每天换药 1 次，10 次为 1 个疗程。本法具有活血祛瘀、消炎生肌、制酸解痉、理气止痛之功效。

[来源]《穴位贴敷治百病》。

7．处方 7

[主治病症] 胃及十二指肠球部溃疡。

[药物组成] 生附子、巴戟天、炮姜、小茴香各 30g，肉桂 21g，炒白芍、党参、白术、当归、吴茱萸、白茯苓、高良姜、甘草各 15g，木香、丁香各 12g，沉香末 9g，麝香 1g。

[制法用法] 先将前 15 味药共研为末，再将香油 1000ml 加热至沸后，放入前 15 味药末炸焦，过滤去渣，再熬成膏状，至滴水成珠不散为度；再加入麝香末和沉香末，搅拌均匀，摊成膏药备用。用时将膏药温化，趁热贴敷于中脘、胃俞（双）穴上，3 天换药 1 次。本法具有温补脾肾、理气止痛之功效。

[来源]《穴位贴敷治百病》。

8．处方 8

[主治病症] 胃溃疡。

[药物组成] 乌贼骨、川楝子、木香、延胡索、赤芍、桃仁、红花、蒲黄。

[制法用法] 将药物外敷脐部，以纱布和粘膏外固定，隔天换药 1 次，30 天为 1 个疗程。

[来源] 天津中医学院学报，2004，23（2）：74。

9．处方 9

[主治病症] 胃溃疡、十二指肠溃疡。

[药物组成] 生半夏 20g，干姜 20g，肉桂 20g，丁香 20g，白胡椒 20g，阿魏 20g。

[制法用法] 将上药物打成药粉，按比例混合均匀，瓶装备用。使用方法：取药粉 2g，用 750ml 酒精调成糊状，填在直径 2cm 的空白穴贴内，贴于胃脘部压痛处，部位多在中脘穴、建里穴、左梁门穴，如大便溏泄加神阙穴。以个人皮肤的耐受为标准，每次贴 2～4 小时，隔天 1 次，2 周为 1 个疗程，治疗 1 个疗程。

[来源] 中医研究，2015，28（3）：34。

三、穴位注射疗法

1．处方 1

[主治病症] 胃溃疡。

[穴位组成] 脾俞、胃俞、中脘、足三里。

[药物组成] 黄芪注射液 2～4ml。

[操作方法] 每次取 2～4 穴，每穴注射药液 1ml，每天 1 次，10 次为 1 个疗程，以上穴位交替使用。

[来源]《穴位用药治百病》。

2．处方2

[主治病症] 胃溃疡。

[穴位组成] ①脾俞、胃俞、足三里、反酸加梁丘；②肝俞、内关、中脘、关元。

[药物组成] 胎盘组织液2ml，维生素B_{12}注射液0.5mg。

[操作方法] 将以上两种药物混合，两组穴位交替使用，每次每穴注射药液0.5ml。每天1次，10次为1个疗程，2个疗程间隔7天。

[来源]《穴位用药治百病》。

3．处方3

[主治病症] 胃及十二指肠球部溃疡。

[穴位组成] 甲组：足三里、中脘。乙组：脾俞（双）、胃俞（双）。

[辨证配穴] 寒邪犯胃加内关、公孙，肝气犯胃配太冲，肝胃郁热配内庭，腹胀配阴陵泉，恶心配肩井。

[药物组成] 1%利多卡因注射液。

[操作方法] 用5ml注射器，常规穴位消毒，在所取穴位上快速进针，深浅根据各穴位所分布位置而定。进针后，将针回抽一下，若无回血，即行轻轻提插手法，待得气后，稍稍退针，将药液注入。注射完毕，退出针头，用干棉球按压针孔，轻揉片刻即可。每次每穴注入药物1～2ml，每天1次，甲、乙两组穴位交替进行。10天为1个疗程，2个疗程间隔7天。

[来源] 中医临床研究，2011，3（21）：64。

四、耳穴压籽疗法

1．处方1

[主治病症] 胃溃疡。

[穴位组成] 耳部胃、十二指肠、交感、皮质下。

[操作方法] 用磁珠或王不留行籽贴压耳穴，按压3～5分钟，嘱患者每天自行按压3～5次，按压以患者耳郭感到胀、微痛、发热为度，两耳交替，3天换1次，10次为1个疗程。

[来源]《耳穴贴压疗法治百病》。

2．处方2

[主治病症] 胃溃疡。

[穴位组成] 脾、胃、神门、屏间、下脚端、十二指肠、前列腺。

[操作方法] 将王不留行籽用胶布贴于一侧耳朵，示指拇指相对按压。急性病例手法宜重，慢性病例手法宜轻，嘱患者每天早、中、晚各按压3～5分钟，以耳郭发红，自觉发热为度，症状较重者可选相应部位1或2穴针刺，症状缓解后再如法贴压。急性者每天换药1次，慢性者隔2～3天贴压1次，两耳交替，急性者5次为1个疗程，慢性者10次为1个疗程。

[来源]《耳穴贴压疗法治百病》。

3．处方3

[主治病症] 胃、十二指肠溃疡。

[穴位组成] 交感、神门、胃、脾、肝、皮质下。

[操作方法] 先将耳郭常规消毒，再以王不留行籽贴压，两耳交替使用，每周交替1次，10次为1个疗程。并嘱患者每天按压耳穴3～5次，每次以自感耳郭充血、发热、发胀为度。

[来源] 天津中医，2000，17（6）：26。

4．处方4

[主治病症] 胃、十二指肠溃疡。

[穴位组成] 肝、脾、胃、皮质下、神门、内分泌、交感、耳迷根等穴。

[操作方法] 单侧取穴，揉按耳穴压豆部位，20～30分钟，每天3次，5天后换另一侧耳郭取穴施治，15天为1个疗程。

[来源] 实用医药杂志，2009，26（1）：27。

五、穴位埋线疗法

1．处方1

[主治病症] 胃溃疡。

[穴位组成] 中脘、肾俞。

[操作方法] 选用 0 号羊肠线，用 0.9%氯化钠注射液浸泡变软，先取中脘穴，皮肤常规消毒后，用 0.2%利多卡因注射液在穴位皮肤上注射一直径大于 2cm 的皮丘，用缝合针在穴位做"十"字形的羊肠线埋藏，剪去暴露在皮肤外的羊肠线，用手指提起皮肤，羊肠线即全部进入皮下，最后用灭菌敷料覆盖，胶布固定。在两侧肾俞穴用同样方法做"1"字形的埋线。

[来源]《百病外治 500 问》。

2．处方 2

[主治病症] 消化性溃疡。

[穴位组成] 双侧足三里、中脘、脾俞。

[操作方法] 将 0 号医用羊肠线剪成 2cm 长，浸泡在 75%酒精中 30 天，过滤出药液并灭菌备用。埋线部位皮肤常规消毒，抽取 1%普鲁卡因，将埋线部位做局部浸润麻醉，每穴 0.5ml；用血管钳夹住备好的羊肠线两端，将线体套在埋线针尖缺口上，右手持针，左手持钳，躯干部穴位针尖以 40°～45°方向刺入，当针头缺口进入皮肤后，左手立即将血管钳松开，右手匀力斜向下方缓慢进行，至皮下约 0.5cm 深处，改变持针角度，以 15°继续进针，直至线体全部埋入皮下，再进针 0.5cm，随后把针缓缓退出，将线体留在穴位中；足三里穴针尖以 40°～45°方向刺入皮肤后，继续进针 1.5～2cm，把针缓缓退出，将线体留置在穴位中，线头不可暴露在皮肤外，退针时切忌太快，以免线体被带出，用棉球压迫针孔片刻，再用创可贴敷贴创口，并嘱患者防止创口感染，10 天埋线 1 次，埋线 30 天为 1 个疗程。

[来源] 天津中医药，2015，32（12）：728-729。

六、内镜下喷药疗法

[主治病症] 胃及十二指肠溃疡。

[药物组成] 生大黄 3 份，白及 1.5 份，明矾 0.5 份，0.9%氯化钠溶液适量。

[操作方法] 将上药分别研为细末，过 6 号筛，混匀，用 0.9%氯化钠溶液配成 50%混悬液。经内镜确定出血病灶后，用清水冲

洗，取本品 20ml 经塑料导管喷洒出血病灶；配合本品内服 10ml，每天 3 次。

[来源]《名医外治妙方》。

七、针灸疗法

1. 处方 1

[主治病症] 消化性溃疡脾胃虚寒证。

[穴位组成] 足三里（双）、中脘、内关（双）；配穴：关元、气海、脾俞（双）、胃俞（双）。

[操作方法] 使用 0.30mm×25mm（1 寸）及 0.30mm×40mm（1.5 寸）针灸针，常规消毒后，选择 30 号 1 寸的针灸针，直刺双内关穴 0.8 寸，选择 30 号 1.5 寸针灸针直刺余穴各 1.5 寸；其中，中脘、气海、关元等穴施行温针灸，脾俞（双）、胃俞（双）穴施行艾条灸法，其余穴位采用平补平泻手法，以得气为度。周一至周五，每天治疗 1 次，周六周日休息。每次留针 20 分钟，10 次为 1 个疗程，共治疗 3 个疗程。

[来源] 中医外治杂志，2014，23（6）：40。

2. 处方 2

[主治病症] 消化性溃疡。

[穴位组成] 中脘、足三里、内关、公孙、脾俞、关元。

[操作方法] 所有穴位均用直径为 0.30mm、长度为 40mm 的不锈钢毫针，除脾俞穴取俯卧位，其余穴位均取仰卧位。穴位皮肤常规消毒，中脘、足三里、公孙、关元穴直刺进针 35～40mm；内关、脾俞穴斜刺进针 35～40mm。得气后行温通针法。左手加重力量，右手拇指向前连续捻按 9 次，针下沉紧后，针尖拉着感应的部位连续重插轻提 9 次，拇指再向前连续捻按 9 次，针尖顶着有感应的部位推弩守气，使针下继续沉紧，此时押手可明显感觉到经气冲动。每穴操作 60 秒，每次留针 30 分钟，15 分钟行针 1 次。然后慢慢将针拔去，按压针孔。10 天为 1 个疗程，休息 3 天后进行下 1 个疗程，共治疗 3 个疗程。

[来源] 中医研究，2016，29（1）：48。

3. 处方 3

[主治病症] 消化性溃疡。

[穴位组成] 中脘、足三里、内关、公孙。

[操作方法] 患者取仰卧位，穴位局部常规消毒，选取 0.30mm×25mm 毫针，采用直刺法，进针后，行小幅度提插捻转手法，得气后，取剪好的长约 2cm 艾条若干段，分别套置在中脘、足三里穴位上的针柄尾部，点燃艾条，每穴灸 2 壮，待热感消失后起针。每天 1 次，10 次为 1 个疗程。

[来源] 内蒙古中医药，2014，33（24）：57。

4. 处方 4

[主治病症] 十二指肠球部溃疡。

[穴位组成] 神阙、中脘、足三里（双）。

[操作方法] 取穴神阙、中脘、足三里（双），用酒精棉签轻拭皮肤，点燃 4 根艾条，插于 4 个单孔艾灸木盒内，置于患者神阙、中脘、足三里（双），松紧带固定，灸时以温热为宜，以调整艾条插入之深浅来控制温度高低，灸程为 10～15 分钟，每天 1 次，每次治疗后休息 15 分钟再起床活动，5 天为 1 个疗程。艾灸过程中，应随时查看，防止艾灰脱落、灼伤皮肤与烧伤衣物，若艾灸局部出现红肿、水疱，即停止治疗，对症处理。同时经常询问患者感觉，观察患者有无心慌、面色苍白、出汗、眩晕等全身反应，若有则应立即停止，嘱其卧床休息，测量生命体征，做好保暖工作，避免着凉。

[来源] 云南中医中药杂志，2014，35（12）：101-102。

5. 处方 5

[主治病症] 胃脘痛。

[穴位组成] 中脘、胃俞（双）、脾俞（双）及足三里（双）穴。

[操作方法] 将生姜切片，并将艾绒捏成锥形艾炷，对中脘、天枢两穴施以隔姜灸，当患者感到灼热感时取下，略提起姜片，或换艾炷再灸，每次灸 5～10 壮，以局部潮红为度，每天 1 次，1 个疗程为 10 天。

[来源] 陕西中医学院，2015，38（1）：33。

6. 处方6

[主治病症] 胃及十二指肠溃疡。

[穴位组成] 神阙、足三里（双）。

[操作方法] 使用隔姜灸法，每次 30 分钟，每天 1 次。施灸时以生姜片贴于穴位，点燃艾条，插于单孔艾灸盒内，置于穴位上，以绷带固定。1 个疗程为 8 周。

[来源] 广州中医药大学学报，2015，32（3）：435。

八、热敷疗法

1. 处方1

[主治病症] 十二指肠球部溃疡。

[药物组成] 艾叶 30g，桂枝 30g，当归 10g，藿香 10g，花椒 20g，细辛 10g，香附 10g。

[制法用法] 将上药加入适量水至药物浸湿，加入盐 200g，置于炒锅内炒热，温度为 60～70℃，然后放入 20cm×30cm 纯棉双层布袋内，扎紧袋口，置于患者胃脘部及神阙穴处，并用力来回推烫。开始时温度高，采用提起放下，用力轻、速度快，到药袋温度降低，减慢提起频率，稍加用力。温度适合时敷于痛处和神阙穴上，待药袋温度变冷时更换药袋。烫熨温度以局部有温热感而不烫伤皮肤为度，防止烫伤，每天 1 次，每次 30 分钟，5 天为 1 个疗程。为保证烫熨治疗时间，可备用 2 个烫包交替使用，中药及食盐可连续使用 3 天。

[来源] 云南中医中药杂志，2014，35（12）：101。

2. 处方2

[主治病症] 胃与十二指肠溃疡等。

[药物组成] 莱菔子 20g，苏子 20g，小茴香 20g，吴茱萸 20g，白芥子 20g，菟丝子 20g。

[制法用法] 将以上中药混合，装进透气布包内，加热即可使用。首先按顺时针方向按摩腹部 10 余次，然后将加热的药包置于腹部（胃痛部位或脐部），加用神灯照射，热敷 30 分钟；再次使用时，将药包直接敷于腹部（胃痛部位或脐部），加用神灯照射加

热药包 30 分钟，每天热敷 2 次。热敷过程中注意调节热敷包的局部温度，避免烫伤皮肤。

［来源］中国处方药，2014，12（5）：109。

3．处方 3

［主治病症］胃与十二指肠溃疡等。

［药物组成］肉桂、延胡索、桂枝、丁香、白芷、香附各 30g，大青盐粗粉 250g。

［制法用法］将中药肉桂、醋制延胡索、桂枝、丁香、白芷、香附各 30g 和大青盐粗粉 250g 装入布袋内混匀后，以微波炉的中火加热 3～4 分钟。将药包敷于中脘、神阙、脾俞、胃俞、足三里等穴位。药物预热后，操作者先以手背测试并确认其温度适宜，将其置于上述穴位，避免过热烫伤皮肤。热敷过程中加强巡视，询问患者感觉并观察局部皮肤情况。每次热奄包热敷的时间为 30 分钟。

［来源］临床合理用药杂志，2014，7（32）：45。

4．处方 4

［主治病症］急性胃与十二指肠溃疡等。

［药物组成］吴茱萸 250g，粗盐 250g。

［制法用法］将吴茱萸 250g，粗盐 250g，置于铁锅中以文火炒热，用棉布制成 200mm×180mm 的单层布袋，将吴茱萸与炒热的盐一同装入布袋，用细线密缝封口，即制成药盐包 1 只备用。使用时将药袋敷于患处，药盐包可反复使用，可使用 8～10 天，下次使用时将药盐包用适量清水润湿 1～2 分钟，再放入微波炉中加热 5 分钟，温度在 50～60℃。

［来源］护理实践与研究，2013，10（6）：57。

5．处方 5

［主治病症］急性胃与十二指肠溃疡等。

［药物组成］大青盐 500g，小茴香 200g。

［制法用法］将大青盐放入炒锅内炒至噼啪响时，装入棉布袋内，此袋左右宽为 30cm、上下长为 20cm，缝死三面，一面不缝装盐，装盐后系口，小茴香炒黄装棉布袋，每周更换 1 次。根据

疼痛部位可选择中脘、上脘、下脘等穴位；将小茴香放于下层，大青盐放于上层，上面盖些棉被，防止散热。每次 0.5～1 小时，每天 2 次。3 个月为 1 个疗程。

[来源] 新中医，2012，44（6）：27。

【现代研究】

1.山西晋城市第二人民医院司爱军运用针灸联合柴胡疏肝散加味治疗消化性溃疡

（1）方法

1）肝胃不和型：主要症状为胸胁胃脘胀痛、呃逆嗳气、吞酸嘈杂、烦躁易怒、舌红、苔薄黄、脉弦数。针灸治疗：取胃俞、中脘、足三里、肝俞、期门、太冲穴。进针时患者取平卧位，使用毫针对肝俞、足三里、太冲实施泻法，其余穴位进行补法，每次留针时间为 30 分钟，每天 1 次。内服中药为柴胡疏肝散加味：柴胡 15g，枳壳 15g，川芎 10g，郁金 10g，陈皮 6g，香附 5g，芍药 6g，炙甘草 5g，白术 10g。水煎服，每天 1 剂，分 2 次服用。

2）脾胃虚弱型：主要症状为胃痛隐隐、空腹疼痛加重、疲倦乏力、泛吐清水、大便溏薄、舌苔发白、脉细弱。针灸治疗：取胃俞、脾俞、中脘、章门、阳陵泉穴。针刺时所有穴位均用补法，必要时使用艾灸配合治疗，患者每次留针 30～40 分钟，每天针灸 1 次。内服中药为柴胡疏肝散加理中汤：柴胡 10g，陈皮 10g，川芎 5g，香附 5g，枳壳 5g，芍药 5g，甘草 10g，人参 5g，白术 10g，干姜 5g。水煎服，每天 1 剂，分 2 次服用。

3）湿热中阻型：主要症状为胃脘疼痛、嘈杂灼热、口干舌燥、头重如裹、身重肢倦、小便黄赤、大便干燥、舌红苔黄、脉数。针灸治疗：取胃俞、肝俞、中脘、膈俞、足三里、合谷、内庭穴。针刺时肝俞、足三里、合谷、内庭用泻法，每次留针 30 分钟，每天针灸 1 次。内服中药为柴胡疏肝散加清中汤加减：柴胡 10g，陈皮 10g，川芎 6g，香附 10g，枳壳 6g，芍药 6g，黄连 10g，栀子 6g，茯苓 6g，白豆蔻 6g，半夏 10g，甘草 6g。水煎服，每天 1 剂，分 2 次服用。

（2）结果：观察组治疗总有效率为 95%，对照组治疗总有效率为 64.7%，观察组总有效率明显优于对照组（$P<0.05$）［光明中医，2014，29（6）：1251-1252］。

2. 黑龙江省大庆龙南医院康复科崔旻运用针灸治疗消化性溃疡

（1）方法：取脾俞、胃俞、中脘、足三里、内关穴。随症加减：肝郁气滞者可加肝俞、阳陵泉、太冲、内庭穴；脾胃虚寒者可加关元、气海、章门、梁门穴。配穴：中脘配胃俞、足三里、脾俞；胃俞配足三里、脾俞；足三里配脾俞；脾俞配上脘。操作方法①针刺：每次取主穴 2～3 穴，辨证取穴。实证者施以较强刺激，虚证者手法宜轻，可加用温针，并拔罐，留针 30 分钟，每天或隔天治疗 1 次，一般治疗至少 30 次。②艾条灸：用艾条悬灸以上诸穴，每穴灸 5～10 分钟，使局部及胃脘部发热。③隔药饼灸：背部及上腹部穴用隔药饼灸，使胃脘部发热为佳，每穴灸 3～5壮，每天 1～2 次。④穴位埋线：脾俞透胃俞穴，上脘透中脘穴，胸夹脊穴，足三里透上巨虚穴，每次取 1～2 对腧穴进行羊肠线埋入，视疗效情况，隔 15～30 天可换穴位再次做埋线疗法。

（2）结果：59 例患者，治愈 44 例（74.6%），显效 8 例（13.5%），有效 4 例（6.8%），无效 3 例（5.1%），总有效率为 94.9%［中国中医药现代远程教育，2014，12（11）：62］。

3. 辽宁省海城市中医院刘家生运用梅花针叩刺足三里治疗消化性溃疡

（1）方法：选取双侧足三里穴并沿胫骨前缘外侧寻找敏感点。用梅花针由足三里穴至足阳明胃经向下叩至下巨虚穴，并着重叩击足三里穴及敏感点。手法由轻到重，由慢到快，以皮肤微有血出为度，隔天 1 次，治疗 7 次，这期间停服一切有关的中西药。

（2）结果：梅花针叩刺足三里治疗消化性溃疡效果显著［中医临床研究，2013，5（2）：52-53］。

4. 济南军区青岛第一疗养院张立群运用耳针疗法配合治疗消化性溃疡

（1）方法：在西医常规治疗的基础上，以耳针治疗。取穴胃、十二指肠、脾、神门、交感、皮质下区。每次取一侧耳穴，双耳交替使用。除取上述主穴外，可随症选加一配穴，如肝、内分泌等。耳郭常规消毒，用耳毫针对准所选穴位，依次刺入，中刺激，留针 15～30 分钟，痛剧用泻法，痛轻用平补平泻法。每天针 1 次。对照组单纯使用西咪替丁、硫酸铝等常规药物治疗。

（2）结果：两组总有效率比较差异有统计学意义（$P<0.05$），耳针组疗效明显优于对照组［中国疗养医学，2012，21（3）：236-237］。

5.宁夏中卫市中宁县中医院王兴应用穴位微创埋线疗法治疗消化性溃疡

（1）方法：主穴取敏感穴位。本病敏感穴位主要分布于上腹部及背部的任、督脉、足阳明、足太阴等经的有关俞募穴及特定穴，往往有明显的压痛和条索状结节反应。常见的敏感穴位有足阳明经之不容、承满、梁门、太乙、足三里、梁丘；足太阴经之地机、阴陵泉、公孙；足少阴经之幽门、通谷、阴郄；足太阳经之脾俞、胃俞、肝俞、胆俞、膈俞；足少阳经之日月、阳陵泉；督脉之神道、灵台、至阳；任脉之膻中、巨阙、鸠尾、上脘、中脘、建里、下脘；奇穴之溃疡点（第 12 胸椎棘突下旁开 4.5 寸，以按压酸胀明显处是穴）；手阳明经之合谷；手厥阴经之内关、间使；足厥阴经之太冲。配穴：胃痛甚加梁丘；脘胀、腹满、纳差加中脘；反酸明显加太冲；便秘加支沟；乏力加气海；恶心加内关；疼痛牵引胁肋加太冲；伴饮邪（胃部有振水声）加三焦俞；胃痛喜温喜按加命门；伴上腹灼热疼痛、口臭加内庭；腹痛拒按，痛如针刺，便黑，舌边有瘀点者加膈俞。操作：根据经络循行路线通过按诊选出腹、背及下肢反应最敏感的穴位各 1～2 个。埋线材料选用 PGLA 医用可吸收缝合线。对腹、背部穴位尽可能采用透穴穿线法，埋入 PGLA 医用可吸收缝合线 2～3cm。选取欲透之两穴，在一穴上方做局部皮下麻醉，用左手提起两穴之间的皮肤，右手拿持带可吸收缝合线的专用一次性使用埋线针，从一侧局部麻醉皮丘处刺入，穿过穴位下方的皮下组织，注意要避开血管，到达另一侧穴位下方，通过针芯将可吸收缝合线送入皮下组织，放松皮肤，轻揉局部，使可吸收缝合线与皮下组织充分结合，敷盖无菌纱布 3～5 天。督脉穴位用横穿法：按上法将带有可吸收缝合线的专用一次性使用埋线针，沿脊柱正中两侧横穿背上韧带，使其有强烈酸胀感，留置可吸收缝合线 2cm。四肢穴位用注线法：将带有可吸收缝合线的专用一次性使用埋线针从所选穴位处注入 2cm 于穴内皮下组织。每 20 天治疗 1 次，一般治疗 2～3 次即愈，最多治疗 5 次。在接受本疗法治疗过程中，建议停服其他治疗胃病的中、西药物。

（2）结果：治疗 3 个疗程共计治愈 83 例，显效 27 例，无效 8 例，总有效率为 93.2%［四川中医，2011，29（1）：118-119］。

6. 天津市河北区建昌医院穆瑞庆运用背俞穴走罐选点刺络拔罐治疗消化性溃疡

（1）方法：患者俯卧，充分暴露背部，在患者背部均匀涂抹一层医用凡士林，选择 2 号玻璃罐，用闪火法拔罐，手推火罐在患者背部膀胱经第一侧线上，沿膀胱经走行方向上下滑动，力度以患者能够耐受为度，双侧分别滑动 5～7 次后起罐。在走罐路线上可以发现紫红色充血区为阳性反应点，多位于肝俞、胆俞、脾俞、胃俞、膈俞、肾俞等处，擦去凡士林，反应点上以 75%酒精常规消毒后用三棱针点刺放血，于点刺处拔罐，留罐 5～10 分钟，每处放血量 3～5ml。隔 2 天治疗 1 次，4 周为 1 个疗程。对照组给予口服奥美拉唑肠溶片，20mg，每天 1 次，服用 4 周，早晨空腹服用；阿莫西林，1g，每天 2 次，服用 1 周；甲硝唑，0.4g，每天 2 次，服用 1 周。

（2）结果：治疗组总有效率为 88.9%，对照组为 86.5%。治疗组幽门螺杆菌转阴率为 87.5%，对照组为 86.7%［包头医学，2010，34（4）：222-223］。

第 14 章 胃下垂

【概述】 胃下垂是指站立时，胃的下缘到达盆腔，胃小弯弧线最低点降至髂嵴连线以下的一种病症。根据站立位胃角切迹与两侧髂嵴连线的位置，将胃下垂分为三度。轻度：角切迹的位置低于髂嵴连线下 1.0～5.0cm；中度：角切迹的位置位于髂嵴连线下 5.1～10.0cm；重度：角切迹的位置低于髂嵴连线下 10.0cm 以上。本症是内脏下垂的一部分，多见于瘦长无力体型者、久病体弱者、经产妇、多次腹部手术有切口疝者和长期卧床少动者。本病属于中医学的"痞满""胃脘痛""胃缓""胃下"等病证范畴。

【病因病理】 本病的发生多是由膈肌悬吊力不足，胃肝和胃膈韧带功能减退，腹内压下降及腹肌松弛，使腹部肌肉及胃周围韧带张力降低，胃的固定乏力，长期重力作用使胃体及周围韧带向下拉伸，导致胃下垂。此外本病还与长期劳累、强烈的神经刺激有关。

中医学认为本病病因包括体质因素、饮食不慎、劳逸过度、情志内伤、外感邪气等，还与痰饮、瘀血和湿浊等病理产物有关。对于本病的病机，以往中医学者认为本病以中气下陷、脾胃虚弱为主。但近年来发现本病临床上多见于脾、胃、大小肠功能失常所导致的气机阻滞、气机升降失调、湿浊痰饮瘀血内阻、寒热失调、阴阳失衡、虚实传变等。故本病多虚实寒热并见，病位在胃，与肝、脾、肾密切相关，涉及心、肺、胆诸脏。

【临床表现】 轻度胃下垂患者多无明显症状。中度以上胃下垂患者则表现为不同程度的上腹部饱胀感，食后尤甚，并可见嗳气、厌食、便秘、腹痛等症状。腹胀于餐后、站立过久和劳累后加重，平卧时减轻。病情严重者可有消瘦、乏力、低血压、心悸和眩晕等表现。本病患者多为瘦长体型，体检可见肋下角小于90°，站立时上腹部常可触及较明显的腹主动脉搏动，冲击触诊或快速变换体位可听到脐下振水声。部分患者可有上腹轻压痛，压痛点不固定，有些瘦长体型患者可触及下垂的肝、脾、肾等脏器。

【外治法】

一、推拿按摩疗法

1. 处方1

[主治病症] 胃下垂。

[穴位组成] 中脘。

[操作方法] 术者以中指指端按揉脐上4寸处的中脘穴2分钟，以感到轻微的酸胀为度。本法具有健脾胃，益中气之功效。

[来源]《实用图示外治疗法丛书——揉腹疗法》。

2. 处方2

[主治病症] 胃下垂。

[穴位组成] 任脉及腹部募穴。

[操作方法] 患者仰卧位，术者以一指禅沿任脉循行部位及腹部由上到下循行取穴。先以拇指偏峰推胸部任脉循行路线、患处肋间隙，或用推摩法在腹部操作，配合点揉募穴，约10分钟。分推膻中或分推腹部50~100次。掌擦两胁肋或少腹，以微热为度。循经取穴，按揉有关十二经穴位。

[来源]《实用图示外治疗法丛书——揉腹疗法》。

3. 处方3

[主治病症] 胃下垂。

[穴位组成] 提胃穴（位于中脘穴旁开4寸处。取平卧位，脐上4寸，左右旁开4寸处取穴）。

[操作方法] 术者以指腹或示指及掌、小鱼际、掌根部分着力于穴位上，做自上而下、从近端至远端的回旋揉动7~9分钟。

[来源]《实用图示外治疗法丛书——点穴疗法》。

4．处方4

［主治病症］胃下垂。

［穴位组成］上脘、中脘、下脘、气海、关元、足三里、肾俞、胃俞、肝俞、脾俞、大肠俞、三阴交、曲池、百会。

［操作方法］

（1）患者仰卧位，医者站于患者左侧或右侧，用推柔顺摩法，在关元、气海、下脘、中脘、上脘，由下而上，操作数次（3～5分钟）。然后点按中脘、上脘、足三里、三阴交等穴（3～5分钟）。

（2）患者俯卧位，医者掌揉足太阳膀胱经腧穴，自上而下数次（3～5分钟）。然后，用拇指点揉法，重点点揉肾俞、胃俞、脾俞，顺时针点揉（3～5分钟），促进运化，使胃部提升。有强烈的酸胀得气感后，再用捏脊法数次（1～2分钟）。

（3）患者坐位，医者站于患者后面，拇指拿头部，点按百会，拿肩井、曲池约3分钟，再用提拿肩胛内筋结束治疗。15天为1个疗程，一般用2个疗程。

［来源］中国民间疗法，2011，19（5）：29。

5．处方5

［主治病症］胃下垂。

［穴位组成］关元、气海、天枢、中脘、大肠俞、肾俞、胃俞、脾俞、肝俞。

［操作方法］

（1）腹部操作

1）单掌摩全腹：患者仰卧，双腿屈曲，术者立于患者右侧，右手顺时针方向摩全腹，向上力大于向下力，以患者感到温热为度，一般需6～8分钟。

2）双掌托腹：由右下向左上双手托举腹部，边托举边颤抖共举16次。向上托举时患者配合做深呼气运动，放下时吸气，以使膈肌上升，使胃在上举时能有空间容纳，以减少上举阻力。

3）穴位操作：指按点揉关元、气海、天枢、中脘，以轻揉舒适为度，指力按右下左上方向，每穴操作15分钟。

（2）背部操作：患者俯卧，全身放松，均匀呼吸，术者立于患者左侧。双掌加大拇指推揉点按大肠俞、肾俞、胃俞、脾俞、肝俞穴，每穴 15 分钟，上述操作以左侧为主，自下而上进行。治疗 7 天为 1 个疗程，1 个月治疗 2～3 个疗程。

［来源］按摩与导引，2007，23（5）：15。

二、贴敷疗法

1．处方 1

［主治病症］胃下垂。

［药物组成］附子 120g，五倍子 90g，大麻子 150g，细辛 10g。

［制法用法］将上药分别捣烂，混合研匀，装瓶备用。用时先用生姜将涌泉穴和百会穴摩擦至发热，再取上药适量，用黄酒或温水调成膏状，做成直径为 1～1.5cm 的药饼，分别敷于涌泉穴和百会穴，外用伤湿膏固定。2 天换药 1 次，3 次为 1 个疗程。

［来源］《中医贴敷治疗学》。

2．处方 2

［主治病症］胃下垂。

［药物组成］生天南星、生半夏、公丁香各 8g，白芷 10g，细辛、山奈各 6g，雄黄、乌药（醋炒）各 12g，松香、樟脑、香附各 15g，梅片 5g。

［制法用法］将上药共研为极细末，装入瓶中备用。用时取药末 10g，醋调捏成圆饼敷贴中脘穴上，胶布固定或绷带包扎。隔天换药 1 次，10 天为 1 个疗程，2 个疗程间隔 5 天。敷料保持湿润，干后用醋浇湿，适当加以熨烙效应更快。贴敷同时配合取嚏法。取嚏散由皂荚、细辛、半夏各等份组成，共研为极细末，取嚏以空心小管蘸取嚏散少许从鼻孔吹入即嚏，每天吹用 3～5 次。中病即止（局部症状减轻即可），不宜久用。

［来源］《当代中医外治妙法》。

3．处方 3

［主治病症］胃下垂。

［药物组成］鲜石榴皮 30g，升麻粉 20g。

［制法用法］上药共捣后粘连成块，做成直径 1cm 的球形物。

取 1 颗置于脐部，胶布固定，再以热水袋熨烫 30 分钟。每天 3 次，10 天为 1 个疗程。一般 3～6 个疗程可以治愈或显效。本法热熨以饭前为宜，凡高血压、冠心病、甲状腺功能亢进症、早期妊娠、咯血者忌用。

[来源]《中医外治百病千方》。

4．处方 4

[主治病症] 胃下垂。

[药物组成] 蓖麻子仁 80g，五倍子 15g，胡椒 3g，生姜 8 片。

[制法用法] 将上药捣烂成糊状，制成直径约为 1.5cm、厚为 1cm 的蓖麻五倍子饼备用。取患者百会穴，剃去穴位处头发，将药饼紧贴百会穴上，绷带包扎。每天早、晚各热熨 10 分钟左右。连续 5 个昼夜不需更换，10～20 天为 1 个疗程。

[来源]《外治秘方祛百病》。

5．处方 5

[主治病症] 胃下垂。

[药物组成] 附子 30g，五倍子 20g，蓖麻子 40g，冰片 10g。

[制法用法] 将上药共捣为膏，外贴于百会、鸠尾、中脘等穴位上，每 2 天换药 1 次，连续用药 10 次。

[来源]《中国各民族民间外治秘方全书》。

6．处方 6

[主治病症] 胃下垂。

[药物组成] 生黄芪、党参、山萸肉各 100g，吴茱萸、干姜各 30g，升麻、柴胡各 20g。

[制法用法] 将上药炒热或蒸热，装布袋外熨脐部，每天 1～2 次。

[来源]《中医贴敷治疗学》。

7．处方 7

[主治病症] 胃下垂。

[药物组成] 五倍子 25g，熟附子 15g，升麻 10g。

[制法用法] 上药共研细粉，再与蓖麻籽仁 50g 捣匀制成药膏，外敷百会、气海两穴，用敷料覆盖固定。1 周换药 1 次，连

用 6 周。

［来源］现代中医药，2010，30（4）：29。

8．处方 8

［主治病症］胃下垂。

［药物组成］黄芪 24g，升麻 18g，附子 20g，五倍子 18g，蓖麻子 30g。

［制法用法］前 4 味药混合粉碎，过 120 目筛，以蓖麻子仁捣烂和之，另加少量芝麻油和匀备用。取百会、鸠尾、胃俞、脾俞穴外敷，24 小时换药 1 次，10 次为 1 个疗程。

［来源］中医外治杂志，2001，10（5）：30。

三、体针疗法

1．处方 1

［主治病症］胃下垂。

［穴位组成］主穴：中脘、天枢；辅穴：足三里、脾俞、胃俞、内关。

［辨证配穴］合并腹部坠胀者，加以百会、公孙穴；合并心慌失眠者，加以神门穴；合并大便秘结者，加以承山、合谷穴。

［操作方法］治疗前先进行局部皮肤消毒，在患者深吸气时刺入主穴，在患者深呼气时刺入辅穴。每穴位留针 30 分钟，每间隔 10 分钟行针 1 次，连续治疗 3 个月。

［来源］中国民族民间医药，2015，10：98。

2．处方 2

［主治病症］胃下垂。

［穴位组成］百会、中脘、气海、关元、足三里。

［辨证配穴］肝胃不和加期门、阳陵泉；脾胃气虚加脾俞、胃俞。

［操作方法］百会穴，针尖沿皮下骨膜外向前平刺 4cm，采用滞针手法，以局部针感出现麻胀紧沉为主；中脘行平补平泻手法，深达 3 寸，使针感向两肋及小腹放射；气海、关元行补法，使针感向脐上放射，以升提元气；足三里施以烧山火法，令气至病所。

各穴手法后留针 20 分钟，缓缓退出，急按针孔。每天 1 次，10 次为 1 个疗程，休息 5 天，行第 2 个疗程。

[来源] 上海针灸杂志，2013，32（8）：671。

3．处方 3

[主治病症] 胃下垂。

[穴位组成] 上脘、百会、气海、中脘、脾俞、足三里、胃俞。

[操作方法] 取小艾炷压灸百会；取 1～3 寸毫针，采用平补平泻手法，上脘、气海、中脘、脾俞、足三里、胃俞穴施以温针灸，留针 30 分钟，每天 1 次。10 天为 1 个疗程，2 个疗程间隔 1 天。

[来源] 亚太传统医药，2016，12（8）：104。

4．处方 4

[主治病症] 胃下垂。

[穴位组成] 中脘、梁门、天枢；脾俞、胃俞、肝俞、胆俞；内关、合谷、风池、百会、上星；阴陵泉、阳陵泉、足三里、三阴交。

[操作方法] 患者取仰卧位，选取 0.25mm×40mm 的毫针，常规穴位消毒后，中脘、胃俞相对斜刺 0.5～1.0 寸，施以平补平泻手法；风池、百会、上星，施以平补平泻手法；后针刺双侧阴陵泉、阳陵泉、足三里、三阴交，采用捻转补法，使针感传至患者腹部并有热感为度，每穴 3～5 分钟；再针刺左侧梁门、双侧的天枢、内关和合谷，采用平补平泻，留针 30 分钟；肝俞、胆俞、脾俞，采用平补平泻法。

[来源] 中华针灸电子杂志，2015，4（5）：215-216。

四、芒针疗法

1．处方 1

[主治病症] 胃下垂。

[穴位组成] 巨阙透左肓俞。

[操作方法] 应用芒针疗法。患者取仰卧位，常规消毒后，选用 0.45mm×175mm 芒针，自巨阙穴快速刺入皮下，针体沿皮下缓缓向左肓俞穴横刺，待针尖刺至左肓俞穴下方时，医者手持针

柄与皮肤成 30°缓慢上提，以医者手下有重力感，患者脐周与下腹部有上提感为好。提针速度宜慢，每次治疗，提针 15 分钟，再卧床休息留针 10 分钟。

[来源]中国现代药物应用，2011，5（3）：87。

2．处方 2

[主治病症]胃下垂。

[穴位组成]巨阙穴。

[操作方法]患者平卧，放松腹肌，局部皮肤常规消毒后，取 0.35mm×200mm 芒针，由巨阙穴刺入，约与皮肤成 30°，沿皮下捻转进针透至脐左侧 0.5 寸处。待患者有腹胀及下腹上抽感，术者提针有重力感时，改为 15°，不做捻转，缓慢提针 40 分钟，出针前行抖动手法 10～15 次，然后出针。针后平卧休息 2 小时，隔天 1 次，10 次为 1 个疗程。

[来源]上海针灸杂志，2010，29（1）：23。

3．处方 3

[主治病症]胃下垂。

[穴位组成]胃愈穴（剑突下 1 寸，旁开 5 分）、胃乐穴（水分上 0.2 寸，旁开 4 寸）、提胃穴（中脘旁开 4 寸）、足三里（双）、百会。

[操作方法]选用 0.32～0.35mm（30～31 号）芒针，31 号 2 寸毫针。

（1）重度下垂：以双侧胃乐穴为针刺的起点，针尖向阴交穴透刺 6～9cm，每天 1 次，每次上移 0.3cm，逐步上移，针刺也逐步加深。当移到提胃穴时，针尖斜向天枢穴，深度也达到 9～12cm，这时，针刺点再沿肋弓下缘成弧形逐步上移，约针刺 1 个月（30次），针刺点即能移到胃愈穴处，此时应向下平刺 12～15cm，此点即痊愈的终点，经 X 线检查，胃底部在髂嵴连线以下 2cm 以内者，即可停止治疗。

（2）中度下垂：针刺以提胃穴为起点，依上法上移到痊愈的终点胃愈穴，经 X 线检查，胃底部与髂嵴连线相平时，即可停针。

（3）轻度下垂：从胃愈穴沿皮向下平刺 12～15cm，经 X 线检查，胃底部与髂嵴连线相平时，即可停针。每次针刺角度必须适当，深浅必须适宜，针刺时患者自述胃部有上提感，方可留针30分钟，期间提插行针2～4次，每次行针要求患者自觉胃部有上提感才能产生效果。足三里针刺行补法，百会用灸法，留针30分钟。针刺前让患者准备好腹带，垫于患者腰部，起针后，医者用手掌从患者脐下向上推移胃底，再将腹带扎好，让患者慢慢起来，尽量减少活动。每天针刺1次，14次为1个疗程，疗程中间休息3天。2个疗程后统计疗效。

［来源］四川中医，2009，27（9）：112。

4．处方4

［主治病症］中重度胃下垂。

［穴位组成］中脘透左侧天枢。

［操作方法］患者仰卧，消毒患者腹部穴位，取8寸长芒针，自中脘右侧0.5cm处进针，沿皮刺入，向左侧天枢方向缓缓推进，直至针尖到达天枢下2～3cm处止。令患者双下肢屈曲，腹部放松，医者用右手在患者胃底部深压并向上推，左手轻捻芒针针柄造成轻度滞针并持针柄轻轻上提。右手上推，左手上提，使胃部产生饱胀感，留针20分钟。针刺结束后用腹带束紧胃底部，隔天1次，10次为1个疗程。

［来源］辽宁中医药大学学报，2009，11（1）：145。

五、艾灸疗法

1．处方1

［主治病症］脾胃虚弱所致胃下垂。

［穴位组成］神阙。

［药物组成］黄芪15g，丹参15g，党参15g，白术10g，枳壳10g，白芍10g，当归10g，生姜10g，升麻6g，柴胡6g。

［制法用法］以上10味共研细末，装瓶备用。取药末10g左右填敷于脐孔，铺平呈圆形，直径为2～3cm，再用8cm×8cm的胶布贴紧，在其上放一圆形金属盖，每天隔金属盖艾灸1次，连灸3壮，隔3天换药1次。

[来源]《百病外治法3000方》。

2．处方2

[主治病症]胃下垂。

[穴位组成]中脘、下脘、气海、天枢、内关、足三里、梁丘。

[操作方法]取生姜一块，切成厚约0.3cm姜片，中间用针穿刺数孔。施灸时，将其放在穴区，置大或中等艾炷放在其上，点燃。待患者有局部灼痛感时，略提起姜片，或更换艾炷再灸。一般每次灸5～10壮，以局部潮红为度。每天1次，10次为1个疗程。

[来源]上海针灸杂志，2010，29（4）：221。

3．处方3

[主治病症]胃下垂。

[穴位组成]①气海、足三里、脾俞；②中脘、肾俞、关元；③命门、胃俞、章门。

[药物组成]天灸散（细辛、白芥子、甘遂、麝香、丁香等按比例共研细末）。

[操作方法]将天灸散用姜汁调成1cm×1cm×1cm的药饼，用5cm×5cm胶布贴于穴位上，分别于每年三伏天即初伏、中伏、末伏将天灸散敷贴于穴位上，每次1组，3组交替使用，每次贴药3～6小时，连续治疗3天为1个疗程。治疗期间嘱患者戒酒，忌食油腻、生冷食物，餐后尽量平卧30分钟，平时加强腹肌锻炼。

[来源]现代中西医结合杂志，2010，19（3）：309-310。

4．处方4

[主治病症]脾胃气虚型胃下垂。

[穴位组成]第1组穴百会、气海、足三里；第2组穴中脘、脾俞、胃俞。

[操作方法]患者仰卧位，在安静状态下全身放松。上午灸第1组穴，下午灸第2组穴。每穴10～15分钟，施以艾卷温和灸，以得气为度，如出现酸、麻、胀、重、扩散、蚁行感等，尽量达到表面不热深部热、局部不热腹部热。Ⅱ度胃下垂用隔姜灸效果

更佳，每穴 5 壮。每天治疗 2 次，15 天为 1 个疗程，2 个疗程间休息 1 周，共治疗 1～3 个疗程。

[来源]中国针灸，2006，26（12）：895。

5．处方 5

[主治病症]胃下垂。

[穴位组成]百会、合谷、中脘、气海、足三里等穴。

[操作方法]用清艾条在上述穴位施行温和灸或雀啄灸，使患者局部有温热感而无灼痛，一般每穴灸 5～10 分钟，至皮肤稍红晕为度，每天施灸 1 次，10 次为 1 个疗程，2 个疗程间休息 5 天。一般治疗 2～3 个疗程。

[来源]针灸临床杂志，2006，（5）：44。

六、耳穴压籽疗法

1．处方 1

[主治病症]胃下垂。

[穴位组成]耳穴：胃、脾、肾、肺。腹胀加腹、三焦。

[辨证配穴]泛酸嗳气加肝、胆；便秘、便溏加大肠、直肠上、三焦；失眠加神门。

[操作方法]用王不留行籽贴压，两耳交替使用，每周 3 次。并用光电磁疗法，将前探头分别交替置于中脘、关元、足三里、天枢、肓俞、气海；后探头分别置于胃俞、脾俞、肾俞。每次 30 分钟，隔天 1 次，均治疗 1 个疗程。

[来源]《当代中医外治妙法》。

2．处方 2

[主治病症]胃下垂。

[穴位组成]胃、肝、交感、神门、皮质下、内分泌穴。

[操作方法]用 75%酒精棉球消毒耳郭，采用王不留行籽两耳交替贴压，并嘱患者每天按压耳穴 3 次，每穴按压 15 次，每次 5 分钟，隔天换贴 1 次。

[来源]国医论坛，2016，31（1）：28。

七、中药兜肚疗法

1．处方1

[主治病症] 肝胃不和、胃肠停饮等所致胃下垂。

[药物组成] 三棱、莪术各 15g，肉桂 10g，陈艾叶 45g，木香、草果、公丁香各 10g，水仙子 15g，红花 15g，高良姜 12g，砂仁 6g。

[制法用法] 上药共研末。用三尺布折成双层，内铺棉花，将药末铺于棉花中间，用线缝好，防止药末堆积和漏出。日夜兜在胃脘部，于胃痛易发季节开始使用，连用 6 个月或至病愈。每月换药末 1 次。

[来源]《当代中药外治临床大全》。

2．处方2

[主治病症] 中气下陷所致胃下垂。

[药物组成] 葛根 30g，山药、黄芪、党参、五味子各 15g，肉桂、木香、草果各 5g。

[制法用法] 共研细末，装入双层布袋中用线缝好，日夜兜在胃脘部，每剂可用 1 个月，连续 2～3 个月。本方可补中益气。

[来源]《中国民族民间特异疗法大全》。

八、穴位注射疗法

[主治病症] 胃下垂。

[穴位组成] 膈俞、脾俞、中脘、气海（或关元）。

[药物组成] 黄芪注射液。

[操作方法] 穴位常规消毒后，用一次性 7 号针头注射器，抽取黄芪注射液，对准穴位，快速刺入皮下，然后缓慢进针，待得气后，回抽无血，将药液注入，每穴注入 1ml。每天 1 次，2 周为 1 个疗程，2 个疗程间隔 5 天。

[来源] 中国针灸，2001，21（3）：149。

九、穴位埋线疗法

1. 处方1

[主治病症] 胃下垂。

[穴位组成] 足三里、上巨虚。

[操作方法] 先将 0 号羊肠线在无菌操作下剪至 6～7cm，钳夹两端成一圆圈，正中套入埋线针送线钩内，左手持钳拉紧肠线，右手持针以 35°～45°从上巨虚穴进针，透向足三里穴，再进针 0.5cm，将针退出，按压针眼 1 分钟。一侧进行完毕后，再如上述方法进行另一侧。Ⅰ度胃下垂者，一般治疗 1 次，Ⅱ度胃下垂者需 2～3 次，Ⅲ度胃下垂者需 3～4 次以上。每次埋线间隔时间视病情和肠线吸收情况灵活掌握，一般为 25～30 天。

[来源]《内病外治精要》。

2. 处方2

[主治病症] 胃下垂。

[穴位组成] 上脘透中脘，天枢透胃上，脾俞透胃俞、足三里。

[辨证配穴] 气滞加肝俞；血瘀加膈俞；便秘加大肠俞。

[操作方法] 患者平卧，医者站于患者一侧，所取穴位用拇指指甲按压表皮做进出针点十字标记，用聚维酮碘常规消毒后，在标记点处用 2%盐酸利多卡因做皮内麻醉，用大号三角皮针及 3 号免煮羊肠线从局麻点刺入皮下 0.5～1.5cm（可根据不同穴位及患者的胖瘦而定），穿过穴位从对侧局麻点穿出，将线头剪断，使羊肠线完全埋入皮下组织，用苯扎氯铵贴贴敷针眼 5～7 天。一般 2 个月埋置 1 次，重度胃下垂可连埋 3～5 次。

[来源] 山东中医杂志，2009，28（1）：45。

十、拔罐疗法

1. 处方1

[主治病症] 胃下垂。

[穴位组成] 梁门。

[操作方法] 嘱患者仰卧，取脐上 4 寸，前正中线旁开 2 寸处。

单纯拔罐，留罐 10～20 分钟，每隔 1～2 天 1 次。

[来源]《实用图示外治疗法丛书——拔罐疗法》。

2. 处方 2

[主治病症] 胃下垂。

[穴位组成] 百会、中脘、气海、命门。

[操作方法] 取百会、中脘、气海、命门，行针刺捻转补法，神阙拔罐，酌情选脾俞、胃俞、肾俞、内关、足三里，针后在中脘、脾俞、胃俞穴上拔罐，留罐 10～15 分钟，留针 30 分钟，隔天 1 次，10 次为 1 个疗程，2 个疗程间休息 4 天，共观察 3 个疗程。

[来源] 山西中医，2005，21（3）：36。

十一、刮痧疗法

[主治病症] 胃下垂。

[穴位组成] 梁门。

[操作方法] 嘱患者仰卧，以枳木刮痧板刮拭梁门 60～80 次，刺激程度为轻度至重度。

[来源]《实用图示外治疗法丛书——刮痧疗法》。

【现代研究】

1. 山东中医药大学张优优应用腹部多穴位使用电针治疗胃下垂

（1）方法：在针刺前准备电针上连接多个穴位所需要的小工具，取 5 根约 15cm 长带夹子的电针用电线，将 5 根电线断端金属丝拧一起，并包上绝缘胶带固定，成品约成"火"字形。主要治疗穴位取百会、中脘、腹哀、天枢、气海、足三里。操作方法：患者仰卧，穴位进行常规消毒，取 0.30mm×40mm 毫针，百会穴平刺，在皮下提插捻转得气后再取其他穴位，均常规直刺至得气。将"火"字形电线的五个夹子分别连接在中脘、腹哀（双）、天枢（双）上，再把电针的一极连中脘，另一极连气海，电针采用直流电、疏密波，强度以患者腹肌出现收缩且能耐受为度，持续刺激 25～30 分钟。以此法每天治疗 1 次，10 天为 1 个疗程，2 个疗程间隔 3~5 天。

（2）结果：在 11 例患者中，6 例痊愈，4 例显效，1 例有效。在腹部多穴位使用电针治疗胃下垂效果显著，且疗效与患者胃下垂程度有关 ［江西中医药，2014，45（3）：61-62］。

2. 湖北省鄂州市中医医院陈燕琴应用电针配合艾灸治疗胃下垂

（1）方法：电针、艾灸隔天交替进行治疗。电针取穴为天枢、中脘、上巨虚（双）、下巨虚、足三里、脾俞、胃俞、肾俞，每天取穴 4~5 处，交替取穴，使用连续波、连续频率，电针每次 25~30 分钟，10 次为 1 个疗程，每个疗程结束后休息 3 天，再行第 2 个疗程，一般以 3 个疗程为限。隔天施以艾灸，艾灸取穴以关元、神阙、足三里为主，每次艾灸时间为 30 分钟。

（2）结果：采用电针配合艾灸治疗胃下垂 51 例，取得满意效果 ［中国中医药现代远程教育，2013，11（13）：47-48］。

3. 江苏省海门市人民医院张益辉应用针刺配合隔药饼灸治疗胃下垂

（1）方法：针刺治疗取中脘、天枢、百会、足三里(双)、三阴交(双)。常规消毒后，采用 0.25mm×40mm 毫针进行针刺，中脘、天枢向脐中透刺后行捻转补法，足三里、三阴交直刺后行捻转补法，百会行平补平泻，留针 30 分钟。每天 1 次，20 天为 1 个疗程。隔药饼灸：取神阙穴，将蓖麻子、附子、肉桂各等份研成细粉备用，取药粉约 10g，用黄酒调制成厚 0.5cm 的药饼，置于患者神阙穴上，在药饼上放置直径 2.5cm，高 2.0cm 的圆锥形艾炷点燃，连续灸 5 壮，以患者感到有热气向脐内渗透为宜，灸毕用纱布将药盖上，用胶布固定。每天 1 次，20 天为 1 个疗程。

（2）结果：40 例患者中痊愈 15 例，显效 16 例，好转 8 例，无效 1 例，总有效率为 97.5% ［上海针灸杂志，2013，32（3）：213-214］。

4. 湖北省孝感市中医医院陈晓谦应用温针灸治疗胃下垂

（1）方法：取百会、中脘、天枢、关元、足三里、三阴交、脾俞、胃俞。操作：患者先取俯卧位，穴位常规消毒，针刺脾俞、胃俞，得气后不留针；然后取仰卧位，中脘、天枢、关元、足三里穴，进针 1～1.5 寸，得气后，针柄上套 1 寸长艾炷点燃，行温针灸，每次每穴温针灸灸 3～5 壮。百会穴向后平刺 1～1.5 寸，三阴交直刺 1～1.5 寸。留针 30 分钟，每天 1 次，10 次为 1 个疗程，2 个疗程间隔 2～3 天。

（2）结果：36 例患者中治愈 21 例，占 58.3%；显效 6 例，占 16.7%；有效 7 例，占 19.4%；无效 2 例，占 5.6%；总有效率为 94.4%［湖北中医杂志，2012，34（3）：68］。

5. 济宁市任城区中医院李运峰应用芒针治疗胃下垂

（1）方法：患者平卧，放松腹肌，局部皮肤常规消毒后，取 0.35mm×200mm 芒针，由巨阙穴刺入，约与皮肤成 30°，沿皮下捻转进针透至脐左侧 0.5 寸处。待患者有腹胀及下腹上抽感，术者提针有重力感时，改为 15°，不做捻转，缓慢提针 4～10 分钟，出针前行抖动手法 10～15 次，然后出针。针后平卧休息 2 小时。隔天 1 次，10 次为 1 个疗程。

（2）结果：治疗组总有效率明显高于对照组（$P < 0.05$）［上海针灸杂志，2010，29（1）：23-24］。

6. 福建医科大学附属漳州市医院体检中心林华东应用电针配合隔姜灸治疗胃下垂

（1）方法：电针取中脘、下脘、气海、天枢、内关、足三里、梁丘。针具选 0.30 mm×50mm 毫针。刺气海时，针尖稍偏上方，使针感传导向上，得气后徐徐向上，使有提胃之感；刺中脘可透刺下脘，针感可使上腹部有抽胀沉重感；刺天枢则向气海、关元方向斜刺，令患者自觉胃有收缩感为宜；刺足三里、梁丘向上斜刺，使酸胀感向上扩散。手法均用补法，各穴得气后接上电针仪，选疏密波，留针 30 分钟。针刺后嘱患者卧床休息 10～20 分钟。每天 1 次，10 次为 1 个疗程。隔姜灸：取生姜一块，切成厚约 0.3cm 姜片，中间用针穿刺数孔。施灸时，将其放在穴区，置大或中等艾炷放在其上，点燃。待患者有局部灼痛感时，略略提起姜片，或更换艾炷再灸。一般每次灸 5～10 壮，以局部潮红为度。艾灸取穴同以上电针所取穴位。每天 1 次，10 次为 1 个疗程。两种方法同时使用。1 个疗程后休息 1 天。连续治疗 3 个疗程后评定疗效。其间避免饮食生冷，或过饱及餐后运动。

（2）结果：治疗组治愈率为 56%，总有效率为 92%；对照组治愈率为 36.4%，总有效率为 90.9%。两组治愈率比较差异有统计学意义（$P<0.05$）。电针配合隔姜灸治疗胃下垂治愈率高于单纯电针治疗［上海针灸杂志，2010，29（4）：221-222］。

7．南阳市中心医院王山应用芒针配体针治疗中重度胃下垂

（1）方法

1）芒针治疗：患者仰卧，消毒患者腹部穴位，取 8 寸长芒针，自中脘右侧 0.5cm 处进针，沿皮刺入，向左侧天枢穴方向缓缓推进，直至针尖到达天枢穴下 2～3cm 处止。令患者双下肢屈曲，腹部放松，医者用右手在患者胃底部深压并向上推，左手轻捻芒针针柄造成轻度滞针并持针柄轻轻上提。右手上推，左手上提，使胃部产生饱胀感，保持 20 分钟取针。针刺结束后用腹带束紧胃底部，隔天 1 次，10 次为 1 个疗程。

2）体针治疗：取百会、中脘、天枢、气海、足三里、三阴交、内关。穴位常规消毒后，取 0.30mm×40mm 毫针刺入，行补法。得气后连电针仪，用连续波低频通电 30 分钟，隔天 1 次，同芒针交替进行，10 次为 1 个疗程。休息 3 天进行下 1 个疗程，3 个疗程后统计疗效。治疗期间注意少食多餐，每餐后臀部垫高平躺 30 分钟，配合锻炼腹部肌群，可辨证口服补中益气丸和助消化的中药，同时调整情绪，避免抑郁，树立战胜疾病的信心。

（2）结果：54 例患者中，痊愈 19 例，显效 22 例，好转 8 例，无效 5 例，总有效率为 90.7%。芒针配合体针治疗中重度胃下垂，能提升胃体，改善症状，疗效确切，可作为治疗中重度胃下垂的一种方法［辽宁中医药大学学报，2009，11（1）：145］。

8．福建省晋江市永和镇卫生院许宏吉应用穴位注射配合中药治疗胃下垂

（1）方法

1）穴位注射。主穴：胃俞、脾俞、足三里；配穴：中脘、气海、关元。每次依次取 2 个主穴和 2 个配穴，左右交替进行。患

者根据需要充分暴露穴位，局部消毒后迅速进针刺入穴位皮下，得气后回抽无血即注入药液，每穴每次用药（三磷酸腺苷二钠注射液）1ml（10mg），共4ml，每天1次，10次为1个疗程，2个疗程间隔3～5天，共进行3个疗程。

2）中药治疗。自拟益气养阴汤：黄芪30g，党参10g，枳壳10g，沙参15g，麦冬15g，生地黄12g，玉竹10g，白芍10g，红花6g，桃仁10g，当归10g，炙甘草6g。兼有便秘者加麻仁12g；腹痛甚者加延胡索10g；泛酸者加海螵蛸、浙贝母各10g；恶心呕吐者加姜半夏12g，苏叶10g；腹泻者加补骨脂12g，石榴皮15g，每天1剂，煎2次，10剂为1个疗程，共服用3个疗程。一般治疗包括易消化高营养饮食，少吃多餐、定时定量，饭后短时间卧床休息并避免运动，加强体育锻炼等。

（2）结果：本组痊愈8例，有效13例，无效2例，总有效率为91%。治疗过程中未发现不良反应，如需巩固疗效，可再治疗1～2个疗程以防止复发［现代中西医结合杂志，2009，18（31）：3854-3855］。

9. 湖北省鄂州市中医医院陈燕琴运用电针配合艾灸治疗胃下垂

（1）方法：电针、艾灸隔天交替进行治疗。电针取穴为天枢、中脘、上巨虚（双）、下巨虚、足三里、脾俞、胃俞、肾俞，每次取穴4～5处，交替取穴，使用电针治疗仪，使用连续波、连续频率，电针每次25～30分钟，10次为1个疗程，每个疗程结束后休息3天，再行第2个疗程，一般以3个疗程为限。隔天施以艾灸，艾灸取穴以关元、神阙、足三里为主，每次艾灸时间为30分钟。

（2）结果：51例患者中，基本治愈29例，占56.8%；显著疗效10例，占19.6%；好转8例，占15.6%；无效4例，占7.8%。有效率为92.2%［中国中医药现代远程教育，2013，11（13）：47-48］。

第15章　急性胃肠炎

【概述】　急性胃肠炎是一种集急性胃炎和急性肠炎两者特点为一体的疾病，是由细菌、病毒、毒素、化学物质等多种不同原因引起的胃肠道急性弥漫性炎症。本病多发于夏秋季节，发病急骤，病前 24 小时内多有饮食不节/洁史。本病属于中医学的"胃脘痛""呕吐""腹痛""泄泻""霍乱"等范畴。

【病因病理】　现代医学认为急性胃肠炎多因饮食不当或食入被细菌或病毒污染的食物引起。本病机制多为细菌、病毒、真菌、寄生虫等侵入人体，并在人体中繁殖，造成肠道菌群失调，引起肠黏膜炎症，并导致其完整性受到破坏，大量水、电解质渗出加上肠蠕动加快而致病。本病病理表现为胃肠黏膜充血、水肿、炎症细胞浸润、渗出等。

中医认为本病多因外感风、寒、暑、湿等邪气，或冒犯秽浊之气，或饮酒过量、暴饮暴食、过食生冷、过食辛辣醇酒、肥甘不洁之物等引起，其中内伤饮食为主要病因。本病病机为脾胃素虚、感受外邪或饮食不慎而损伤脾胃，导致脾失运化、胃失和降、胃肠清气不升、浊气不降、邪秽阻滞于中焦、清浊相干、壅塞气机而发病。本病病机主要在于脾胃升降功能失常。本病以脾胃功能素虚为本，外邪、食伤为标，为本虚标实之证。病位在胃肠，与肝、脾相关。

【临床表现】　本病临床表现以胃及肠道症状为主，可表现为恶心、呕吐、阵发性腹部绞痛、发热、腹泻、腹胀等；吐泻严重者可导致脱水、电解质紊乱、酸中毒，甚至休克。查体可有腹部或脐周轻度压痛，腹部听诊可闻及肠鸣音亢进。

【外治法】

一、贴敷疗法

1．处方1

[主治病症] 急性肠炎。

[药物组成] 丁香、肉桂、细辛、胡椒、五倍子、吴茱萸各1.5g，黄连、车前子各2g，樟脑、冰片各1g。

[制法用法] 将上药共研细末，凡士林调膏，贴敷脐部，纱布固定，24小时换药1次，3天为1个疗程。病情重者可配合输液。

[来源]《当代中医外治妙法》。

2．处方2

[主治病症] 急性肠炎。

[药物组成] 花椒、山楂、砂仁、茯苓、白术、小茴香、苍术、黄连、吴茱萸、肉桂、广木香各10g。

[制法用法] 将上药共研为极细末，装入干净瓶内密闭备用。用时先将肚脐洗净，取药末5～6g，置于2～3层纱布中部，外贴神阙穴，胶布固定，隔天换药1次。

[来源]《当代中医外治妙法》。

3．处方3

[主治病症] 脾胃虚寒型急性胃肠炎。

[药物组成] 白胡椒2份，肉桂1份，丁香1份。

[制法用法] 上述3味药共研成细末，每次用取粉1～2g，水调成膏，敷肚脐，外用胶布固定，1～2天换药1次。

[来源]《内病外治敷贴灵验方集》。

4．处方4

[主治病症] 急性胃肠炎。

[药物组成] 木鳖子5个，丁香5个，麝香0.3g。

[制法用法] 前2味研细末，米汤调糊作膏置麝香于膏中，敷肚脐，外以膏药贴紧。

[来源]《内病外治敷贴灵验方集》。

5. 处方 5

[主治病症] 急性胃肠炎。

[药物组成] 食盐适量。

[制法用法] 炒热，布包裹熨背腹。

[来源]《内病外治敷贴灵验方集》。

6. 处方 6

[主治病症] 湿热性腹泻。

[药物组成] 车前草、鬼针草、石榴皮、甘草、滑石粉各适量。

[制法用法] 将上药共捣烂，加入滑石粉调成膏状，敷贴于脐部，每天 1 次，7 次为 1 个疗程。

[来源]《中国各民族民间外治秘方全书》。

7. 处方 7

[主治病症] 寒湿困脾、肠道湿热、食滞肠胃型急性胃肠炎。

[药物组成] 肠安散（黄连、黄柏、地榆、冰片、肉桂等药物）。

[制法用法] 上药捣碎敷于脐部，每次 2g，每天 1 次。

[来源] 中医外治杂志，2003，12（2）：8。

8. 处方 8

[主治病症] 急性胃肠炎。

[药物组成] 大黄、黄芩、黄柏、黄连各 125g。

[制法用法] 上药研磨后加热水拌匀成糊状，置 20cm×15cm 透明塑料纸上摊成饼状，厚度约 2cm，表面涂以蜜糖，将其四周反折后敷于下腹部，用腹带包扎好后上置温度为 50～60℃的热水袋，20～30 分钟后取下热水袋继续敷 6 小时以上，每天 1 次。

[来源] 新中医，2009，41（12）：65。

9. 处方 9

[主治病症] 急性胃肠炎。

[药物组成] 细辛、白芥子、延胡索、甘遂、生姜汁。

[制法用法] 细辛、白芥子、延胡索、甘遂适量，由生姜汁配制。使用时，先用 75%酒精消毒脐周皮肤，取黄豆粒大小药膏，用无菌胶布贴敷在中脘、天枢穴。贴敷时间不超过 30 分钟，以皮

肤温热发红则可。贴敷需注意患者个人感觉，如不能耐受，则立刻停止。

[来源] 新中医，2016，48（5）：91。

10．处方 10

[主治病症] 急性胃肠炎。

[药物组成] 炒山药、泽泻。

[制法用法] 炒山药、泽泻研为细末，制成膏药，外敷神阙，每 24 小时更换 1 次。腹痛重者加敷足三里。

[来源] 山东医药，2002，42（24）：67。

二、足浴疗法

[主治病症] 急性腹痛腹泻，或因脾胃虚寒所致的完谷不化，或因饮食积滞所致的腹泻。

[药物组成] 鲜野艾（或艾叶）250～300g。

[制法用法] 鲜野艾（或艾叶）洗净后切碎加水 1500～2000ml，煎汁过滤去渣，趁热置脚盆内洗两足。每次 10～15 分钟为宜，水冷再加热重复熏洗。一般每天 3～5 次。

[来源]《中国各民族民间外治秘方全书》。

三、体针疗法

1．处方 1

[主治病症] 急性胃肠炎。

[穴位组成] 天枢（双）、上巨虚（双）。

[操作方法] 根据针刺部位肌肉丰满浅薄的不同，分别选用 1～4 寸不锈钢毫针。穴位常规消毒后，直接刺到相应深度，得气后行提插捻转手法，以患者能耐受为度，留针 30 分钟，留针期间每 10 分钟行针 1 次。

[来源] 中国热带医学，2010，10（9）：1137。

2．处方 2

[主治病症] 急性胃肠炎。

[穴位组成] 足三里（双）、内关（双）、中脘。

[辨证配穴]发热者加曲池（双）；伴头痛头晕者加合谷（双）；伴转筋者加两侧承山穴。

[操作方法]风寒型、脾胃虚寒型和伤食型针用补法，同时加温针灸（将点燃的艾条火头置于距皮肤1寸的针柄侧面），以患者感到穴位有温热感为度。行针时将火头离开针柄，待针稍冷后行之。每10分钟行针1次，留针30分钟。湿热型针刺用泻法，不灸，每10分钟行针1次，留针30分钟。

[来源]针灸临床杂志，2003，19（2）：14。

3．处方3

[主治病症]急性胃肠炎。

[穴位组成]足三里、胃俞、大肠俞、天枢。

[辨证配穴]腹胀加中脘穴；腹泻加天枢穴；呕吐加上脘、内关；发热加曲池、大椎。

[操作方法]通过补泻手法在胃俞、大肠俞、天枢穴针灸，通过平补平泻法在足三里穴位针灸。

[来源]实用中医内科杂志，2013，27（7）：154。

4．处方4

[主治病症]急性胃肠炎。

[穴位组成]足三里、上巨虚、内关、公孙。

[操作方法]用28号1.5～2.0寸不锈钢毫针快速刺入皮下，进针深度为1～1.5寸，用提插捻转手法，使局部有酸麻胀感，留针20～30分钟后起针，留针期间每10分钟行针1次，以加强针感。

[来源]中国中医急症，2012，21（12）：2004。

四、推拿按摩疗法

1．处方1

[主治病症]急性胃肠炎。

[穴位组成]主穴：中脘、阿是穴（少腹正中线，脐下0.5cm处）、足三里、神阙、内关。配穴：天突、公孙、脾俞、合谷、太溪。

[操作方法]每次主穴2个，配穴3～4个。手法先指压、后

揉按，以轻重轻的顺序，每个穴位不少于 1 分钟。胃脘痛重或胃区不适者，足三里穴必用，并重按该穴 1 分钟以上；腹泻重者，阿是穴必用，并重按阿是穴 1 分钟以上；呕吐重者内关，中脘必用，并重按两穴 1 分钟以上；有低热者加大椎穴。初诊每隔 20 分钟按摩 1 次，共治疗 2 次。

[来源] 按摩与导引，1991，3：35。

2．处方 2

[主治病症] 急性胃肠炎。

[穴位组成] 公孙、内庭、劳宫、神阙、下脘、天枢。

[操作方法]

（1）患者仰卧：医者站于床尾，双拇指按揉公孙、内庭穴各 2～3 分钟，足三里 2 分钟。医者站其右侧。以右手掌贴附于脐部，掌心劳宫穴正对神揉穴。左手掌附于右手背上，以助其力，以脐为中心，逆时针方向轻之。动作宜轻，频率宜缓，压力渐增，旋转幅度逐渐扩大，时间约 15 分钟。点揉下脘、天枢穴各 1～2 分钟。

（2）患者俯卧：双手拇指点揉脾俞、大肠俞，各 1～2 分钟。伤食泻，重用内庭，以公孙辅之；寒泻，减内庭，而重用公孙；伴恶心呕吐，掌重按前臂内侧数分钟。整个疗程 30～35 分钟。

[来源] 内蒙古中医药，2007，（10）：17。

3．处方 3

[主治病症] 急性胃肠炎。

[穴位组成] 主穴泄泻点，配穴胃肠点（位于手掌心最痛点，一般男左女右）。

[操作方法] 治疗时用拇指腹、指甲尖或按摩棒强力按压或依顺时针方向揉按，每穴每次 2～3 秒，共 6 次，间隔 2～3 秒后再继续，如此共 6 次，时间一般为 5～10 分钟。

[来源] 中国民间疗法，1999，4（4）：22。

4．处方 4

[主治病症] 急性胃肠炎。

[穴位组成] 合谷（双）、曲池、尺泽（双）、天枢、十宣、胆俞、脾俞、胃俞、肾俞、三焦俞、大肠俞。

［操作方法］

第一步：按揉合谷（双），拿曲池、尺泽（双）及（或）加按揉天枢。

第二步：上法 1～2 分钟后无效，则加用指推法或持法顺上肢手三阳、手三阴经自上而下推至十指端后掐十宣穴约 5 秒。

第三步：加上法 1～2 分钟后无效，加用一指禅推法或按揉法对胆俞、脾俞、胃俞、肾俞、三焦俞、大肠俞进行刺激。

［来源］海南医学院学报，2004，10（6）：406-407。

5．处方5

［主治病症］急性胃肠炎。

［穴位组成］上脘、中脘、下脘、建里、神阙、气海、天枢、外陵、水道、足三里、阴陵泉、脾俞、胃俞、大肠俞。

［操作方法］患者仰卧位，医者坐于患者右侧，双手示指、中指、环指分别循顺时针方向按揉患者上脘、中脘、下脘、建里、神阙、气海各穴，约 15 分钟，其中气海穴可持续 15～20 分钟，双手平行以示指、中指、环指顺时针按揉两侧的天枢、外陵、水道等穴 5 分钟，让患者屈膝，医者双手拇指点揉双侧足三里穴，按揉阴陵泉穴，每穴约 1 分钟，患者俯卧位，医者双手拇指重叠，点按脾俞、胃俞、大肠俞穴，每穴约 30 秒，以患者能耐受为度，每天治疗 1 次。

［来源］中国民间疗法，2003，11（10）：19。

6．处方6

［主治病症］急性胃肠炎。

［穴位组成］足反射区：肾、输尿管、膀胱、肾上腺；结肠炎者加升结肠、横结肠、降结肠、小肠；胃炎者加胃、十二指肠、胰。

［操作方法］用按摩棒或屈曲的指关节沾按摩膏按压、推拿反射区（最好在反射区内找敏感点或阳性物），每个反射区按压 3～5 分钟，轻者每天 1 次，重者每天 2 次，根据患者的体质，壮者手法可重一点，弱者或儿童手法宜轻按，按摩结束后 30 分钟内，饮用温开水 300～500ml。

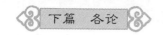

［来源］上海针灸杂志，2004，2（7）：27。

五、艾灸疗法

1. 处方1

［主治病症］急性胃肠炎。

［穴位组成］神阙。

［操作方法］先用 75%酒精棉球将患者脐孔消毒，然后将食盐放入脐孔，以填平为度，上置厚 0.3～0.4cm 鲜姜片一枚（姜片以三棱针扎数个小孔），将约枣粒大小艾炷置于姜片上点燃灸之，待艾炷徐徐燃至将尽时，另换一壮再灸。如感到灼痛，可移至天枢穴灸之，一般 3～8 壮（视病情而定）。

［来源］中国针灸杂志，2002，22（11）：744。

2. 处方2

［主治病症］急性胃肠炎。

［穴位组成］足三里、神阙。

［操作方法］患者取仰卧位，暴露脐部，在双膝下放一枕头使膝微屈。首先以纯白干燥的食盐（以青盐为佳）填平脐孔，再取一厚度为 0.2cm、直径略大于脐孔、中间以针刺数孔的姜片放于盐上，最后取一大小适宜的艾炷置于姜片上，开始施灸。1 次灸 5壮，每天 1 次。将艾条一端点燃，对准足三里穴，距 0.5～1.0 寸进行熏灸，使患者局部有温热感即可，待温热感消失后继续施灸，一般每侧穴灸 10～15 分钟，隔天施灸 1 次，5 天为 1 个疗程，一般需治疗 1～2 个疗程。

［来源］中医外治杂志，2007，16（4）：50。

六、耳穴压籽疗法

［主治病症］急性胃肠炎。

［穴位组成］交感、大肠、小肠、直肠为主穴，腹、脾、胃、三焦为配穴。

［操作方法］每次只取一侧耳穴，施术部位常规消毒，将王不留行籽用 75%酒精溶液消毒，晾干后粘于 0.5cm×0.5cm 的医用脱

敏胶布上，贴压于上述耳穴上，用直压或按揉法，按揉时以有疼痛（病理性锐痛）、麻热感为得气，每穴 3～5 分钟。

[来源] 社区医学杂志，2006，4（2）：58。

七、刺络疗法

[主治病症] 急性胃肠炎。

[穴位组成] 曲泽（双）、委中（双）、金津、玉液。

[辨证配穴] 病起先发呕吐者，曲泽放血；病起先发腹泻者，委中放血；病起但泻下不吐而恶心口干者，金津、玉液放血。

[操作方法] ①曲泽、委中放血法：令患者仰卧，将臂（腿）伸直，欲刺部位常规消毒。押手按押于欲刺穴位两旁，使其处的皮肤绷紧，静脉怒张。刺手拇、示、中三指持针，呈持笔状，露出针尖，用腕力迅速、平稳、准确地点刺穴位，深度为 0.17～0.33cm，随即迅速退出，押手同时放松。令血充分流出，以血色由紫暗转为鲜红（或淡红）为度，用消毒过的干棉球擦血、止血，以防止感染。②金津玉液放血法：令患者将舌伸出口外，向上翻转（不合作者，术者左手用纱布捏住其舌尖，被动将其向上翻动），充分暴露出舌系带两侧的静脉，刺手持三棱针稳、准、快地点刺金津、玉液（静脉），然后令患者吐出紫血，以净为度，若出血不止者，用干棉球放于金津、玉液处，令患者闭口，将舌伸于下唇与下齿之中，以下齿压迫其止血。疗程：每天 1 次，共治疗 7 天。

[来源] 天津中医药，2006，23（5）：435。

八、穴位注射疗法

[主治病症] 急性胃肠炎。

[穴位组成] 足三里（双）。

[药物组成] 甲氧氯普胺。

[操作方法] 用 5ml 注射器抽取甲氧氯普胺 10mg，先进行双侧足三里穴位消毒，然后直刺 1～2 寸，缓慢上下提插，待患者感觉到酸胀麻痛为得气表现，如回抽无血，可缓慢将药物注入穴内，每侧穴位 5mg，在一侧穴位注射结束后需用棉签按压至无血渗出，

更换针头进行另一侧治疗，每天 1 次，1 个治疗疗程为 3 天。

[来源] 中医药导报，2015，21（7）：68。

九、拔罐疗法

[主治病症] 急性胃肠炎。

[穴位组成] 双侧脾俞、胃俞、三焦俞、大肠俞。

[操作方法] 患者取侧卧位，用真空抽气负压罐，在上述穴位拔罐 10～15 分钟，起罐休息 3～5 分钟后，可再次重复操作。

[来源] 中国中医急症，2012，21（12）：2004。

【现代研究】

1. 江西省峡江县人民医院习贤宝等应用穴位注射足三里治疗急性胃肠炎

（1）治疗：取穴双侧足三里，髌韧带外侧缘髌骨下 3 寸（同身寸），胫骨前嵴外 1 横指处。操作方法：用 5ml 一次性注射器抽取阿托品 1mg，硫酸庆大霉素针 4 万 U，局部常规消毒后，将针头刺入穴位，提插得气（有酸、麻、胀、重针感），且无回血后，将药液缓慢注入，注射完毕，拔出针头，按压针孔 3～5 分钟，每天 1 次，共治疗 3 次。

（2）结果：56 例中穴位注射 1 次治愈的为 42 例，2 次治愈的为 12 例，3 次治愈的为 2 例，总有效率为 100%［实用中医内科杂志，2011，25（6）：126］。

2. 天津市塘沽区中医医院殷富强等应用放血疗法治疗急性胃肠炎　为防止患者脱水及电解质紊乱，所有患者均查电解质，针对化验结果静脉补充等渗葡萄糖盐水及氯化钾溶液；两组患者均在支持疗法的基础上分别进行如下治疗。

（1）方法：观察组取穴为曲泽（双）、委中（双）、金津、玉液。其中病起先发呕吐者，曲泽放血；病起先发腹泻者，委中放血；病起但泻下不吐而恶心口干者，金津、玉液放血。具体操作如下所述。曲泽、委中放血法：令患者仰卧，将臂（腿）伸直，欲刺部位常规消毒，押手按压于欲刺穴位两旁，使其处的皮肤绷紧，静脉怒张。刺手拇、示、中指持针，呈持笔状，露出针尖。用腕力迅速，稳，准地点刺穴位，深度为 0.17～0.33cm，随即迅速退出，押手同时放松。令血充分流出，以血色由紫暗转为鲜红（或淡红）为度，用消毒过的干棉球擦血、止血，以防止感染。金津玉液放血法：令患者将舌伸出口外，向上翻转（不合作者，术者左手用纱布捏住其舌尖，被动将其向上翻动）充分暴露出舌系带两侧的静脉。刺手持三棱针稳、准、快地点刺金津、玉液（静脉），然后令患者吐出紫血，以净为度，若出血不止者，用干棉球放于金津、玉液处，令患者闭口，将舌伸于下唇与下齿之中，以下齿压迫其止血。每天 1 次，共治疗 7 天。对照组口服胃肠安每次 4 丸，每天 3 次/天，1 个疗程为 7 天。

（2）结果：观察组有效率为 86.67%，对照组有效率为 78.34% [天津中医药，2006，23（5）：435]。

3. 山东省威海市环翠区桥头医院刘向阳等应用申脉穴注射治疗急性胃肠炎

（1）治疗：取外踝尖下缘凹陷中的申脉穴，指压此穴有麻胀感，常规皮肤消毒，取 5ml 注射器针头直刺 0.5～1cm，提插捻转，采用强刺激手法，使局部有酸胀麻感觉后，注入阿米卡星 0.2g（小儿用量酌减），拔针，局部按压消毒。

（2）结果：治愈率为 91.67% [中医外治杂志，2000，9（6）：50]。

4. 哈尔滨解放军第 211 医院杨庚录等应用按摩治疗急性胃肠炎

（1）方法：手法穴位按摩主穴取中脘、阿是穴（少腹正中线，脐下 0.5cm 处）、足三里、神阙、内关。配穴取天突、公孙、脾俞、合谷、太溪。具体操作：①每次主穴 2 个，配穴用 3～4 个。②手法先指压、后揉按，以轻重轻的顺序，每个穴位不少于 1 分钟。③胃脘痛或胃区不适者，足三里穴必用，并重按该穴 1 分钟以上；腹泻重者，阿是穴必用，并重按该穴 1 分钟以上；呕吐重者，内关、中脘穴必用，并重按两穴 1 分钟以上；有低热者加大椎穴。④初诊每隔 20 分钟按摩 1 次，共治疗 2 次。⑤禁食 12 小时以上，如有明显脱水者，可据病情常规补液。

（2）结果：经按摩，总有效率为 93.4% [按摩与导引，1991，35]。

5. 广西民族医药研究所梁少娟应用刮痧治疗急性胃肠炎

（1）方法：刮痧治疗组用两面及四周刨光的水牛角蘸万花油刮脊柱两旁至皮肤出现红紫为止，每天 1 次。西药对照组予常规抗炎药及颠茄合剂等口服。必要时补液。

（2）结果：治疗组及对照组治愈率均为 100% [中国民族民间医药杂志，1996，1：15-16]。

6. 山西省针灸研究所王宝生等应用艾灸内庭穴治疗急性胃肠炎

（1）方法：取内庭穴（双），采用艾条灸、雀吸法，距皮肤 2～3cm，以患者能耐受为度。每次灸 10～20 分钟，灸至全身发热最好，每天 1～2 次，严重者加大肠穴、小肠穴。

（2）结果：总有效率为 90% [中医药研究，1994，（2）：55]。

7. 哈尔滨市第五医院汤健等应用针灸治疗急性胃肠炎

（1）方法：主穴取足三里（双）、内关（双）、中脘。伴发热者加曲池（双）；伴头痛头晕者加合谷（双）；伴转筋者加承山（双）。风寒型、脾胃虚寒型和伤食型针用补法，同时加温针灸（将点燃的艾条火头置于距皮肤 1 寸的针柄侧面），以患者感到穴位有温热感为度。行针时将火头离开针柄，待针稍冷后行之。每 10 分钟行针 1 次，留针 30 分钟。湿热型针刺用泻法，不灸，每 10 分钟行针 1 次，留针 30 分钟。重症脱水者嘱其多饮淡糖盐水或流质饮食。

（2）结果：总有效率为 100% [针灸临床杂志，2003，2：14]。

第16章 功能性消化不良

【概述】 功能性消化不良（FD）是指由胃和十二指肠功能紊乱引起的症状，而无器质性疾病的一组临床综合征。FD 是临床上最常见的一种功能性胃肠病，因对本病的病因病机了解不够全面，目前治疗不能从根本上解决患者的痛苦。功能性消化不良属于中医"痞满""胃脘痛""胃缓""嘈杂"等范畴。

【病因病理】 功能性消化不良的病因和发病机制至今尚未清楚，大量研究提示可能与以下多种因素有关，如胃窦运动低下、胃顺应性下降、胃肌电活动异常、胃排空延缓、胃轻瘫、小肠运动低下或异常的十二指肠胃反流；胃酸高分泌和胃肠道黏膜酸负荷敏感程度增加；幽门螺杆菌感染；胃肠激素分泌异常；脑-肠轴功能障碍；精神心理障碍等。一般认为，胃肠动力障碍是功能性消化不良的主要病理生理学基础。

中医学认为本病病因为饮食不节、七情内伤、素体脾胃虚弱、劳倦过度、外感六淫及感邪后失治、误治等。其病机多因饮食不节、外邪内侵等，使脾失健运、胃失和降，导致中焦气机阻滞、脾胃升降失常、胃肠运动功能紊乱而发病。本病以中焦气机不利、升降失常为其基本病机。本病病位在胃，涉及肝、脾两脏。

【临床表现】 本病主要临床表现为持续和反复的腹痛、腹胀、早饱、嗳气、食欲不振、恶心、呕吐、反酸、胃灼热、食管异物感等不适症状，其特征为腹痛无规律性，腹胀多发生于进食后，病程一般超过 1 个月。部分患者可伴有偏头痛、肌痛、失眠、焦虑、抑郁、注意力不集中等精神症状。本病经血液、影像学和内镜检查等并未发现有器质性病变。

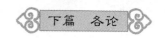

【外治法】

一、贴敷疗法

1. 处方1

[主治病症] 脾胃虚寒、寒凝气滞所致的消化不良。

[药物组成] 公丁香、肉桂各1.5g，木香3g，醋适量。

[制法用法] 将上3味药共研为细末，加醋调成厚糊状敷贴脐部，直至腹胀痛化解为止。

[来源]《百病中医外治自疗方》。

2. 处方2

[主治病症] 脾虚不运，食少腹胀，肠鸣溏泄，肌瘦少力。

[药物组成] 白术120g，茯苓、白芍、神曲、麦芽、香附、当归、枳实、半夏各60g，陈皮、黄连、吴茱萸、山楂、白蔻仁、益智仁、黄芪、山药、甘草各21g，党参、广木香各15g。

[制法用法] 以上药物研为细末，按常法以麻油熬制，黄丹收膏，摊贴心口、脐上。

[来源]《理瀹骈文》。

3. 处方3

[主治病症] 脾胃不和，腹胀食少，嘈杂呕逆，大便不畅。

[药物组成] 山楂、鸡内金各18g，莱菔子、法半夏、茯苓、陈皮、厚朴各12g，白蔻仁、瓜蒌、木香各6g，甘菊花、黑丑、连翘、槟榔各9g，神曲、麦芽、青皮、金银花、白术各15g。

[制法用法] 上药用麻油15kg炸枯去滓，入黄丹1kg收膏。温水炖化，摊布上，贴脐部。本法具有健胃畅脾、和中行滞、清热消食之功。

[来源]《慈禧光绪医方选议》。

4. 处方4

[主治病症] 脾胃虚寒、寒凝气滞所致的消化不良。

[药物组成] 高良姜、白芷、肉桂各10g，白胡椒20g，丁香6g，冰片2g。

[制法用法] 上药共研细粉，贮存瓶中备用。每次取药粉适

量，醋调糊状，于临睡时外敷中脘穴，用纱布固定。第2天早上取下，可连用2～3天。

[来源]《中国民族民间药物外治大全》。

5．处方5

[主治病症]暴饮暴食、饮食停滞、损伤脾胃所致发热、腹胀、大便不通。

[药物组成]朴硝30g，莱菔子30g。

[制法用法]研粉和匀，装入布袋，贴敷脐部。

[来源]《中国民族民间药物外治大全》。

6．处方6

[主治病症]小儿消化不良所致腹泻、厌食、腹痛、遗尿、咳嗽、呕吐、积滞、口疮等多种病症。

[药物组成]丁香、肉桂、白胡椒、木香、苍术各等量。

[制法用法]上药共研细末，用适量凡士林熬成膏状备用。将药膏平摊在3cm×3cm的纱布中间，敷于脐上，胶布固定。可用神灯照射加热15分钟，敷24小时更换，每天1次，6次为1个疗程。

[来源]《中国民族民间药物外治大全》。

7．处方7

[主治病症]脾阳不足，脘腹冷痛，腹胀纳呆，四肢不温。

[药物组成]党参、白术、黄芪、鹿角、当归、香附、白芍、川芎、独活、附子、干姜、阿魏、陈皮、三棱、川椒、草果仁各30g，肉桂、沉香、丁香各9g。

[制法用法]上药研末，前16味用麻油1.5kg炸枯，去滓；再熬至滴水成珠，加入飞净黄丹550g收膏，候温加入后3药药末，搅匀；去火毒，收贮。用时温水炖化，摊贴脐部或胃脘部。

[来源]《中国民族民间药物外治大全》。

8．处方8

[主治病症]脾肾虚寒，腹痛食少，多食不化，大便溏泄。

[药物组成]党参、白术、鹿角、当归、香附各45g，川芎、熟附子、独活、干姜、川椒、杜仲、鳖甲、荜茇、草果仁、白芍

各 30g，生黄芪 45g，肉桂、沉香、丁香各 9g（共研末，后入）。

[制法用法]上药前 16 味用麻油 1.5kg 炸枯，去滓；再熬至滴水成珠，入飞净黄丹 550g 收膏，候温入后三药药末，搅匀；去火毒，收贮。用时温水炖化，摊贴脐部或胃脘部。

[来源]《中国民族民间药物外治大全》。

9．处方 9

[主治病症]脾胃虚寒型功能性消化不良。

[药物组成]党参 6g，细辛 3g，川芎 3g，香附 10g，炒吴茱萸 5g，冰片 1g，白芷 10g，白芍 10g，当归 10g，川楝子 6g，高良姜 10g。

[制法用法]将上药打粉后混合均匀，装入大小约 20cm×10cm 的药袋。患者平卧，取药袋直接平置于患者神阙、中脘、天枢、下脘、建里、气海穴之上，同时予 TDP 灯烘袋加热（TDP 灯距药袋垂直约 20cm 高度）。每天一次，一次一袋，每次 40 分钟。

[来源]中医药临床杂志，2013，25（7）：599。

10．处方 10

[主治病症]功能性消化不良。

[药物组成]艾叶 5g，吴茱萸 5g，川椒 15g，干姜 5g，香附 15g，细辛 10g，肉桂 5g，丁香 15g，荜澄茄 1.5g。

[制法用法]取上药研磨，与少许独头蒜泥混合而成膏状，取少量置于中脘、神阙穴上，并用麝香追风膏固定，每天换药 1 次，30 次为 1 个疗程。

[来源]中国中西医结合消化杂志，2009，17（3）：196。

11．处方 11

[主治病症]胃寒型功能性消化不良。

[药物组成]吴茱萸适量。

[制法用法]将吴茱萸研末成粉状，每次取 3g 左右，用食醋 5ml 调成糊状，并加热至 40℃，填满神阙穴，按压铺平；取生姜切片成直径 2.5cm、厚度 0.5cm，按压在吴茱萸外面；并用麝香止痛膏（6cm×5cm）于夜间临睡前敷贴固定，第二天上午取下。每天 1 次，10 天为 1 个疗程，治愈停药。

［来源］现代中西医结合杂志，2008，17（12）：1891。

12．处方 12

［主治病症］功能性消化不良。

［药物组成］白芥子、细辛、延胡索、荜茇、木香各适量。

［制法用法］将上药按一定比例加工研成粉末，加少许冰片并用适量生姜汁均匀调配成药膏，取黄豆大小的药膏均匀地涂在规格为 70mm×70mm 医用敷贴上，然后分别贴在中脘、关元、天枢（双）、足三里（双）穴位上，贴药时间为 4 小时，嘱咐患者如果皮肤有较强的瘙痒不适感，可适当缩短贴药时间。每天 1 次，6 次为 1 个疗程，2 个疗程间休息 1 天，再进行下 1 个疗程，连续治疗 4 个疗程。

［来源］湖北中医杂志，2014，36（3）：3-4。

二、体针疗法

1．处方 1

［主治病症］功能性消化不良。

［穴位组成］中脘、关元、天枢（双）、足三里（双）。

［操作方法］患者取仰卧位，局部常规消毒后，使用 0.30cm×40mm 一次性无菌不锈钢毫针，针身与皮肤成 90°，快速刺入皮下 1～2 寸，轻捻缓进，使患者局部感到酸、麻、重、胀感（得气）即可，1 次治疗留针时间为 30 分钟，每天针刺 1 次，6 次为 1 个疗程，中间休息 1 天，再继续下 1 个疗程，连续治疗 4 个疗程。

［来源］湖北中医杂志，2014，36（3）：4。

2．处方 2

［主治病症］功能性消化不良。

［穴位组成］中脘、上脘、下脘、气海、天枢（双）、足三里（双）、内关（双）、百会、神庭、印堂。

［辨证配穴］肝气郁结型加太冲、阳陵泉；肝气犯胃型加太冲、公孙；脾胃气虚型加章门、关元；湿热滞胃型加阴陵泉、内庭。

［操作方法］选用 30 号 1 寸、1.5 寸、2 寸针灸针。肝气郁结型、肝气犯胃型、湿热滞胃型采用泻法；脾胃气虚型采用补法。

针刺深度、手法以《针灸学》为依据。患者有酸、麻、胀等针感后，留针30分钟，每5次后停止针刺2天，共治疗4周。

[来源] 针灸临床杂志，2010，26（7）：9。

3．处方3

[主治病症] 功能性消化不良。

[穴位组成] 中脘、天枢（双）、足三里（双）。

[辨证配穴] 肝气郁结配膻中、章门；脾胃气虚配脾俞、胃俞；肝气犯胃配期门、太冲；湿热滞胃配阴陵泉、内庭。

[操作方法] 选用规格为30号1～1.5寸毫针，患者取卧位，常规消毒后，针身与皮肤成90°，进针深度为0.5～1寸，针刺后提插捻转至得气，留针20分钟。两组均连续6次治疗为1个疗程，疗程间休息1天，共连续治疗2个疗程。

[来源] 针灸临床杂志，2013，29（9）：5。

4．处方4

[主治病症] 肝气犯胃型功能性消化不良。

[穴位组成] 中脘、足三里（双）、内关（双）、太冲（双）。

[操作方法] 患者取仰卧位，消毒局部皮肤，一次性无菌毫针直刺进针1～1.5寸，行平补平泻手法，得气后留针30分钟，出针后用干棉球按压针孔以防出血。每天1次，4周为1个疗程。

[来源] 福建中医药，2014，45（4）：40。

5．处方5

[主治病症] 脾胃气虚型功能性消化不良。

[穴位组成] 中脘、足三里、内关、灵骨穴（位于手背第1、2掌骨结合部）。

[操作方法] 采用1.5寸针灸针，以捻转补法为主，得气后，双侧内关、灵骨留针30分钟，5分钟行针1次；中脘、双侧足三里针柄套上2cm长艾条，艾条距离皮肤3～4cm为宜，在接近穴位的一端点燃施行温针灸，每次2壮为宜，每天1次。

[来源] 热带医学杂志，2013，13（2）：233。

6．处方6

[主治病症] 功能性消化不良。

[穴位组成] 胃经原穴冲阳、络穴丰隆、合穴足三里、郄穴梁丘。

[操作方法] 常规消毒，针刺后行提插捻转手法捻转的角度为90°～180°，提插的幅度为0.3～0.5cm，频率在每分钟60～90次，出针后用干棉球按压针孔以防出血，每天针刺1次，每次30分钟，每周5次为1个疗程，共治疗4个疗程。

[来源] 世界华人消化杂志，2010，18（8）：839-844。

7．处方7

[主治病症] 功能性消化不良。

[穴位组成] 中脘、下脘、气海、关元、大横（双）、天枢（双）。

[操作方法] 患者取平卧位，暴露腹部，进行常规消毒，将毫针通过套管迅速进入腧穴皮下，针尖抵达预计的深度后，留针30分钟，每天1次，连续治疗2周。其中中脘、下脘、气海、关元穴深刺，大横穴（双）、天枢穴（双）均为中刺。

[来源] 中西医结合研究，2015，7（5）：240-241。

三、艾灸疗法

1．处方1

[主治病症] 功能性消化不良。

[穴位组成] 脾俞、胃俞、中脘、上脘、天枢。

[操作方法] 艾灸用温和灸的方法。治疗时艾条距皮肤 2～3cm，灸后以皮肤红晕不起疱为度，如有起疱应给予相应处理，小疱可自行吸收，疱大者应遵医嘱给予相应的处理，注意观察皮肤情况避免感染。年轻体胖及背部穴位灸40分钟左右，老年人及形体消瘦者灸20～30分钟，前后交替，每天1次，两周为1个疗程。

[来源] 中国中医药现代远程教育，2014，12（2）：58。

2．处方2

[主治病症] 功能性消化不良。

[穴位组成] 中脘、上脘、建里、内关、公孙、脾俞、胃俞。

[辨证配穴] 饱胀嗳气加用足三里、承满；疼痛不适加用足三

里、梁门；便稀黏稠加用天枢、水分、阴陵泉；嘈杂反酸加用太冲、行间；厌恶饮食、矢气臭秽加用天枢、梁门。

[操作方法] 采用相应的穴位，先以药纸含药的一面平整紧贴穴位，用点燃的点灸笔对准穴位如雀啄之状，一触即起，每穴点5～6次，以局部皮肤潮红为度。根据病情的轻重程度，每天1次或2次，15天为1个疗程，2个疗程后对比疗效。

[来源] 临床护理杂志，2004，3（2）：46-47。

3．处方3

[主治病症] 功能性消化不良。

[穴位组成] 中脘。

[操作方法] 患者取仰卧位暴露上腹部，在中脘穴处先铺上薄层的医用纱布，取细白盐适量置于纱布上，然后在盐上放置直径约为1.2cm、呈圆锥形的艾炷施灸。每次灸7壮，时间约25分钟。以上疗法，每天治疗1次，连续治疗5次后休息2天，4周后评定疗效。

[来源] 河南中医，2014，34（7）：1403。

4．处方4

[主治病症] 功能性消化不良。

[穴位组成] 神阙。

[药物组成] 附子10g，干姜10g，半夏5g，丹参5g，砂仁5g，木香2g。

[操作方法] 患者取仰卧位，充分暴露腹部，在神阙穴上行消毒术（先进行局部消毒，务必使脐中污垢彻底清除）后，填入药物（附子10g，干姜10g，半夏5g，丹参5g，砂仁5g，木香2g研末），脐周围用准备好的长条状面团环绕一周，以防烫伤皮肤。在药末上放置底径为2.5cm、高为2cm、重为1.5～2g圆锥形艾炷后，点燃艾炷，连续灸3～5壮，以患者感到有热力向脐内渗透，并扩散至下腹部为宜。每天灸1次，10次为1个疗程，间隔3天后进行下1个疗程。

[来源] 齐齐哈尔医学院学报，2015，36（4）：522。

四、耳穴压籽疗法

1．处方1

［主治病症］功能性消化不良。

［穴位组成］肝、胃、脾、交感、神门、皮质下。

［操作方法］耳郭常规消毒，每次取一侧耳，将王不留行籽贴在小方块胶布中，固定在穴位上，每天按压4次，每次压1分钟，以加强刺激，每次按压能使耳郭感到热胀和微痛为度，2天后更换另一侧耳，两侧耳交替取穴按压。

［来源］陕西中医，2013，34（8）：1042。

2．处方2

［主治病症］功能性消化不良。

［穴位组成］神门、脾、胃、肝。

［操作方法］耳郭常规消毒，采用磁珠贴压耳穴，取神门、脾、胃、肝，每次贴一侧耳朵，每天饭后自行按压3次，每次每穴按压1分钟，贴药时间为4天，两耳交替，4周为1个疗程。

［来源］上海针灸杂志，2007，26（11）：16。

3．处方3

［主治病症］功能性消化不良。

［穴位组成］胃、脾、肝、十二指肠、小肠、交感、神门、耳迷根。

［操作方法］首先用毫针柄在准备选用的穴区内寻找反应点（注意用力均匀），定准穴位，如反应点探查不到，则按耳穴定位的穴位治疗。用75%的酒精溶液消毒后，将王不留行籽贴附在0.6cm×0.6cm小方块胶布中央，贴于耳穴之上，让患者或家属按压，用力大小以患者感到酸、胀或麻木，或灼热感为度，每天按压6~10次，5天后更换至对侧耳穴。

［来源］甘肃中医，2010，23（4）：39。

4．处方4

［主治病症］功能性消化不良。

［穴位组成］神门、肝、脾、胃。

[辨证配穴] 肝胃不和型加食道、小肠、三焦；肝郁化热型加肺、大肠、直肠下段；脾胃虚寒型加肾、脑点、骶腰椎。

[操作方法] 将耳穴用 75%酒精棉球消毒后，用 0.5cm×0.5cm 的胶布将王不留行籽固定于耳穴上，嘱患者按压以加强刺激，每次按压使耳部感到热、胀和微痛为度，每天按压 3 次，每次约压 5 分钟，5 次为 1 个疗程，每次取一耳，双耳交替，隔天 1 次，一般治疗 2 个疗程。

[来源] 江苏中医，2001，22（12）：44。

五、推拿按摩疗法

1. 处方 1

[主治病症] 功能性消化不良。

[穴位组成] 中脘、气海、天枢、章门、足三里、阳陵泉、三阴交、公孙等。

[操作方法] 患者仰卧位：双膝屈曲，医师立患者右侧，左手重叠在右手上，在胃脘部按顺时针，逆时针方向各按摩 50~100 次，再用振动法按上述顺序反复 5 次，然后点按中脘、气海、天枢穴，擦章门穴，再按足三里、阳陵泉、三阴交、公孙穴。患者俯卧位：用按摩方法在脊柱两旁沿膀胱经顺序而下至三焦俞穴止，然后指按、点揉肝俞、胃俞、三焦俞穴，往返操作 5~10 遍。患者坐位：拿肩井，循时而下，刺激曲池、手三里、内关、外关、合谷穴。最后以轻快的手法搓擦其两肋，由上而下，往返操作 5~10 次。对胃脘烧灼样痛、嗳气者，点揉内庭、太冲。对胃脘隐隐作痛、神疲乏力者，擦大椎、肾俞穴。上法每天 1 次，15 次为 1 个疗程。

[来源] 中级医刊，1996，31（3）：59。

2. 处方 2

[主治病症] 功能性消化不良。

[主要部位] 腹部。

[操作方法] 按摩腹部以肚脐至剑突距离的 2/3 为半径，双掌重叠，顺时针时左手在下，逆时针时右手在下。按摩腹部时要求紧贴皮肤，顺时针 100 圈，逆时针 100 圈，频率为每分钟 40 圈。

进餐完毕后进行，每天2～3次。

[来源]中国中医药现代远程教育，2015，13（11）：51。

3．处方3

[主治病症]功能性消化不良。

[穴位组成]神阙。

[操作方法]以神阙穴为中心，进行顺时针的揉按、搓摩、点揉上脘、中脘、建里、梁门、天枢、气海、关元等穴，每次25分钟，每隔1天进行1次，每周保持3次，持续治疗4周。

[来源]淮海医药，2016，34（4）：448。

4．处方4

[主治病症]功能性消化不良。

[穴位组成]中脘、天枢、章门、足三里。

[操作方法]顺时针摩腹，揉腹，点中脘、天枢、章门、足三里穴，搓摩胁肋，推揉胃脘，点按气海、关元穴，振腹，每次共25分钟，隔天1次，每周3次，连续4周。

[来源]北京中医药，2010，29（8）：619-620。

5．处方5

[主治病症]功能性消化不良。

[穴位组成]上脘、中脘、下脘、膻中、神阙、气海、天枢、膈俞、肝俞、脾俞、胃俞、大肠俞、关元俞、三焦俞、足三里、章门、期门、梁丘、太冲、内关、公孙、三阴交、丰隆等穴。

[辨证配穴]脾胃虚弱型：重点按揉膻中、上脘、中脘、建里、神阙、关元、脾俞、胃俞、足三里、三阴交等穴；肝气郁结型：先双手分推两肋，横擦上腹部，然后按揉膻中、膈俞、肝俞、章门、期门、太冲、公孙等穴；食滞胃脘型：重点按揉膻中、内关、脾俞、胃俞、足三里、曲池、天枢、三阴交、丰隆等穴。

[操作方法]患者仰卧位：用掌推法，由璇玑穴至曲骨穴做推法5遍。用示、中、环指按揉膻中穴，掌揉上脘、中脘、下脘、神阙、天枢、气海、关元穴。以患者舒畅、嗳气或矢气为好。掌摩胃脘部及神阙穴为中心做圆周摩法，顺时针方法摩动，以较热为度。掌震中脘、神阙穴以透热为度。患者俯卧位：用掌推法由

大椎穴至腰俞穴推至微热为度。掌揉大椎至腰俞穴，两侧大杼至八髎穴做掌揉法3～5遍。在第7胸椎至第4腰椎两侧1寸左右寻找阳性反应物，重点做拨法或点按。点按内关、足三里、三阴交、太冲、丰隆、公孙穴。

[来源] 按摩与导引，2006，22（4）：23。

6. 处方6

[主治病症] 功能性消化不良。

[主要部位] 头面部，腰背部，四肢部。

[操作方法]

（1）头面部按摩患者取仰卧位：①按揉印堂、鱼腰、太阳、百会穴各1分钟；②开天门，用大拇指指腹或中指指腹，左右交替有节奏的沿前额正中线，从印堂至上星穴按抹反复3～5次；③分额阴阳，沿前额正中线，从眉棱骨至前发际，以双手大拇指指腹桡侧而，或大鱼际向两侧分推至太阳穴，反复操作3～5遍；④循经点按五经即督脉、少阳、太阳经反复5次；⑤振百会穴3～5分钟：以掌心贴附百会穴，施掌振法，振幅由头顶往颈、腰输送。

（2）腰背部按摩患者取俯卧位：①以掌指关节捺法捺膀胱经、华佗夹脊，由上而下，反复3～5分钟；②拇指揉按脊柱，从上而下，反复3～5次；③点大椎、肺俞、大肠俞、胃俞、脾俞、肝俞、肾俞、关元俞穴，以酸胀为度，每穴约30秒；④捏脊，从下往上，反复5～10次；⑤擦脊，借助油性介质从上往下擦脊，速度先慢后快，以透热潮红为度。

（3）四肢部按摩患者取俯卧位：①点按合谷、足三里、阳陵泉、三阴交、太冲穴，以局部酸胀为度，每穴1分钟；②拍打肘窝、腘窝，以局部充血潮红为度；③擦涌泉，借助油性介质如麻油、水杨酸甲酯等，快速擦1～2分钟，以局部发热为度。

[来源] 广西中医学院学报，2004，7（3）：47。

六、穴位埋线疗法

1. 处方1

[主治病症] 功能性消化不良。

［穴位组成］足三里（双）、中脘、太冲（双）。

［操作方法］对穴位常规消毒，用 2%利多卡因局部浸润麻醉，将 0 号铬制羊肠线（0.8～1.0cm 长）装入 9 号腰穿针（针芯尖端已磨平）前端内，垂直刺入穴位内。出现酸麻胀感后，边推针芯，边拔针管，消毒针孔，用创可贴固定 3 天。每 2 周埋线 1次，2 次（4 周）为 1 个疗程。

［来源］中原医刊，2003，30(1)：4。

2. 处方 2

［主治病症］功能性消化不良。

［穴位组成］主穴取中脘、足三里、胃俞；配穴为肝俞、脾俞。

［操作方法］局部常规消毒，将 0 号羊肠线剪成 2cm 长，放入穿刺针内前端，右手持针，针尖向下与皮肤 30º～45°进针，刺入皮下 2.5cm 左右，缓缓边推针芯边退针管，将羊肠线留在穴内，外敷创可贴即可。每 2 周埋线 1 次，第 2 次埋线在原埋线点处偏开 0.1cm 处进针。

［来源］中国中医药信息杂志，2010，17（3）：63。

七、穴位注射疗法

1. 处方 1

［主治病症］功能性消化不良。

［穴位组成］中脘、天枢（双）、足三里（双）等穴为主穴；脾俞、胃俞、关元、气海等穴为配穴。

［药物组成］黄芪注射液。

［操作方法］治疗时每次选 3 个穴位，诸穴交替使用。嘱患者取俯卧位或仰卧位，常规消毒皮肤，用 2ml 注射器套 6 号针头抽取黄芪注射液 10ml，根据不同穴位选择斜刺或直刺，深度为 0.5～1.5 寸，略提插，得气后，回抽针管无回血即可注药，每穴 2ml，注射后退针，用消毒棉签压迫片刻，每天 1 次，每周治疗 5 次。

［来源］中国中医药现代远程教育，2014，12（17）：62。

2. 处方 2

［主治病症］功能性消化不良。

[穴位组成] 足三里、三阴交、中脘、内关。

[药物组成] 复方丹参注射液。

[操作方法] 患者俯卧位，用 5ml 一次性注射器抽取上述药液。皮肤常规消毒，用左手拇指、示指撑开周围皮肤，右手持注射器快速刺入上述穴位 1～1.5 寸，然后上下提插以取得酸胀感为宜，回抽无血后便可将药缓慢注入，每穴 1～2ml。双侧轮流取穴，每次取 2～3 穴，每天 1 次，7 天为 1 个疗程。

[来源] 中国中医急症，2010，19（4）：602。

【现代研究】

1. 广州市中医医院谢少波应用天灸疗法治疗功能性消化不良

（1）方法：选用白芥子、肉桂、延胡索、细辛、甘遂、艾叶、丁香、花椒等中药粉末，用鲜榨姜汁按比例调配成膏状。需要用时砌成每块约 1cm×1cm、厚约 0.5mm 的小方块，药块表面撒上甘草麝香粉适量，以天灸专用胶布固定在特定穴位（脾俞、胃俞、膻中、中脘、神阙、天枢、内关、足三里等穴）上，成人每次贴敷 2～4 小时，小儿一般每次贴敷 1 小时（不超过 2 小时），每隔10 天贴敷 1 次，于每年夏季前伏、初伏、中伏、末伏加强各敷药1 次，1 次为 1 个疗程。

（2）结果：第 1 年有效率为 71.4%，第 2 年有效率为 86.6%，第 3 年有效率为 94.28%［河南中医，2015，35（7）：1675-1676］。

2. 甘肃省灵台县皇甫谧中医院王宏玉等应用矩阵针法治疗功能性消化不良

（1）方法：针灸组采用矩阵针法治疗，第 1 组取神阙（隔姜灸）、天枢（双）、下脘、太乙（双）、大巨（双）；第 2 组取合谷（双）、太冲（双）、内关（双）、三阴交（双）、手三里（双）、足三里（双）。按第 1 组到第 2 组的顺序依次施以针灸之术，按所列腧穴顺序针灸，双穴遵循先左后右的顺序。神阙穴采用隔姜灸法，选用厚 3～5mm、大小刚好覆盖神阙穴的新鲜生姜，中间用毫针针刺部分小孔，艾炷底大小以稍小于生姜片大小为度，每次灸 3～5壮；其余 10 穴使用 0.30mm×40mm 毫针垂直刺入皮肤，得气后以右手拇指向前，示指向后轻轻捻转针柄，使针旋转约 180°，以手下黏滞沉紧为度。以上腧穴每天针灸治疗 1 次，8 天为 1 个疗程，中间休息 2 天，连续治疗 4 周后统计疗效。对照组口服多潘立酮，每次 10mg，每天 3 次，均饭前 30 分钟服用，4 周为 1 个疗程。

（2）结果：针灸组总有效率为 91.4%，对照组为 87.9% ［上海针灸杂志，2015，优先出版（6）：524-526］。

3. 河南省舞阳钢铁有限责任公司职工医院刘淑君等应用腹部按摩配合消法治疗功能性消化不良

（1）方法：对照组予以西药治疗。治疗组服用加味烂积丸每次 24 丸，每天 2 次。按摩腹部以肚脐至剑突距离的 2/3 为半径，双掌重叠，顺时针时左手在下，逆时针时右手在下。按摩腹部时要求紧贴皮肤，顺时针 100 圈，逆时针 100 圈，频率为每分钟 40 圈。进餐完毕后进行，每天 2～3 次，2 周为 1 个疗程。

（2）结果：对照组总有效率 85.0%，治疗组总有效率 96.7% ［中国中医药现代远程教育，2015，13（11）：50-51］。

4. 河南中医学院第三附属医院放射科牛红霞等应用穴位埋线配合西药治疗功能性消化不良

（1）方法：对照组患者给予西药治疗。治疗组在用西药的基础上，加用穴位埋线法治疗。取穴采用王乐亭老中医专治胃肠病的针灸处方"老十针"，取上脘、中脘、下脘、气海、天枢、内关及足三里等穴，采用注射针头作为套管，30 号毫针剪去针尖作为针芯。将灭菌羊肠线置于针管前端，穴位消毒后，将羊肠线留置穴位内，酒精局部消毒后，贴上创可贴，2 天后可取下，埋线 10 天 1 次，30 天为 1 个疗程。

（2）结果：治疗组有效率为 97.4%，对照组有效率为 75.7% ［中国中医药现代远程教育，2015，13（6）：116-117］。

5. 湖北医药学院附属太和医院邱良玉等应用温灸配合低频脉冲电治疗功能性消化不良

（1）方法：首先取中脘、下脘、足三里（双），采用艾条施灸，每个穴位灸至皮肤达到红晕为止，每穴位需灸 5～7 分钟。然后用低频脉冲电胃动力治疗仪刺激肝俞、胃俞、膈俞、中脘、内关、足三里、太冲、神门等穴，电量大小根据患者适应程度来调节。

10 天为 1 个疗程，连续治疗 2 个疗程，2 个疗程间隔 3～4 天。

（2）结果：经 2 个疗程治疗后，痊愈 27 例，有效 2 例，无效 1 例，总有效率为 96.7%［中国民间疗法，2015，23（1）：40］。

6.广东省阳春市人民医院康复科衣哲等应用隔药灸神阙穴治疗功能性消化不良

（1）方法：对照组给予多潘立酮片联合复方消化酶胶囊对症治疗。治疗组患者取仰卧位，充分暴露腹部，在神阙穴上行消毒术（先进行局部消毒，务必使脐中污垢彻底清除）后，填入药物（附子 10g，干姜 10g，半夏 5g，丹参 5g，砂仁 5g，木香 2g，研末），脐周围用准备好的长条状面团环绕一周（以防烫伤皮肤）。在药末上放置底径为 2.5cm、高为 2cm、重为 1.5～2g 圆锥形艾炷后，点燃艾炷，连续灸 3～5 壮，以患者感到有热力向脐内渗透并扩散至下腹部为宜。每天灸 1 次，10 次为 1 个疗程，间隔 3 天后进行下 1 个疗程。

（2）结果：治疗组治愈 7 例、显效 18 例、有效 6 例，总的有效率为 86.11%。对照组痊愈 4 例、显效 13 例、有效 9 例，总的有效率为 72.22%［齐齐哈尔医学院学报，2015，36（4）：521-522］。

7.张家港市广和中西医结合医院王建明等应用耳穴埋籽加健脾益气法治疗功能性消化不良

（1）方法：对照组予以常规西医治疗，予以奥美拉唑 40mg 静脉滴注，每天 1 次；复方消化酶每次 1 片，每天 3 次；莫沙必利每次 5mg，每天 3 次。治疗组在常规西医治疗的基础上，给予耳穴埋籽加中药健脾益气剂口服，耳穴埋籽，隔天 1 次，取脾、胃、肠、神门穴局部消毒耳部皮肤，将粘有王不留行籽的 0.6cm×0.6cm 的胶布对准穴位敷贴，用手指按压 3 分钟，每天按压 3～5 次。中药健脾益气方，方药组成：党参 10g，茯苓 15g，白术 15g，炙鸡内金 12g，焦山楂 15g，枳壳 10g，仙鹤草 15g，煅瓦楞子 15g，白芍 15g，甘草 5g。若疼痛重者，可加延胡索 15g；呕吐重者，可加半夏 10g；腹胀较重者，可加莱菔子 15g，大腹皮 15g。上方头煎加水 500ml，浓煎至 200ml，二煎加水 350ml，浓煎至 150ml，两煎混合，分 2 次口服，每天 1 剂。

（2）结果：治疗组总有效率为 91.7%，对照组总有效率为
63.9%［中医临床研究，2015，7（9）：16-18］。

8. 吉林单氏中医院单晓春等应用隔药灸神阙穴治疗功能性消
化不良

（1）方法：对照组给予多潘立酮片，每次 10mg，每天 3 次，
餐前 30 分钟口服，复方消化酶胶囊，每次 20mg，每天 2 次，1
个疗程为 4 周。治疗组令患者取仰卧位，暴露腹部，在神阙穴上
严格消毒（先进行局部消毒，务必使脐中污垢彻底清除）后，填
入药物（附子 10g，干姜 10g，半夏 5g，丹参 5g，砂仁 5g，木香
2g，研末），患者取仰卧位，或床头抬高约 30°。将蚕豆大小的
艾条点燃，距神阙穴 3cm 处温灸 20～30 分钟，灸毕除去灰烬，
外敷消毒纱布进行固定，每天 1 次，10 天为 1 个疗程，间隔 3 天
可进行下个疗程。

（2）结果：治疗组和对照组总有效率分别为 80.33%和 70.00%
［临床医药文献杂志，2014，1（13）：2479-2480］。

第 17 章　肠易激综合征

【概述】　肠易激综合征（IBS）是指一组包括腹痛、腹胀、排便习惯和大便性状异常，间歇发作或持续存在，而又缺乏形态学和生物化学异常改变可以解释的症候群，属于胃肠功能紊乱性疾病。根据临床特点可分为腹泻型、便秘型、腹泻便秘交替型，临床上腹泻型（IBS-D）最为常见。近年来随着社会压力及生活方式的转变，IBS 发病率不断上升，患者以青年居多，发病年龄主要集中在 20～50 岁，该病病程较长，且易反复发作，严重影响患者的生存质量。依据其临床表现，本病多属于中医学"泄泻""腹痛""便秘"等范畴。

【病因病理】　目前为止，现代医学对本病的病因病机尚不明确。据报道认为肠道感染和精神心理障碍是本病发病的重要因素，此外还与饮食结构不当及饮食习惯改变、服用药物、理化因素、季节等因素有关。其机制可能为刺激因子影响了自主神经功能，从而引起结肠和小肠的运动功能改变及分泌功能的失调，进而影响机体器官功能。其病理学检查一般无明显异常。

中医认为 IBS 的病因可归纳为感受外邪、饮食所伤、情志失调、劳损体衰、禀赋因素，其中情志失调为基本因素。其发病多由于情志失调、肝失疏泄、横逆克脾犯胃，致脾胃运化失司、升降失常，或饮食不节、损伤脾胃，化生寒湿、湿热、食滞之邪，致其运化失职，或脾胃虚弱不能受纳水谷精微、清浊不分而致病。总之，肝郁脾虚是 IBS 发病的主要病因，病变最终影响到大小肠的传化功能。IBS 病变部位在肠，与肝、脾密切相关。

【临床表现】　本病主要以肠道症状为主，可表现为：①局限性或弥漫性腹痛或腹部不适，以下腹和左下腹多见；②腹泻，一般每天3～5次，可夹带黏液，但无脓血，排便不干扰睡眠；③便秘，排便困难；④部分患者腹泻与便秘交替发生；⑤腹胀；⑥黏液便；⑦排便过程异常，患者常出现排便困难、不尽感或便急等症状。部分患者可伴有早饱、胃灼热、恶心、呕吐、呃逆等胃肠道症状。此外，还可出现头痛、背痛、疲乏、心悸、睡眠差，尿频、尿急、夜尿增多，以及性功能障碍、抑郁、焦虑、紧张、多疑、敌意等症状，严重者可出现慢性疲劳综合征。本病无明显体征，可在相应部位有轻压痛，部分患者可触及腊肠样肠管，直肠指检可感到肛门痉挛、张力较高、可有触痛。

【外治法】

一、推拿按摩疗法

1．处方1

[主治病症] 肠易激综合征。

[主要部位] 腹部。

[操作方法] 以手掌面贴于上腹部做逆时针方向的环形按摩5分钟。

[来源]《实用图示外治疗法》。

2．处方2

[主治病症] 肠易激综合征。

[主要部位] 腹部。

[操作方法] 患者仰卧位。沿脐以掌分推腹一周，以热为度，时间3～5分钟。

[来源]《实用图示外治疗法》。

3．处方3

[主治病症] 肠易激综合征。

[主要部位] 背部肝俞、胆俞、脾俞周围皮肤。

[操作方法] 采用擦法，用手背近小指侧或小指、环指、中指的掌指关节部分，附着于背部上述部位，通过腕关节屈伸外旋做连续擦动样运动，使产生的力持续作用于肝俞、胆俞、脾俞周围

皮肤。**滚**动时小鱼际部分紧贴背部皮肤不要跳动或使手背拖来拖去。滚动的速度以每分钟 120～160 次为宜。

［来源］《实用图示外治疗法》。

4．处方 4

［主治病症］便秘型肠易激综合征。

［主要部位］腹部。

［操作方法］

（1）按腹：撑按腹部中脘、气海、关元穴，然后用右手掌小鱼际部重叠在左手示指掌指关节的背面，并随患者的呼气徐徐着力向耻骨联合、脊柱方向按压，当按压到一定深度时，应按而留之，并维持此时的压力及其所达到的深度，待患者腹部、腰部、会阴部及双下肢出现酸、麻、胀的得气感觉后，医者的右手随患者的吸气徐徐上提。

（2）揉腹：患者仰卧位，医者位于患者左侧，用拱手状双手的掌面重叠扣放在中脘穴上，使右手掌大鱼际重叠在左手拇指的背侧面，左手拇指悬空不接触腹部，通过腕关节婉转回环的绕动，使右手掌小鱼际尺侧和小指的尺侧、小指至示指的指面，顺沿至左手示指至小指的指面、尺侧、小鱼际的尺侧，直至左手掌腕部、右手掌腕部依次接触腹部，此为双掌揉法一次揉动的完整动作。而后，再顺沿至右手掌小鱼际的尺侧，周而复始地操作；并以中脘穴为圆心在中下腹部逆时针旋转揉动。揉动频率宜缓，每分钟20～30 次，治疗时间约为 5 分钟。

（3）运腹：腹部掌运神阙穴，患者仰卧，医者位于患者左侧，用拱手状右手掌示、中、大、小指的指面和掌根的大小鱼际部，沿垂直机体纵轴方向，对称地扣放在神阙穴的两侧，通过腕关节的伸屈活动，先使掌根的大小鱼际部着力，将腹部向右侧做弧形推动，继以手指的指面着力，将腹部向左侧做弧形回带，如此反复，周而复始地操作 8 次。

（4）推腹：腹部指推任脉，患者仰卧，医者位于患者左侧，用双手拇指指腹的桡侧面偏峰，对称地按在巨阙穴处，双手的 4 指分别附于两侧固定，当患者呼气时先用一手拇指着力沿任脉循行推至神阙穴，在患者吸气时，医者将手收回原位，待患者再次呼气时，另一手拇指着力进行第 2 次推动。如此交替操作 36 次。

［来源］按摩与导引，2008，24（9）：2。

5．处方 5

［主治病症］肠易激综合征。

［穴位组成］天枢、足三里、神阙、气海、大横、关元、脾俞、上巨虚、下巨虚和大肠俞穴。

［辨证配穴］脾胃虚弱加公孙；肝木乘土加太冲；寒湿阻滞加命门。

［操作方法］腹部手法以一指禅推法为主，以振法和摩法为辅；四肢与腰背部手法以按揉法为主。每次治疗 30 分钟，每周 3 次，连续 4 周为 1 个疗程。

［来源］安徽中医学院学报，2008，27（4）：27。

6．处方 6

［主治病症］便秘型肠易激综合征。

［穴位组成］双侧足三里、中脘、阳陵泉、行间、膈俞、大肠俞、脾俞、胃俞、肾俞、命门、八髎穴。

［操作方法］①患者仰卧，用摩法施于腹部，约 5 分钟，摩腹压力宜轻柔；②患者仰卧，一指禅手法施于双侧足三里、中脘、阳陵泉、行间，采用泻法，每穴 2 分钟；③患者俯卧，一指禅手法循两侧膀胱经操作，约 5 分钟，自膈俞至大肠俞，重点刺激膈俞、脾俞、肾俞、大肠俞穴；④患者俯卧，小鱼际横擦脾俞、胃俞、肾俞、命门及八髎穴，并擦督脉，以发热为度；⑤患者坐位，搓两胁肋部 3～5 遍，结束治疗。

［来源］实用中医药杂志，2007，23（7）：452。

二、耳穴压籽疗法

1．处方 1

［主治病症］肠易激综合征。

［穴位组成］肝、脾、大肠、小肠、交感、内分泌、皮质下、脑点。

[辨证配穴] 恶心呕吐、泛酸者，配食道、膈、贲门、胆；脘腹胀满者，配十二指肠、胰、胆；腹痛配合神门；腹泻（或便秘）者，配三焦、直肠；伴神经症状者，配心、肾、枕。

[操作方法] 用王不留行籽压迫以上耳穴，每天按压数次，每次按压 2 分钟，两耳交替。10 天为 1 个疗程。

[来源]《当代中医外治妙方》。

2．处方 2

[主治病症] 腹泻型肠易激综合征。

[穴位组成] 直肠、大肠、交感、神门、内分泌、皮质下、肝、脾、胃肠沟。

[操作方法] 首先探寻敏感点，常规消毒耳郭，把粘有王不留行籽的胶布对准耳穴贴敷好，然后稍加压力按压 1～2 分钟，嘱患者自行按压以加强刺激，每次按压使患者感到热、胀、微痛。单侧取穴，两耳轮换。每天 3～5 次，每次 5 分钟，每周治疗 6 天。

[来源] 上海针灸杂志，2013，32（11）：917。

3．处方 3

[主治病症] 腹泻型肠易激综合征。

[穴位组成] 大肠、胃、脾、肝、心、内分泌。

[操作方法] 用 75%酒精溶液进行耳部常规消毒，将磁珠丸贴在 0.50cm×0.50cm 胶布上，然后贴在所取穴位上，每次贴一侧耳，3 天更换 1 次，两耳交替贴压，嘱患者每天按揉 4 次，每个穴位按揉 1 分钟，以耳部有酸、痛、热、麻木感，而不按破皮肤为宜。

[来源] 中国民族民间医药，2011，12：89-90。

4．处方 4

[主治病症] 肠易激综合征。

[穴位组成] 心、肝、脾、胃、肾、大肠、小肠。

[操作方法] 准确定位以上耳穴，局部消毒后取王不留行籽置于小胶布块上，将药粒对准耳穴用手指压紧即可。嘱患者按压所贴耳穴每天 3～4 次，使其有酸、胀、痛、热感，每 3 天更换耳贴 1 次。

[来源] 中国中医急症，2006，15（6）：591。

三、贴敷疗法

1. 处方1

[主治病症] 肠易激综合征。

[药物组成] 干姜、肉桂、吴茱萸、葱白各 10g，公丁香 8g，花椒 6g，小茴香 15g。

[制法用法] 上药共研为粗末，炒热醋喷锦裹敷脐（神阙穴），每天一次，10 天为 1 个疗程，治疗 2～3 个疗程。症状消失后，改用口服补脾益肠丸。

[来源]《当代中医外治妙方》。

2. 处方2

[主治病症] 腹泻型肠易激综合征。

[药物组成] 安肠散（炒苍术、炒白术、黄连、藿香、木香各 300g，郁金、防风、白芍、柴胡各 250g，合欢皮、石菖蒲、夜交藤各 150g）。

[穴位组成] 中脘、肝俞（双）、脾俞、胃俞、足三里、上巨虚。

[制法用法] 将上药精研为细末，密封备用，用时每个穴位药末 2～3g，生姜汁调成糊状。用生姜涂擦以上穴位皮肤，取安肠散贴敷上述穴位，胶布固定，每 48 小时换药 1 次，皮肤敏感者贴敷时间酌减。治疗 2 周为 1 个疗程，贴敷 2 周后休息 2 天，再贴敷 2 周。

[来源] 新中医，2011，43（8）：106。

3. 处方3

[主治病症] 腹泻型肠易激综合征。

[药物组成] 吴茱萸 50g，紫肉桂 100g，广木香 100g，公丁香 50g。

[制法用法] 上药烘干，共研细末，混匀装瓶备用，密封，防止有效成分挥发。使用时取散 2～3g，用姜汁或葱白汁将药调成糊状（亦可干用），纳入患者脐部，用伤湿止痛膏贴敷或纱布固定，

用热水袋温敷 30 分钟，24 小时换药 1 次，15 天为 1 个疗程。1 个疗程不愈者，隔 3～5 天再用下 1 个疗程。

　　[来源] 中医外治杂志，2002，11（6）：51。

　　4．处方 4

　　[主治病症] 腹泻型肠易激综合征。

　　[药物组成] 白芥子、细辛、白芍、延胡索各等份。

　　[穴位组成] 中脘、天枢、关元、足三里、脾俞、胃俞。

　　[制法用法] 上药各等份研细末，混合均匀，临用时以老姜汁调成稠糊状，分成 1cm×1cm 大小的小方块，用特制贴敷贴（大小 4cm×4cm）固定，贴在所选穴位上。每年夏季初伏前的庚日、初伏、中伏、中伏后的庚日、末伏（如果中伏只有 10 天，改为末伏后的庚日)各贴药 1 次，共贴药 5 次，每次贴药 2～6 小时（根据个人的体质选择贴敷时间）。贴药后局部皮肤灼热、潮红为正常现象，如患者感觉局部灼热难忍可提前将药物除去。

　　[来源] 中医研究，2014，27（11）：18。

　　5．处方 5

　　[主治病症] 腹泻型肠易激综合征。

　　[药物组成] 黄芪、白术、茯苓、五味子各适量。

　　[穴位组成] 神阙、天枢、脾俞、关元。

　　[制法用法] 取上药适量研磨成粉，以甘油拌成糊状，贴敷神阙、天枢、脾俞、关元穴，贴敷时间为 6 小时，每天更换 1 次，10 次为 1 个疗程，共 2 个疗程，2 个疗程间休息 3～4 天。

　　[来源] 陕西中医，2012，33（6）：731。

四、体针疗法

　　1．处方 1

　　[主治病症] 腹泻型肠易激综合征。

　　[穴位组成] 中脘、足三里、天枢、脾俞、胃俞、肝俞。

　　[操作方法] 苍龟探穴针法：嘱患者仰卧位，取直径为 0.3mm、长为 25～50mm 毫针，局部常规消毒后，于中脘穴行苍龟探穴法，先将针进至地部，得气后复将针提至天部，变换针尖方向，依先

上后下、自左而右的顺序，向上刺向上脘、向下刺向下脘、向左右分别刺向梁门，每一个方向都分天、人、地三部边捻边进，逐渐深入，然后一次退至浅层，改换方向，依法再针。本针法如苍龟入土探穴，向四方反复钻剔透刺，使针感连续出现，时间延长。足三里、天枢、脾俞、胃俞、肝俞针刺得气后行补法，背部穴位不留针，其余穴位留针 30 分钟。每天 1 次，15 分钟后行针 1 次，每次留针 30 分钟。10 次为 1 个疗程。

[来源] 现代中医药，2013，33（1）：56。

2．处方 2

[主治病症] 腹泻型肠易激综合征。

[主要部位] 肌筋膜触发点附近。

[操作方法] 浮针治疗：首先让患者仰卧位，屈曲双腿，放松腹部肌肉，用指腹仔细触摸并体会指感，可在腹部任脉、足阳明胃经、足太阴脾经循行处找到局部肌肉紧硬、条索、结节状等肌筋膜触发点；嘱患者伸直下肢，在患者大腿处仔细触摸肌筋膜触发点，可在足阳明胃经、足太阴脾经、足厥阴肝经循行处触及紧硬、条索、结节状等肌筋膜触发点。确定肌筋膜触发点后，腹部在肌筋膜触发点上部 3～5cm 处使用聚维酮碘行局部皮肤消毒，浮针卡入进针器后，轻压皮肤，大概20°斜刺，针尖指向肌筋膜触发点，使用进针器快速进针，针停留在皮下浅筋膜层，针体完全进入皮下后，以拇指为支点扫散（在一个平面上以拇指为支点做左右扇形运动)，动作要稳、匀、柔。腹部配合上抬下肢、鼓腹等再灌注动作，下肢配合屈伸抗阻等再灌注活动，以局部结节、条索、紧张感改善或消失为止。后退出针芯，把软套管留于皮下，胶布固定 5 小时后拔出。3 次为 1 个疗程，然后隔天治疗。1 个疗程为 4 周。

[来源] 世界中西医结合杂志，2015，10（5）：692。

3．处方 3

[主治病症] 老年便秘型肠易激综合征。

[穴位组成] 引气归元（中脘、下脘、气海、关元）、腹四关（双侧滑肉门、外陵）、调脾气（双侧大横）、双侧天枢。

[操作方法]腹针治疗：常规皮肤消毒，选用 0.22mm×30mm 及 0.22mm×40mm 腹针专用针具，轻轻捻转，缓慢进针，引气归元，针刺至地部，腹四关、调脾气针刺至天部，天枢针刺至人部。采用候气、行气、催气三步法，使患者局部有酸、麻、胀感，每次留针 30 分钟，每天 1 次，一周 5 次，4 周为 1 个疗程。

[来源]中国老年学杂志，2015，35（19）：5552。

4．处方 4

[主治病症]肝郁脾虚型肠易激综合征。

[穴位组成]中脘、天枢、足三里、上巨虚、太冲。

[辨证配穴]肝郁甚者配肝俞，行间；脾虚甚者配脾俞，阴陵泉；肾虚较著者配肾俞、命门、肾关。

[操作方法]中脘穴采用 0.3mm×125mm 芒针治疗，速刺进针，然后采用芒针独特夹持快速捻转进针法，边进针边与患者沟通，针感呈以中脘为中心的腹部发散形放射。天枢穴采用 0.3mm×75mm 芒针治疗，手法操作与中脘穴相同，足三里、上巨虚、太冲穴均采用 0.3mm×60mm 芒针治疗，针尖均刺向腹部方向，针感向上传导为佳，行平补平泻手法，配穴根据穴位解剖选取相应毫针，得气后行平补平泻手法，每 15 分钟行针 1 次，留针 45 分钟。中脘、天枢出针后用双手拇指叠加每穴深压 30 秒再移开手指，每天 1 次，10 次为 1 个疗程。

[来源]中医临床研究，2015，7（22）：39。

五、灌肠疗法

1．处方 1

[主治病症]腹泻型肠易激综合征。

[药物组成]白术 20g，厚朴 6g，乌梅 12g，石榴皮 15g，乌贼骨 15g，炒白芍 12g。

[制法用法]上药水煎 200ml，每天 1 次，灌肠。

[来源]中医学报，2013，1（28）：125。

2．处方 2

[主治病症]腹泻型肠易激综合征。

[药物组成] 麻黄 15～30g，秦皮 20g，苍术 30g，苦参 20g，土茯苓、独活、防风各 30g，薄荷 15g，香附 10g，白芍 30g。

[制法用法] 上药文火一煎 15 分钟，二煎 20 分钟，共煎取 200～300ml，灌肠前排便，左侧屈膝卧位，用导管插入肛内 15～20cm。保持药液温度 40～42℃，5～10 分钟内滴入，每晚 1 剂，15 天为 1 个疗程。

[来源] 辽宁中医学院学报，2003，5（3）：244。

3．处方 3

[主治病症] 脾虚型肠易激综合征。

[药物组成] 山药 15g，炒荆芥 10g，白芍 15g，甘草 6g，地榆 10g，黄芩 10g，制大黄 10g。

[制法用法] 上药浓煎药液 100ml 左右，下午或晚上临睡前排空大便后保留灌肠，每晚 1 次。灌肠时注意臀部垫高 10cm，平卧 1 小时以上。20 天后观察疗效。

[来源] 中医药导报，2012，18（1）：95。

4．处方 4

[主治病症] 大肠湿热型肠易激综合征。

[药物组成] 苦参 20g，败酱草 20g，地榆 20g，青黛 6g，白及 15g，白花蛇舌草 20g。

[制法用法] 上药浓煎药液 100ml 左右，下午或晚上临睡前排空大便后保留灌肠，每晚 1 次。灌肠时注意臀部垫高 10cm，平卧 1 小时以上，20 天后观察疗效。

[来源] 中医药导报，2012，18（1）：95。

5．处方 5

[主治病症] 肠易激综合征。

[药物组成] 炙黄芪 100g，党参 60g，焦白术 60g，杭白芍 30g，茯苓 30g，茵陈 60g，延胡索 30g，五味子 30g，蚕沙 24g，炙甘草 10g。

[制法用法] 首先将上方用温水浸泡 1 小时以上，后用文火煎 2 小时左右，取药液 250ml 于每晚睡前保留灌肠 30 分钟以上，15 天为 1 个疗程。

[来源] 现代中西医结合杂志，2005，14（10）：1286。

6．处方 6

[主治病症] 腹泻型肠易激综合征。

[药物组成] 补骨脂 30g，煨肉豆蔻 110g，炮姜 6g，白术、白芍各 15g，乌梅 10g，丹参 18g，蒲黄、防风、甘草各 6g。

[制法用法] 上药水煎取汁 150ml，凉至 38～41℃，加入地塞米松 5mg 倒入一次性灌肠袋中。患者取左侧屈膝卧位，导管插入肛门 10～15cm，缓慢滴入药液，保留 40 分钟以上，每天 1 次，5 次为 1 个疗程。

[来源] 中国误诊学杂志，2002，2（9）：1372-1373。

7．处方 7

[主治病症] 便秘型肠易激综合征。

[药物组成] 枳实 15g，白芍 20g，大黄 5g，木香 10g，厚朴 15g。

[制法用法] 将上药水煎至 250ml，取温药液 100～150ml，取左侧卧位，用一次性灌肠冲洗器，将涂有橄榄油的导管插入肛门内 10～20cm 为宜，灌入药液的速度要慢，灌肠液约 10 分钟灌完后平卧，或稍垫高臀部而卧，每晚睡前灌肠，保留 1 个晚上。

[来源] 中医外治杂志，2012，21（3）：37。

8．处方 8

[主治病症] 便秘型肠易激综合征。

[药物组成] 白术、枳实、厚朴、木香、藿香、紫苏梗各 9g，木香、大黄（后下）、黄连、当归、肉苁蓉各 6g。

[制法用法] 上药加水 500ml，浓煎至 200ml，以无菌纱布过滤，沉淀后药液温度降至 38℃，于每晚临睡前行高位保留灌肠，每天 1 次，4 周为 1 个疗程。连续 2 周后，若症状改善者改为隔天灌肠 1 次。

[来源] 中国民族民间医药，2010，9：231。

六、艾灸疗法

1．处方 1

[主治病症] 腹泻型肠易激综合征。

[穴位组成] 天枢（双）、上巨虚（双）。

[操作方法] 艾条点燃后悬于穴位 5cm 左右处施温和灸，以患者能忍受为度，灸至皮肤潮红，每次每穴 30 分钟，隔天 1 次，10 次为 1 个疗程，2 个疗程间休息 3 天，共灸 2 个疗程。

[来源] 中华中医药杂志，2010，25（12）：2225。

2．处方 2

[主治病症] 腹泻型肠易激综合征。

[穴位组成] 天枢（双）、上巨虚（双）。

[操作方法] 药饼组成：附子、肉桂、丹参、红花、木香等，每只药饼约含药粉 2.5g，加黄酒 3g，拌成厚糊状，用相同规格的药饼模具制成直径为 2.3cm、厚为 0.5cm 大小的药饼，艾条截为 1.5cm 长的艾条段，以保证其大小及密度达到相同的规格。每次每穴灸 2 壮，隔天 1 次，10 次为 1 个疗程，2 个疗程间休息 3 天，共灸 2 个疗程。

[来源] 中华中医药杂志，2010，25（12）：2225。

3．处方 3

[主治病症] 肠易激综合征。

[辨证配穴] 肝郁脾虚型：肝俞、脾俞、胃俞、足三里、上巨虚；脾胃虚弱型：脾俞、胃俞、中脘、天枢、足三里；脾肾阳虚型：脾俞、肾俞、大肠俞、太溪、足三里。

[操作方法] 根据不同的辨证分型，采用相应的穴位，先以灸架或灸盒放至在相应穴位部位，腰背部的腧穴以灸盒灸，其余部位的腧穴采用灸架灸，先灸腰背部，后灸其他部位。艾灸 30 分钟左右，以局部皮肤潮红为度。每天 1 次，连续治疗 15 次。

[来源] 安徽中医学院学报，2011，30（6）：33。

4．处方 4

[主治病症] 腹泻型肠易激综合征。

[穴位组成]中脘、气海、关元、脾俞、胃俞、肾俞。

[操作方法]针刺天枢、中脘、关元、气海、上巨虚，酌加太冲、阴陵泉、脾俞、胃俞、大肠俞、肾俞，针用平补平泻法，留针 20 分钟。将艾绒制成直径为 4cm、高为 2.5cm 的半球形，置于艾绒灸盒中，点燃，于针刺治疗后，以中脘、气海、关元、脾俞、胃俞、肾俞穴为主穴行灸法治疗，每穴约灸 3 壮。本治疗于头伏开始，每天 1 次，10 次为 1 个疗程，在三伏中各行 1 个疗程。

[来源]中华中医药学刊，2010，28（8）：1775。

5．处方 5

[主治病症]脾虚型肠易激综合征。

[穴位组成]神阙。

[药物组成]白术、山药、茯苓、丁香、五倍子等。

[操作方法]将上药混合研为细末，密封备用。使用时先以温开水调药粉成圆饼状（直径约为 8cm，厚约为 2cm），饼的周边高出 1cm，在饼中间挖一圆孔，大小略大于患者脐孔（直径约为 2cm），备用。做成直径约为 2cm、高约为 2cm 的艾炷，以燃烧 20 分钟为宜。令患者仰卧位，充分暴露脐部，将面圈置于脐部，使肚脐与面圈的孔对齐，然后取上述药末适量（8～10g），将肚脐塞满、塞实，用艾炷置于药末上，点燃艾炷。待艾炷完全燃尽，更换艾炷。连续施灸 6 壮，约 2 小时。施灸结束后用医用胶布固封脐中药末，1 天后自行揭下，并用温开水清洗脐部。每周治疗 2 次，4 周为 1 个疗程。

[来源]上海针灸杂志，2011，30（8）：518。

6．处方 6

[主治病症]便秘型肠易激综合征。

[穴位组成]天枢、大肠俞、上巨虚、足三里，均取双侧。

[操作方法]患者取仰卧位，灸的火头距离皮肤 2～3cm 为宜，在相应穴位上用悬灸方法，要求灸疗部位皮肤发红，深部组织发热。每次 5～8 分钟，每天 1 次。

[来源]广西中医药，2011，34（5）：20。

7. 处方7

[主治病症] 肝郁气滞型便秘型肠易激综合征。

[穴位组成] 足三里、天枢、大肠俞、上巨虚、中脘。

[药物组成] 柴胡、枳壳、青皮、火麻仁、谷芽、白芍、莱菔子等按比例称取。

[操作方法] 将新鲜生姜取汁适量，再取瓶装备用药15g（将柴胡、枳壳、青皮、火麻仁、谷芽、芍药、莱菔子等按比例称取，上述诸药烘干、粉碎后过80目筛，分别装瓶备用），用姜汁调成糊状，制成直径为2cm、厚为0.5cm的药饼，置于足三里、天枢、大肠俞、上巨虚、中脘等穴位上，然后将艾绒制成直径为1.0cm的艾炷置于药饼上，点燃艾炷，使其燃烧，每穴每次灸5壮。

[来源] 陕西中医，2013，34（5）：582。

8. 处方8

[主治病症] 腹泻型肠易激综合征。

[穴位组成] 天枢、关元、中脘。

[药物组成] 甘遂10g，白芥子20g，炮附子20g，细辛10g。

[操作方法] 以上药物混合研成细末，用鲜生姜汁调匀至稠膏状压平。在药膏表面加少许麝香，并切成约为1cm×1cm大小、厚为0.5cm的药膏备用，每块含药约为6g。于每年初伏、中伏、末伏时将药膏置于5cm×5cm正方形胶布中央，贴敷固定于穴位处。每次贴敷时间一般为2～6小时，贴药后至局部皮肤灼热发红，或有轻微刺痛时即可去除。每隔10天贴敷1次，共贴3次为1个疗程。

[来源] 浙江中医药大学学报，2009，33（3）：416。

七、穴位埋线疗法

[主治病症] 腹泻型肠易激综合征。

[穴位组成] 中脘、关元；天枢、脾俞、足三里、三阴交，均为双侧；水道、归来、外水道，均为左侧。

[辨证配穴] 肝郁脾虚型加肝俞；脾胃虚弱型加胃俞；脾肾阳虚型加肾俞。

[操作方法] 以上穴位用 2% 安尔碘溶液消毒，将 0 号羊肠线剪成 1～1.2cm 长备用，装入 9 号埋线针内，医者左手拇、示指捏起皮肤，右手持针，中脘、天枢、关元、水道、归来、外水道、脾俞、足三里、三阴交穴均为垂直进针，肝俞、脾俞、肾俞穴向脊柱方向斜刺，进针视患者胖瘦而定，一般为 1.2～1.5cm，出现针感后边推针芯边退针管，将羊肠线置于穴位内，出针后用瓶口输液贴保护。10 天 1 次，连续治疗 3 次。

[来源] 内蒙古中医药，2012，4：36-37。

八、穴位注射疗法

[主治病症] 肠易激综合征。

[穴位组成] 单侧脾俞、胃俞、大肠俞穴，平补平泻法。

[药物组成] 黄芪注射液。

[辨证配穴] 肝失疏泄加肝俞；肾阳不足加肾俞；湿邪内阻加丰隆；脾胃虚弱者加足三里。

[操作方法] 局部皮肤常规消毒后，用 10ml 注射器 5 号针头抽取药液后在所选的穴位刺入皮肤，边进针边提插，当患者得气后，推注黄芪注射液，每穴 2ml。隔天 1 次，15 次为 1 个疗程，间隔 3 天后进行下 1 个疗程。2 组穴交替使用。

[来源] 针灸临床杂志，2007，23（4）：40。

【现代研究】

1. 成都中医药大学附属医院治未病中心丰芬等应用三伏穴位敷贴结合针灸治疗腹泻型肠易激综合征

（1）方法：对照组针灸处方如下所述。①神阙、天枢、上巨虚、关元、中脘、足三里；②神阙、大肠俞、肾俞、命门、脾俞、三阴交。操作：将①组和②组穴位交替选穴，神阙选用隔盐灸 3 壮，其余穴选用 1.5 寸毫针透皮进针，捻转得气后，留针 30 分钟，每天 1 次，5 次为 1 个疗程。休息 2 天继续下 1 个疗程，共治疗 4 个疗程。三伏灸加针灸治疗组针灸治疗同针灸组，根据患者的入组顺序，在入组的第 1 天行穴位敷贴，隔 10 天贴一次，共贴 3 次。取穴为双侧脾俞、大肠俞、肾俞、神阙、足三里穴。药用白芥子、细辛、甘遂、延胡索、肉桂等按照一定比例研末成粉，用生姜汁调匀做成直径约为1cm的药饼，用胶布固定于穴位上，每次敷贴时长为4～6小时。

（2）结果：对照组和治疗组总有效率分别为 88.89%和 91.67%［辽宁中医杂志，2015，42（6）：1322-1324］。

2. 广州市中医医院脾胃科樊春华等应用中药穴位贴敷联合耳穴贴压治疗便秘型肠易激综合征

（1）方法：治疗组中药穴位贴敷联合耳穴贴压治疗。穴位贴剂的制备及使用方法经本院制剂室用粉碎机把药物（柴胡、陈皮、木香、枳实、厚朴、延胡索、白芍各 10g）制成粉末，每次使用适量生姜汁、蜂蜜将药物调制成糊状，制成 1cm×1cm 药块，将胶布剪成 5cm×5cm 方块，药放在胶布中央，贴在穴位上，选取天枢、脾俞、胃俞、中脘（双）、足三里（双）行穴位贴敷，每次敷贴时间为 4～6 小时，以皮肤潮红为宜，隔天 1 次。2 周为 1 个疗程，连续治疗 2 个疗程。耳穴贴压：取大肠、肝、脾、胃。贴压方法：所取穴位常规消毒，将磁疗贴固定在上述耳穴，嘱患者每天按压 3 次，每个穴位按揉 2 分钟，应不损伤皮肤，以耳部有酸、痛、热、麻木感为度。2 天更换 1 次，两耳交替取穴按压。2 周为 1 个疗程，连续治疗 2 个疗程。对照组用马来酸曲美布汀片，每次 200mg，每天 3 次。2 周为 1 个疗程，连续治疗 2 个疗程。

（2）结果：治疗组总有效率为 84.3%，对照组总有效率为 72.5%［中国中西医结合消化杂志，2015，23（4）：257-263］。

3. 深圳市南山区西丽人民医院王玖忠应用针刺配合隔姜治疗腹泻型肠易激综合征

（1）方法：对照组患者应用针刺治疗，取足三里、百会、下巨虚、中脘等穴，进行常规消毒，应用毫针刺 0.5～0.8 寸，中脘、足三里、下巨虚穴直刺 0.8～1.2 寸，太冲穴透刺 0.5～0.8 寸，同时应用补泻手法，留针 30 分钟，每天 1 次，连续治疗 4 周为 1 个疗程。治疗组应用针刺配合隔姜灸治疗，针刺方法同对照组，隔姜灸取天枢穴和关元穴，将生姜切成薄片，中心位置针刺数孔，放置于穴位上，姜片上放置艾炷，点燃艾炷，连续艾灸 3 炷，每次 1 小时，每天 1 次，连续治疗 4 周为 1 个疗程。

（2）结果：治疗组总有效率为 93.75%，对照组总有效率为 81.25%［中国当代医药，2015，22（7）：139-143］。

4. 河北联合大学李雪青等应用灵龟八法为主针刺治疗腹泻型肠易激综合征

（1）方法：治疗组取患者就诊时"灵龟八法"所开穴位及天枢、大肠俞穴。灵龟八法的开穴方法：先按以下公式计算出日干支序号，序号=［上年公元数×5.25（取整数）＋当年实际已到天数］/60，取余数（四舍五入），如果没有余数，则为 0 序号。再按谢氏"灵龟八法开穴简表"查找所开穴位。常规消毒后，采用 0.30mm×40mm 毫针进行针刺，灵龟八法所开穴位行平补平泻法，天枢、大肠俞穴行提插捻转泻法，得气后行针 1 分钟，留针 30 分钟，隔天 1 次，4 个星期为 1 个疗程，共治疗 2 个疗程。对照组口服匹维溴铵片，每天 3 次，每次 50mg，4 周为 1 个疗程，共治疗 2 个疗程。

（2）结果：总体疗效显效率和总有效率治疗组分别为 80% 和 93.3%，对照组分别为 50% 和 80%［上海针灸杂志，2015，34（1）：22-24］。

5. 平利县中医院陈宏等应用艾灸配合中成药治疗腹泻型肠易激综合征

（1）方法：治疗组采用艾灸神阙、天枢穴（双），根据辨证分型配合口服中成药治疗 1 个月。将长约为 20cm 的纯艾条截成三截，每截长约为 6.5cm，点燃艾条置入单孔斗式艾灸盒孔内，让患者平卧在治疗床上，解开腰带，露出脐周，将点燃艾条的艾灸盒对准神阙穴放在脐上，艾条与穴位的距离以患者感到温热而无灼痛感为度，持续以温和灸灸 10～15 分钟，至脐周皮肤变红晕后停止。再用 2 个点燃艾条的单孔艾灸盒分别放在天枢穴上，每穴持续温和灸灸 10～15 分钟，至皮肤红晕为度，每天 1 次，8 次为 1 个疗程，2 个疗程间休息 2 天，共计 3 个疗程。根据辨证分型配合口服中成药治疗 1 个月：①脾虚湿盛证用参苓白术散，每次 6g，每天 3 次；②肝郁脾虚证用逍遥丸，每次 6g，每天 3 次；③脾肾阳虚证用固本益肠片（0.32g/片），每次 8 片，每天 3 次；④脾胃湿热证用肠胃适胶囊，每次 4～6 粒，每天 4 次。对照组：洛哌丁胺胶囊 2mg，每天 3 次，口服 1 个月。

（2）结果：治疗组总有效率为 94.73%，治愈率为 78.95%。对照组总有效率为 73.68%，治愈率为 44.74%［陕西中医学院学报，2014，37（6）：44-46］。

6. 大连市金州区中医院刘兵等应用热敏灸治疗腹泻型肠易激综合征

（1）方法：治疗组给予热敏灸。在腹部、背部、四肢热敏化高发区，取百会、大椎、中脘、关元、天枢、脾俞、肾俞、足三里、太冲等穴附近，或皮下有硬结、条索状物等反应物部位。操作方法：进行回旋、雀啄、往返灸，当穴位出现透热、扩热、传热、远部热、深部热或其他得气等感传时，即是热敏化穴，选择 2～3 个敏感穴灸至感传消失、皮肤灼热，隔天 1 次。对照组给予针灸治疗，取百会、大椎、中脘、关元、天枢、脾俞、肾俞、足三里、太冲等穴，针刺得气后行捻转补法，隔天 1 次。两组均以 2 周为 1 个疗程，共治疗 2 个疗程。

（2）结果：治疗组总有效率为 96.97%，对照组总有效率为 89.65%［中医研究，2015，28（2）：43-44］。

7. 辽宁中医药大学附属医院针灸科王鹏琴等应用眼针治疗腹泻型肠易激综合征

（1）方法：眼针组取穴下焦区、大肠区、脾区。肝气乘脾证加肝区；脾胃虚弱证加胃区。刺法：在相应眼穴区距眶内缘 2mm 眼眶处，平刺，由该区始点向该区终点方向刺入 5mm，除肝区行泻法，余穴区行捻转补法，留针 20 分钟，留针 10 分钟时采用刮针法刮针柄 10 次，起针时按压针孔，每天上午 9～10 时治疗。所有患者取卧位，第 1 次治疗时向患者做好解释工作，缓解患者紧张情绪。针具取 0.25mm×13mm 毫针。对照组予匹维溴铵，每次 50mg，每天 3 次，饭时口服。两组疗程均为 4 周，期间停用所有治疗 IBS 药物。

（2）结果：眼针组总有效率为 91.38%，对照组总有效率为

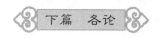

73.68%［中医杂志，2011，52（14）：1203-1206］。

8.望都县中医院胃肠科张红昌等应用头针治疗腹泻型肠易激综合征

（1）方法：头针组取穴头针胃区（相当颞叶在头皮上的投影，从瞳孔直上的发际处为起点，向上引平行于前后正中线的 2cm 长的直线）和头针肠区（在头前部，从胃经头维穴内侧 0.75 寸起向下引一直线，长 2cm）。操作：选用直径为 0.35mm、长为 40～75mm 毫针，针与头皮成 30° 快速将针刺于皮下，当针达到帽状腱膜下层时，指下感到阻力减小，此时继续刺入达到该区的应有长度，然后运针，只捻转不提插，每分钟捻转 200 次以上，进针后捻转 2～3 分钟，留针 5～10 分钟，每天 1 次。药物组予口服丽珠肠乐，每次 2 粒，每天 2 次。两组均治疗 30 天为 1 个疗程，1 个疗程后统计疗效。

（2）结果：头针组总有效率为 96%，药物组总有效率为 78%［中国针灸，2011，31（7）：605-606］。

第 18 章　溃疡性结肠炎

【概述】 溃疡性结肠炎（UC）是一种原因尚不十分清楚的直肠和结肠黏膜慢性非特异性炎症性疾病。本病病变主要限于大肠黏膜及黏膜下层，常呈弥漫性，偶呈节段性分布。本病病情多反复发作且较难治愈，已严重影响到了人们的生活质量。中医学据其临床表现可将本病归属于"痢疾""泄泻""肠风""肠澼""腹痛""便血"等范畴。

【病因病理】 溃疡性结肠炎的病因和发病机制一般认为与免疫异常有关，可由多种因素共同作用所导致，如遗传因素、细胞因子、炎性介质和抗中性粒细胞胞质抗体、感染因素、环境因素等，此外还与精神与神经因素，血管损伤及血小板的聚集、一氧化氮、抗内皮细胞抗体等有一定的关系。本病的病理学主要表现为肠道黏膜的充血、水肿、渗出、溃疡、炎症细胞浸润等。

中医认为本病的病因多由外感湿热之邪、饮食不节、脾胃虚弱、劳倦过度及情志失调所致，以脾虚失健为基本病因，此外还与气滞、湿热、血瘀、痰浊等病理产物有关。其病机多为上述病因导致的湿热之邪停滞于肠道，与肠道气血相搏结、损伤血络而为病。本病以湿热蕴肠，气滞络瘀为基本病机。本病多为本虚标实之证，病位在大肠，涉及肝、脾、肾、肺诸脏。

【临床表现】 本病典型消化系统表现为腹泻、黏液脓血便、腹痛、里急后重等，部分患者可有上腹饱胀不适、嗳气、恶心、呕吐等，病情严重者可见发热、消瘦、低蛋白血症、贫血等表现。其肠外表现可有骨关节病变、皮肤病变、眼病、肝胆疾病等。本病查体时多数患者无明显阳性体征，部分患者可有轻度压痛，直肠指诊有时可感觉黏膜肿胀、肛管触痛、指套有血迹，严重者可有腹肌紧张、腹部压痛、反跳痛等。

【外治法】

一、灌肠疗法

1．处方1

［主治病症］溃疡性结肠炎。

［药物组成］土大黄、苦参各30g，白芍、地榆炭、杜仲炭各10g。

［制法用法］上药浓煎滤取100ml溶液，待温度至37～39℃时做保留灌肠，每天1次，20天为1个疗程。2个疗程间隔5天，可重复第2个疗程。

［来源］《百病外治500问》。

2．处方2

［主治病症］溃疡性结肠炎。

［药物组成］马齿苋60g，地榆15g，黄柏15g，半枝莲30g。

［制法用法］上药加水800ml，煎取药汁100～200ml，保留灌肠，每天1剂，20天为1个疗程。

［来源］《百病外治500问》。

3．处方3

［主治病症］溃疡性结肠炎。

［药物组成］云南白药6g，生理盐水120ml。

［制法用法］将上药混合均匀。每晚睡前取本品灌肠，膝胸卧位保持10分钟，2周为1个疗程。

［来源］《名医外治妙方》。

4．处方4

［主治病症］溃疡性结肠炎。

［药物组成］白头翁汤加减1剂，甲硝唑0.6g。

［制法用法］将白头翁汤浓煎成200ml，甲硝唑研末加入汤剂内，搅拌均匀。取本品每晚保留灌肠1次，药液保留时间越长越好，嘱患者做辗转动作，以便药液充分接触病变黏膜，14天为

258

1 个疗程，2 个疗程间隔 3～5 天。

[来源]《名医外治妙方》。

5．处方 5

[主治病症] 溃疡性结肠炎。

[药物组成] 乳香、没药各 33g，海螵蛸（水煮）16g，黄丹（水飞）、熊胆（代）各 13g，煅赤石脂 23g，煅龙骨 14g，轻粉 15g，血竭 10g，煅珍珠 6g，冰片 3g，麝香 2.5g。

[制法用法] 将上药前 8 味共研为极细末，过 7 号筛，与后 4 味混匀。每取 3g，加温水 150ml，混匀。取本品每晚保留灌肠，20 天为 1 个疗程，2 个疗程间隔 3 天。

[来源]《名医外治妙方》。

6．处方 6

[主治病症] 溃疡性结肠炎。

[药物组成] 白头翁、地榆、黄柏、儿茶粉（冲）各 16g。

[制法用法] 取上药加水煎取液 150ml，过滤。取本品温液，保留灌肠，1～2 次/天，15 天为 1 个疗程。

[来源]《名医外治妙方》。

7．处方 7

[主治病症] 溃疡性结肠炎。

[药物组成] 生黄芪 30g，川黄连 10g，罂粟壳、补骨脂、五倍子、地榆各 15g。

[制法用法] 将上药加水，文火煎至 100ml。取本品保留灌肠，每天 1 次，1 周为 1 个疗程。同时以本方内服，每天 1 剂。

[来源]《名医外治妙方》。

8．处方 8

[主治病症] 溃疡性结肠炎。

[药物组成] 紫草根 15g，罂粟壳 3g，白头翁 15g，茜草 10g，仙鹤草 10g，诃子 6g。

[制法用法] 上药煎 200ml 分 2 次灌肠，于灌肠液中加普鲁卡因 0.25～0.5g，再加等量的青黛和白及粉剂，调成稀糊，用导尿管接注射器缓慢灌入。

［来源］《内病外治精要》。

9. 处方 9

［主治病症］溃疡性结肠炎。

［药物组成］青黛 30g，黄柏 21g，儿茶 15g，煅白矾 6g，珍珠 3g。

［制法用法］上药共研末，取药粉 2.5～5g（按病变大小而定），溶于生理盐水 400ml 中微温灌入肠腔。

［来源］《内病外治精要》。

10. 处方 10

［主治病症］溃疡性结肠炎。

［药物组成］白头翁 20g，苦参、秦皮、赤芍、地榆、丹参、炒白芍各 10g。

［制法用法］将上药加水 1000ml，煎熬浓缩至 200ml，纱布过滤，待凉至 35℃时，做保留灌肠，每晚 1 次，10 天为 1 个疗程。

［来源］《中国民族民间药物外治大全》。

11. 处方 11

［主治病症］溃疡性结肠炎。

［药物组成］紫草、黄柏、白及各 30g，艾叶、木香各 10g，黄连、当归各 15g。

［制法用法］上药水煎至 200ml。药温保持 39～42℃，患者取胸膝位，以升放式输液法做直肠滴入，滴速为 30～60 滴/分，滴入一半后更换体位，使药物充分吸收，每晚睡前 1 次，20 天为 1 个疗程。

［来源］《中国民族民间药物外治大全》。

12. 处方 12

［主治病症］溃疡性结肠炎。

［药物组成］生黄芪 30～60g，血竭 10g，乌贼骨、赤石脂各 15g，大黄 6～10g（脓血便消失后去大黄）。

［制法用法］水煎至 100～150ml，药温为 37～38℃，每晚睡前保留灌肠，30 天为 1 个疗程。

［来源］《中国民族民间药物外治大全》。

13．处方 13

[主治病症] 溃疡性结肠炎。

[药物组成] 黄连、栀子、金银花、白芍、防风各 10g，茜草 15g。

[制法用法] 水煎至 100ml，每晚排空大便后保留灌肠 1 次。15 次为 1 个疗程，2 个疗程间隔 7 天。

[来源]《中国民族民间药物外治大全》。

14．处方 14

[主治病症] 溃疡性结肠炎。

[药物组成] 野菊花 50g，地榆 30g，白及 15g，儿茶 15g，白芍 20g。

[制法用法] 上药用水煎成 200ml，每晚睡前保留灌肠 1 次，每次 200ml，灌肠前将汤药加温至 38～39℃，10 天为 1 个疗程。

[来源]《中国民族民间药物外治大全》。

15．处方 15

[主治病症] 溃疡性结肠炎。

[药物组成] 珍珠 9g，牛黄、红力参各 6g，冰片、五倍子各 12g，琥珀 3g，孩儿茶 10g。

[制法用法] 上药研细末，每次取 20g，加温开水 150ml，调匀保留灌肠，每天 1 次。

[来源]《中国民族民间药物外治大全》。

16．处方 16

[主治病症] 溃疡性结肠炎。

[药物组成] 白头翁 200g，白及 200g，白矾 2g（研末），盐酸小檗碱 2g（研末），庆大霉素注射液 16 万 U，地塞米松注射液 5mg。

[制法用法] 前 2 味中药加水 2000ml，煎取 1000ml，并过滤。将白矾等后 4 种药物加入 70ml 滤液中，睡前保留灌肠，约 1 小时后将蒙脱石散 1 包溶于 30ml 上述滤液中，重复保留灌肠，每晚 1 次，15 天为 1 个疗程。

[来源]《中医外治疗法集萃》。

17．处方 17

[主治病症] 溃疡性结肠炎。

[药物组成] 苦参 30g，地榆、槐花各 15g。

[制法用法] 取上药水煎浓缩至 100～250ml，另将珍珠层粉 6g 溶于药液中，每天晚 10 时灌肠，保留至第二天早晨 6 时，15 天为 1 个疗程，连续 1～2 个疗程。若腹痛明显，可加没药、莪术各 15g 以行气活血、散瘀止痛；若大便次数增多，结肠黏膜水肿明显者可加生薏苡仁 60g，以利水消肿、健脾止泻、清热排脓。

[来源]《中医外治疗法集萃》。

18．处方 18

[主治病症] 溃疡性结肠炎。

[药物组成] 菊花 20g，紫参 30g，蒲公英 30g，黄柏 15g，白及 30g，赤石脂 20g，赤芍 15g，地榆炭 30g，诃子 15g。

[制法用法] 上药以水 500ml，文火煎取药液 250ml，保留灌肠，每晚 1 次，4 周为 1 个疗程。

[来源]《中医外治疗法集萃》。

19．处方 19

[主治病症] 溃疡性结肠炎。

[药物组成] 黄柏 30g，白芷 20g，生大黄 10g，黄连 30g，黄芩炭 30g，白及粉 20g。

[制法用法] 将上药研粉后备用，每次灌肠用 10g 左右，开水浸冲成药液，待温度至 30℃左右灌入直肠。用药前先解大便，用药后抬高臀部，使药物充分接触病变部位，每天 1 次，30 天为 1 个疗程。

[来源]《中医外治疗法集萃》。

20．处方 20

[主治病症] 溃疡性结肠炎。

[药物组成] 西瓜霜 2g，双黄连 3g。

[制法用法] 取上药，加 0.9%生理盐水 100ml，药液加温至 40℃左右后缓慢注入肛内，保持体位 20 分钟，每晚灌肠 1 次，20

天为 1 个疗程。

[来源]《中医外治疗法集萃》。

21．处方 21

[主治病症]溃疡性结肠炎。

[药物组成]白及 30g。

[制法用法]将白及粗粉 30g 加温水 500ml 浸泡 1 小时，用文火煎沸 1 小时，取药液 100ml，每晚睡前排便后保留灌肠，20 天为 1 个疗程。

[来源]《中医外治疗法集萃》。

22．处方 22

[主治病症]溃疡性结肠炎。

[药物组成]生蒲黄、煅龙骨（先煎）、煅牡蛎（先煎）、赤石脂（先煎）各 10g，仙鹤草、丹参、败酱草各 15g，乳香、没药各 6g。

[制法用法]每天 1 剂，水煎，取液 200ml，晚睡前保留灌肠。15 天为 1 个疗程，共 1～5 个疗程。

[来源]《当代中药外治十科百病》。

23．处方 23

[主治病症]溃疡性结肠炎。

[药物组成]赤石脂、白及、蒲黄各 20g，土茯苓 30g，青黛10g。

[制法用法]上药煎汤取液 200～350ml，保留灌肠，每晚 1次，10 次为 1 个疗程，2 个疗程间隔 3～4 天，平均治疗 43 天。

[来源]《当代中药外治十科百病》。

24．处方 24

[主治病症]溃疡性结肠炎。

[药物组成]乌贼骨 30g，藕粉 30g，鸦胆子 50g。

[制法用法]取乌贼骨研细末过 200 目筛，与藕粉混匀；取鸦胆子加水 500ml，煎得药液 100～150ml，与上述药末共调成糊状。先用 3%过氧化氢 50ml 加温开水 1000ml 做清洁灌肠 2 次，然后用药糊 50ml 做保留灌肠，将臀部垫高，卧床休息 10 分钟。每天

1 次，7 天为 1 个疗程，2 个疗程间隔 3 天。

　　［来源］《当代中药外治十科百病》。

　　25．处方 25

　　［主治病症］溃疡性结肠炎。

　　［药物组成］黄芪、白术、党参、白芍各 20g，黄芩、黄柏、侧柏叶、防风各 10g，金银花、连翘、白及、生地黄各 10g，木香、槟榔各 15g，云南白药 1.5g。

　　［制法用法］上药除云南白药外，均加水煎至 200ml，再将云南白药溶于内，每晚睡前保留灌肠，15 天为 1 个疗程。

　　［来源］《当代中药外治十科百病》。

　　26．处方 26

　　［主治病症］血瘀肠络型溃疡性结肠炎。

　　［药物组成］丹参 30g，当归 15g，乳香 10g，白及、白芷、木香各 20g。

　　［制法用法］上药加水 500ml，煎至 100ml，做保留灌肠，每天 1 次。

　　［来源］《百病外治 500 问》。

　　27．处方 27

　　［主治病症］肝郁湿阻型溃疡性结肠炎。

　　［药物组成］青皮、陈皮各 12g，白芍 12g，防风 10g，柴胡 10g，茯苓 20g，炒薏苡仁 15g，白术 15g。

　　［制法用法］以清水浸泡 2 小时，然后以文火煎取 2 遍药汁，将其浓缩成 100ml，每天保留灌肠 1 次，15 天为 1 个疗程。

　　［来源］《当代中药外治临床大全》。

　　28．处方 28

　　［主治病症］肝郁湿阻型溃疡性结肠炎。

　　［药物组成］苍术 20g，白术 20g，党参 15g，炒扁豆 10g，生薏苡仁 20g，山慈菇 15g，芡实 30g，煨豆蔻 15g，败酱草 10g，柴胡 9g，升麻 9g，黄芪 15g，白芍 15g。

　　［制法用法］以清水浸泡 2 小时，然后以文火煎取两遍药汁，将其浓缩成 100ml，每天保留灌肠 1 次，15 天为 1 个疗程。

[来源]《当代中药外治临床大全》。

29．处方29

[主治病症]溃疡性结肠炎。

[药物组成]白头翁 30g，黄柏、黄连各 15g，秦皮 20g。出血者加云南白药 1/2 支；溃疡者加锡类散 1/2 支。

[制法用法] 1 剂水煎取 150ml，药温为 38～42℃。患者排空大便，左侧卧位，臀部抬高，14 号导尿管涂液状石蜡后插入肛门 15～20ml，将药液缓慢注入，或用吊瓶滴入。16 天为 1 个疗程，2 个疗程间隔 1 周，共治疗 1～3 个疗程。

[来源]《当代中药外治十科百病》。

30．处方30

[主治病症]溃疡性结肠炎。

[药物组成]紫草、黄柏、白及各 30g，艾叶、木香各 10g，黄连、当归各 15g。

[制法用法]上药水煎 200ml，药温保持在 39～42℃。以开放式输液法做直肠滴入，治疗前让患者排空尿、便，取左侧卧位，双膝稍屈曲，臀部垫高 30°，将输液瓶之针头换成导尿管，用液状石蜡滑润后插入肛门 15～20cm，并以胶布固定，滴速为 30～60 滴/分。滴毕更换体位，使药物充分吸收。每晚睡前 1 次，20 天为 1 个疗程。

[来源]《当代中药外治十科百病》。

31．处方31

[主治病症]溃疡性结肠炎。

[药物组成]槐花、地榆各 25g，枳壳 10g，苦参、白芍各 15g，红藤、薏苡仁各 30g。大便秘结去薏苡仁加生地黄 100g，大黄 10g。

[制法用法]上药加水量以浸没药物 1/3 为度，冷水浸泡 20 分钟，煮沸 20 分钟，煎 2 次，各得 200ml 装入盐水瓶内，用点滴皮管接上导尿管插入肛门内约15cm，以 60 滴/分的速度滴入直肠，每天 2 次，10 天为 1 个疗程。

[来源]《当代中药外治十科百病》。

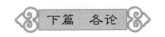

32．处方 32

［主治病症］溃疡性结肠炎。

［药物组成］黄连 20g，白头翁 20g，败酱草 20g，五倍子 10g，槐花 15g，白及 20g，蒲公英 10g，金银花 10g，紫花地丁 10g。

［制法用法］将上述中药置于砂锅中浸泡 30 分钟，加水约 400ml，煎 30 分钟，取汁 200ml，二煎加水 200ml，取汁 100ml，两煎药液混合，经纱布滤过备用。操作要点：治疗安排在患者晚间睡前进行，嘱患者排空二便并做好休息前的一切准备，肛门常规清洗消毒，根据病变部位取左侧或右侧卧位，臀下垫胶单和治疗巾，并用小枕抬高臀部 10cm 左右，暴露肛门，注意保暖。一次灌入液量以 150～200ml 为宜，药量应由少渐多，根据患者的适应能力，逐渐加量，药温为 39～41℃。将药液倒入无菌输液瓶内，按常规灌肠操作法，肛管插入深度为 25～35cm，用点滴法灌肠，点滴速度为 30 滴/分，以患者感觉下腹温暖、舒适、无便意为宜，灌肠完毕立即休息。协助患者取舒适卧位，嘱咐患者尽量保留药液 1 晚，臀部小枕可 1 小时以后再撤去。10～15 天为 1 个疗程，一般治疗 1～3 个疗程。

［来源］当代医学，2013，19（19）：153-154。

33．处方 33

［主治病症］溃疡性结肠炎。

［药物组成］黄柏 30g，石菖蒲 20g，苦参 10g，地榆 30g，白及 9g，三七（粉）3g，诃子 10g，锡类散 1.5g。

［制法用法］将上药煎至 200ml，灌肠液温度与肠腔温度接近，以 39～40℃为宜。每晚灌肠 1 次。嘱患者排尿，取左侧卧位，暴露臀部，下垫橡胶单、治疗巾，抬高臀部 10cm，连接、润滑肛管前端，排气、夹管显露肛门，肛管插入直肠 10～15cm，液面距肛门不超过 20cm，根据患者的耐受情况，调节灌肠速度为 80～100 滴/分，同时观察病情。灌肠结束后，取左侧卧位 30 分钟、平卧位 30 分钟、右侧卧位 30 分钟，后可取舒适体位。

［来源］中医杂志，2012，（3）：225-227。

34．处方 34

[主治病症] 溃疡性结肠炎。

[药物组成] 黄芩 10g，黄连 3g，黄柏 6g，苦参 10g，青黛 3g，败酱草 15g，白头翁 10g，白及 3g，地榆 10g，槐花 10g，酒大黄 6g，地丁 15g，秦皮 10g，甘草 3g。

[制法用法] 1 剂药水煎 200ml，晚 1 次保留灌肠。

[来源] 辽宁中医药大学附属第二医院脾胃科经验方。

二、贴敷疗法

1．处方 1

[主治病症] 溃疡性结肠炎。

[药物组成] 蒲公英 60g，败酱草、白头翁、白花蛇舌草、吴茱萸各 30g，白及、蒲黄各 20g，黄柏、槐花、丹参各 15g，三七、冰片、硫黄各 10g。

[穴位组成] 神阙、命门。

[制法用法] 将上药共研为细末，分装于 3 个圆形布袋内，外加一层 14cm×12cm 布袋（内有薄膜），四角用布带固定，贴敷穴位，1～2 个月换药 1 次。

[来源]《当代中医外治妙方》。

2．处方 2

[主治病症] 肝脾不和型溃疡性结肠炎。

[药物组成] 青皮 15g，陈皮 15g，白芍 15g，防风 18g，柴胡 18g，薏苡仁 30g，白术 30g，香附 30g，当归 30g，茯苓 30g。

[制法用法] 将上药磨成细粉，放入锅内，急火炒热，趁热装入布袋内，敷贴于小腹部，外用胶布固定，每天 2～3 次，7 天为 1 个疗程。

[来源]《中药外治法》。

3．处方 3

[主治病症] 肝脾不和型溃疡性结肠炎。

[药物组成] 党参 9g，苍术 9g，山药 9g，吴茱萸 9g，丁香 6g，薄荷 6g，胡椒 6g，醋适量。

[制法用法] 先将党参、苍术、山药、吴茱萸、丁香、薄荷、胡椒和匀，磨成细粉，再加醋调成糊状，敷于脐部，外盖纱布，胶布固定，每天 1 换，7 天为 1 个疗程。

[来源]《中药外治法》。

4．处方 4

[主治病症] 脾胃虚弱型溃疡性结肠炎。

[药物组成] 肉桂 20g，干姜 45g，补骨脂 15g，吴茱萸 15g，大葱适量。

[穴位组成] 神阙、关元、气海。

[制法用法] 先将肉桂、干姜、补骨脂、吴茱萸和匀，磨成粗粉，再加入大葱捣烂，装入布袋，置于神阙、关元、气海穴上，外覆以热水袋温熨 30 分钟，每晚临睡前熨贴 1 次，7～10 天为 1 个疗程。

[来源]《中药外治法》。

5．处方 5

[主治病症] 脾胃虚弱型溃疡性结肠炎。

[药物组成] 党参 10g，白术 10g，炮姜 3g，甘草 3g，醋适量。

[制法用法] 先将上药磨成细粉，再加醋调成药饼，敷于脐部，外用胶布固定，每天 1 换，7 天为 1 个疗程。

[来源]《中药外治法》。

6．处方 6

[主治病症] 脾肾阳虚型溃疡性结肠炎。

[药物组成] 炮姜 10g，附子 10g，益智仁 10g，丁香 10g，醋适量。

[制法用法] 先将上药和匀，磨成细粉，再加醋调成糊状，敷于脐部，外覆纱布，再用热水袋温熨，冷后再换，每天 1 次，每次 40 分钟，7 天为 1 个疗程。

[来源]《中药外治法》。

7．处方 7

[主治病症] 溃疡性结肠炎。

[药物组成] 炒扁豆 20g，炒白术 20g，五倍子 20g，益智仁

15g，肉桂 15g，乌药 10g。

［穴位组成］神阙。

［制法用法］诸药粉碎，过 100 目筛。用时取适量药末，醋调成糊，外敷神阙穴，外用纱布覆盖，胶布固定，每 3 天换 1 次，15天为 1 个疗程。

［来源］《内病外治敷贴灵验方集》。

8．处方 8

［主治病症］溃疡性结肠炎。

［药物组成］艾叶 5g，小茴香 10g，细辛 10g，川椒 10g，防风 10g，益母草 10g，公丁香 15g，干姜 15g，香附 15g，大青盐20g。

［制法用法］将上药研为粗末，加热装入 25cm×30cm 的布袋中，置放于脐部，患者感到温暖舒适为宜。当患者感到凉时，可用 TDP 灯加热，保持适宜的温度（略高于体温）。每晚进行治疗，每次 30～60 分钟，3 周为 1 个疗程，每天 1 剂。

［来源］《名医珍藏外治秘方》。

9．处方 9

［主治病症］溃疡性结肠炎。

［药物组成］艾叶 30g，荜澄茄 1.5g，小茴香 15g，吴茱萸10g，细辛 10g，公丁香 10g，川椒 15g，干姜 15g，防风 10g，大青盐 20g，香附 15g。

［制法用法］上方共为粗末炒热，温度以不烫伤皮肤为宜。装入事先缝制好的 30cm×20cm 的粗布袋中，放置肚脐（神阙穴），或沿任脉至关元穴之间，直到患者感觉温热舒适为宜，稍凉后可用热水袋反复熨药袋，以保持药袋温度，时间在 40～60 分钟，治疗以晚间为佳，每晚治疗 1 次，1 剂药可用 2 次。

［来源］《中医外治疗法集萃》。

10．处方 10

［主治病症］溃疡性结肠炎。

［药物组成］石硫黄 30g，煅白矾 30g，朱砂 15g，母丁香10g，木香 15g，独头蒜 3 枚（去皮），生姜 250g，芝麻油 250ml，

黄丹 120g。

［穴位组成］脾俞、大肠俞、神阙。

［制法用法］将前 6 味药混合捣溶如膏，搓丸如黄豆大。再将麻油入锅加热，放入生姜炸枯去姜；熬油至滴水成珠时，投入黄丹收膏。用时取药 1 丸，置于摊成的膏药中间，贴脾俞、大肠俞、神阙等穴，1 穴 1 丸，3 天 1 换。

［来源］《古今中药外治高效验方 1000 首》。

11．处方 11

［主治病症］脾肾阳虚型溃疡性结肠炎。

［药物组成］炮附子、细辛、丁香、白芥子、延胡索、赤芍、生姜等量。

［穴位组成］上巨虚、天枢、足三里、命门、关元。

［制法用法］用炮附子、细辛、丁香、白芥子、延胡索、赤芍、生姜等制成 2cm×2cm 大小的贴膏贴于上述穴位，隔天 1 次，每次贴敷 4 小时后揭去，整个疗程为 60 天。

［来源］中国针灸，2013，33（7）：578。

12．处方 12

［主治病症］慢性溃疡性结肠炎。

［药物组成］黄连 120g，黄芪 240g，大黄 60g，赤芍 120g，肉桂 120g。

［穴位组成］第 1 组：足三里、神阙、脾俞；第 2 组：中脘、天枢、大肠俞。

［制法用法］上药经捣烂后加黄丹煎熬凝结成药膏，再用竹签将药膏摊在敷贴片上而成。将药膏贴于穴位，每次 1 组，两组穴位交替使用，贴敷 6 小时后揭去，每天 1 次。

［来源］湖南中医杂志，2013，29（9）：26。

三、艾灸疗法

1．处方 1

［主治病症］溃疡性结肠炎。

［穴位组成］神阙。

［药物组成］白术、木香、延胡索、冰片各等份。

［操作方法］令患者取仰卧位，暴露腹部，在神阙穴上严格消毒后，填入药物（白术、木香、延胡索、冰片各等份研末），脐周围以事先和好的长条状面团环绕一周（以防烫伤皮肤）。在药末上放置底径为 25cm、高为 2cm、重为 1.5～2g 圆锥形艾炷点燃，连续灸 3～5 壮，以患者感到有热气向脐内渗透，并扩散至下腹部为宜。每天灸 1 次，10 次为 1 个疗程，间隔 3 天后进行下 1 个疗程。

［来源］中国针灸，2006，26（2）：98。

2．处方 2

［主治病症］慢性非特异性溃疡性结肠炎。

［穴位组成］胃肠穴区：足三里、上巨虚、条口、丰隆、下巨虚等；关元穴区：神阙、气海、石门、关元、中极、曲骨等；夹脊下穴区：脊中、悬枢、命门、脾俞、胃俞、三焦俞、肾俞、气海俞等。

［药物组成］党参、苍术、白术、茯苓、山药、葛根、车前子各 100g，木香、炙甘草各 50g，藿香 60g，黄连、秦皮各 100g，制附片 20g，人工麝香 0.2g，冰片 2g。

［操作方法］上药研末备用。夹脊下穴区铺灸法：患者取俯卧位，将洞巾铺于背部只暴露施术部位，棉签蘸鲜姜汁擦拭夹脊下穴区，并均匀撒铺灸药末覆盖穴区局部皮肤，厚度为 1～2mm，后将姜泥做成和穴区大小等同的长方体置于药末之上，长宽和穴区一致，厚为 0.8～1.2cm。再将精制艾绒制成边长为 4cm 左右的正三棱锥形艾炷，置于姜泥之上，棉签蘸取 95%酒精溶液均匀涂于三棱锥艾炷上，点燃乙醇溶液便可顺势均匀点燃艾炷，自然燃烧，以患者有温热感至能忍受为度，待患者因温度太高而无法忍受时，取掉燃烧的艾炷，更换新艾炷。每次使用 3～5 壮，最后去净艾炷，保留药末与姜泥，以胶布固定。待其热感消失后，去掉所有铺灸材料。胃肠穴区和关元穴区灸法除患者选择仰卧位外，其余操作与夹脊下穴区相同。每天施灸 1 次，10 次为 1 个疗程，2 个疗程之间休息 3 天，连续治疗 3 个疗程。

［来源］中国针灸，2010，30（4）：290。

四、体针疗法

1．处方1

［主治病症］溃疡性结肠炎。

［穴位组成］肝俞、脾俞、足三里、三阴交、气海、天枢、大肠俞、上巨虚。

［操作方法］以得气为度，脾俞、足三里、三阴交针用补法，其余诸穴均用泻法，留针30分钟，9次为1个疗程，2个疗程间隔2天，连续治疗3个疗程。

［来源］《难治性消化病辨治与验案》。

2．处方2

［主治病症］溃疡性结肠炎。

［穴位组成］夹脊穴选取T_8～T_{12}、三焦俞、大肠俞。

［操作方法］夹脊穴选取T_8～T_{12}，先泻后补，先行提插泻法及捻转泻法，留针5～10分钟后，再行提插补法及捻转补法。共留针30分钟，每天1次，10次为1个疗程。配合梅花针叩刺，选取三焦俞、大肠俞，重叩后拔罐出血，留罐10分钟，间隔1～2天后行下1次。

［来源］中国针灸，2003，23（3）：141。

3．处方3

［主治病症］溃疡性结肠炎。

［穴位组成］中脘、下脘、气海、关元、天枢（双）、商曲（双）、气穴（双）、滑肉门（双）、外陵（双）、大横（双）。

［操作方法］患者取仰卧位，皮肤常规消毒后，用0.25mm×（25～40）mm毫针，针刺深度：中脘、下脘、气海、关元穴选中刺或深刺；天枢、商曲、气穴、滑肉门、外陵、大横穴用中刺；右上风湿点、气旁、关元下、气穴下5分加针时用中刺或深刺。留针40分钟，每天1次，12次为1个疗程。

［来源］中医临床研究，2012，4（17）：38。

4．处方4

［主治病症］慢性溃疡性结肠炎。

[穴位组成] 天枢、关元、气海、三阴交、足三里。

[操作方法] 用 0.35mm×40mm 毫针进行针灸治疗，进针深度为 0.5～0.8 寸，手法为平补平泻法。

[来源] 中国民间疗法，2014，22（4）：56。

五、足浴疗法

1. 处方 1

[主治病症] 溃疡性结肠炎。

[药物组成] 白扁豆 1kg，石榴皮 1.5kg，葛根 1.5kg，车前子 1kg，艾叶 1kg，地锦草 1kg。

[制法用法] 以上 6 味中药，加水煎煮 2 次，每次 2 小时，合并，过滤，浓缩，加入羟苯乙酯 5g，煮溶分装，每袋 150ml。将 150ml 药液溶入全自动足浴机内约 2000ml 温水中，调节温控装置至 40～45℃并保持温度恒定，浸泡双足，设定时间为 30 分钟，药液以泡过足踝为度。

[来源] 中国医药指南，2013，11（15）：685。

2. 处方 2

[主治病症] 溃疡性结肠炎。

[药物组成] 桂枝 30g，白术 50g，葎草 200g，无花果叶 100g，桔梗 30g。

[制法用法] 上药以水 2500～3500ml，浸泡 30 分钟，然后煮沸约 20 分钟，待药液温度降至 30～45℃后，将双足放入药液中浸洗，注意药液不要过膝，每次 30～40 分钟，每天 1 剂，每天 3 次。

[来源] 中医外治杂志，2004，13（6）：26。

六、耳穴压籽疗法

1. 处方 1

[主治病症] 溃疡性结肠炎。

[穴位组成] 大肠、小肠、交感、内分泌、神门、三焦、直肠下段。

[操作方法] 每次选其中 2～4 个穴位压上王不留行籽，胶布固定。

[来源]《当代中药外治临床大全》。

2．处方 2

[主治病症] 湿热内蕴型溃疡性结肠炎。

[穴位组成] 大肠、脾、肝、直肠、交感。

[操作方法] 每次取一侧耳郭穴位予王不留行籽胶布贴敷，每天按压 3～5 次，每次每穴按压 1 分钟；保留 3 天后，换另一侧穴位，1 个疗程为 14 天。

[来源] 上海中医药杂志，2014，48（12）：43。

七、推拿按摩疗法

1．处方 1

[主治病症] 溃疡性结肠炎。

[穴位组成] 中脘、关元、气海、天枢（双）、神阙、脾俞、胃俞、三焦俞、肾俞、大肠俞。

[操作方法] 腹部操作：患者仰卧，医者以沉着、缓和的全掌按揉法施于腹部，由中脘穴渐移至关元穴，往返 5 遍，继以柔和深透的一指禅推法施于以上部位，时间约 10 分钟；拇指按揉关元、气海、天枢（双）穴各 3 分钟；摩腹 5 分钟；施掌震法于神阙穴 1～3 分钟。背部操作：患者俯卧，以㨰法沿脊柱两旁足太阳膀胱经循行部位治疗，自肝俞穴至大肠俞穴，时间为 3 分钟；点按两侧脾俞、胃俞、三焦俞、肾俞、大肠俞诸穴，时间共为 5 分钟，沿两侧腰部夹脊穴或膀胱经循行部位施平推法，透热为度。每天 1 次，每次 30～40 分钟，10 次为 1 个疗程，治疗 2～3 个疗程后，观察疗效。

[来源] 云南医中药杂志，2010，31（6）:48。

2．处方 2

[主治病症] 慢性溃疡性结肠炎。

[穴位组成] 膈俞、膏肓俞、脾俞、胃俞、大肠俞、肾俞、命门、足三里、阴陵泉、太冲等。

［操作方法］

第一步：患者俯卧位。①术者用推摩法在患者背部两侧膀胱经治疗，从膈俞穴高度到大肠俞穴水平，自上到下治疗5分钟左右；②术者用拇指按法按膈俞、膏肓俞、脾俞、胃俞穴、大肠俞，每穴1～2分钟；③术者用双手拇指推法推患者背部两侧膀胱经2分钟左右，用力要沉稳和缓；④术者用小鱼际擦法横擦患者肾俞、命门穴，直擦督脉，以透热为度。

第二步：患者仰卧位。①术者用掌摩法摩患者小腹部6～8分钟；②术者用掌揉法揉神阙穴2分钟左右；③术者用拇指按揉法按揉中脘、天枢、气海、关元穴各1分钟左右；④术者用拇指点法点按足三里、阴陵泉、太冲等穴各1分钟左右，用力以患者自觉局部微有酸胀感为度。

第三步：患者坐位。术者用双手搓法搓患者胁肋3～5遍，然后再搓患者肩背部3～5遍。

［来源］辽宁中医杂志，2005，32（9）：951。

3. 处方3

［主治病症］慢性溃疡性结肠炎。

［穴位组成］中脘穴、肝俞、脾俞、胃俞、肾俞、大肠俞。

［操作方法］医师站在患者左侧，取中脘穴，以左手中指指尖定穴，右手小鱼际重置于左手中指尖处，随着患者的呼吸徐徐施力，以患者能承受为度按而留之约25分钟。按至经络层，专心运用攻提散以手下出现水泡音或咕咕音，以及患者出现微微发热、舒适为度。取膀胱经腧穴，重点以肝、脾胃、肾俞、大肠俞为主。手法以掌揉、点穴、捏脊、搓法为主。每天1次，每次45分钟，7次为1个疗程，2个疗程间隔2天。

［来源］湖南中医杂志，2014，30（9）：92。

八、穴位注射疗法

1. 处方1

［主治病症］溃疡性结肠炎。

［穴位组成］天枢、足三里、关元。

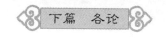

[药物组成] 当归注射液。

[操作方法] 用当归注射液 4ml 行穴位注射，每天 1 次，10 天为 1 个疗程，并辅以中药保留灌肠和 TDP 灯照射腹部。

[来源] 《难治性消化病辨治与验案》。

2. 处方 2

[主治病症] 溃疡性结肠炎。

[穴位组成] 双侧脾俞、足三里、上巨虚。

[药物组成] 黄芪注射液。

[操作方法] 选取 10ml 注射器抽取黄芪注射液 8ml，刺入穴位得气后，回抽无回血，每穴注入 2ml。第 2 天注射另一侧穴位。每天 1 次，12 次为 1 个疗程，2 个疗程间隔 4 天。

[来源] 四川中医，2003，21（12）：88-89。

九、穴位埋线疗法

1. 处方 1

[主治病症] 溃疡性结肠炎。

[穴位组成] 脾俞（双）、大肠俞（双）、足三里（双）、上巨虚（双）。

[操作方法] 令患者仰卧或俯卧病床上，选取上述腧穴，用 0.5%的聚维酮碘在施术部位由中心向外环形消毒，医者清洗消毒双手，戴无菌手套，将先放在 75%酒精溶液浸泡 30 分钟左右的一段羊肠线（长为 1cm，粗为 4～0 号）放入 7 号注线针的前端，后接针芯，用左手拇指、示指固定拟进针穴位，另一手持针迅速刺入穴位，到达所需深度后施以适当的提插捻转手法，当出现针感后，边推针芯边退针管，将羊肠线埋植在穴位的肌层或皮下组织内，然后出针，出针后用无菌干棉签轻压针孔片刻，12 天埋线 1 次，休息 1 周，再进行下 1 个疗程。

[来源] 中医临床研究，2012，4（17）：38。

2. 处方 2

[主治病症] 溃疡性结肠炎。

[穴位组成] 大肠俞、足三里、上巨虚。

[辨证配穴]偏脾胃气虚者配脾俞、胃俞;偏脾肾阳虚者配肾俞;偏阴血亏虚者配三阴交;偏肝郁脾虚者配肝俞、脾俞;偏血瘀肠络者配血海。

[操作方法]皮肤常规消毒后,在穴位两侧1～2cm处做局部麻醉皮丘,用无菌2号头皮针穿0～1号羊肠线(双线)从局部麻醉皮丘处刺入,穿过穴位下方肌层,从对侧局部麻醉皮丘穿出,然后紧贴皮肤剪断两端线头,放松皮肤,轻揉局部,使肠线完全埋入皮下组织内,创可贴覆盖针眼,每次取6～8个穴位。

[来源]中国针灸,2006,26(4):261-262。

十、喷粉疗法

[主治病症]溃疡性结肠炎。

[药物组成]朱砂10g,青黛粉10g,三七粉6g,白及粉6g,阿胶粉3g。

[制法用法]上药混匀,令患者清洁肠道后取膝胸位,插入乙状结肠镜后用喷粉器将药粉喷入肠内,每次可喷入混合药粉0.6～1g,每天1次。

[来源]《内病外治精要》。

十一、肛栓疗法

[主治病症]溃疡性结肠炎。

[药物组成]阿胶20～30g。

[制法用法]取20～30g阿胶一块,放茶杯内,隔水加热使之软化,取出剪成1.5～2g的小段,将小段投入沸水中令充分软化后用镊子镊出,捏成光滑的椭圆形栓剂备用。用时将其投入热水中软化,塞入肛门,送入的深度和枚数,视病位高低和病变范围而定。每天大便后上药1次,7～10天为1个疗程。

[来源]《当代中药外治临床大全》。

【现代研究】

1.河南平顶山市中医院孟雪燕应用耳穴压豆配合盒灸治疗溃疡性结肠炎

（1）方法：干预组在采用常规治疗的同时使用耳穴压豆、盒灸进行护理干预。耳穴压豆取穴大肠、皮质下、内分泌、三焦、交感、心、肺、脾、肾、神门。耳郭常规消毒，用耳穴探测仪寻找敏感点，然后将粘有王不留行籽的 0.5cm×0.5cm 胶布贴在选定的耳穴上，操作者一拇指和示指置于耳郭的正面和背面进行对压，手法由轻到重，至患者出现酸麻胀痛或循经络放射传导为"得气"，每次每穴按压约 20 秒，每天 3 次，3 天换 1 次，双耳交替使用。盒灸让患者取平卧位，艾条一分为二，将点燃的艾条置于灸盒内左右各一个，盖上盖子，稍有缝隙以利空气进入，然后将灸盒置于铺有一层纱布的中下腹部（同时可灸双侧天枢、水分、气海穴），时间 30 分钟。对照组采用中西医结合常规治疗。干预时间为 30 天左右。

（2）结果：干预组总有效率为 96.7%，对照组总有效率为 83.3%[光明中医，2013，28（1）：120-121]。

2. 黑龙江中医药大学付宝庚应用针刺、艾灸，配合捏脊治疗慢性溃疡性结肠炎

（1）方法：辨证分型取穴。湿热郁结型以捏脊为主、少灸、微灸。以督脉经穴为主，自长强穴捏起肌肤，边捏边推至大椎穴，如此反复 3～5 遍；艾灸取天枢、足三里、曲池等穴位。气血瘀滞型采用艾灸，捏脊并用，重灸天枢、足三里，配合督脉捏脊，每天 3 次，针刺肾俞、肝俞、脾俞。脾虚气陷型以灸法为主，亦可用鹿茸注射液 4ml，取双侧足三里做穴位注射。针刺天枢、上巨虚、内关，灸百会穴、长强穴，配督脉、膀胱经走向施以捏脊。脾肾阳虚型取天枢、足三里、肾俞、命门、关元穴施灸。

（2）结果：50 例中基本治愈 37 例，占 74%，显效 10 例，占 10%；有效 2 例，占 0.4%；无效 1 例，占 2%，总有效率为 98%[中国医药指南，2009，6（7）：293-284]。

3. 广西壮医医院牙廷艺应用刮痧排毒疗法配合中药保留灌肠治疗慢性溃疡性结肠炎

（1）方法：治疗组采用壮医刮痧排毒疗法+中药保留灌肠。操作方法：在人体腰背部，腹部用茶子油和牛角刮痧板按"从上到

下，由内到外，先轻后重"的规则推刮皮肤出现红色小麻点（俗称痧疹点）或成片状红色瘀斑为止，刮痧后在红色麻点、红色瘀斑和肺、脾、胃、肝、肾、大肠俞等穴，用8号注射针头将皮肤刺破出血，以壮医竹罐用闪火法进行拔吸10分钟，排出积聚于皮下的瘀血、乳酸等有毒体液和湿气，每5天治疗1次，3次为1个疗程。间隔3天后行第2个疗程，共治疗2个疗程。中药保留灌肠法，药用：黄连5g，白芍、防风、金银花、丹参各30g，甘草10g，水煎取汁100ml，每晚保留灌肠。便血较多者，加三七粉5g；黏液多者，加锡类散2g。对照组单纯采用中药保留灌肠，用法、疗程同治疗组。治疗期间，停用其他药物。

（2）结果：治疗组总有效率为96.77%，对照组总有效率为76.78%［中国中医药信息杂志，2008，15（3）：60］。

4. 湖北省襄阳市中医医院魏超博应用温针灸治疗溃疡性结肠炎

（1）方法：根据临床表现分为寒湿困脾型、温热蕴结型、肝郁气滞型、脾气亏虚型和脾肾阳虚型。按照实证多取下合穴、募穴，虚证多取背俞穴的原则取穴。主穴取天枢、腹结、足三里、上巨虚、脾俞、大肠俞、肾俞穴。随症配穴：寒湿重的配三阴交、阴陵泉温中祛湿；大便赤白脓血的配隐白止血；热重的加内庭、合谷清利湿热；肛门坠胀、灼热的加天窗、条口透承山通腑气、清热；少腹疼痛的配阳陵泉、太冲疏肝理气止痛；肾阳虚腰膝冷痛、便溏的加关元、命门温补肾阳。操作：确定施术的穴位，针刺得气，将艾条切成2～3cm，每段或用专用的温针灸艾条把其一段点燃穿在针柄上捏紧施灸。治疗时最好嘱患者不要移动体位，并在施术部位的下方垫一纸片防止烫伤。直到艾条燃尽，除去灰烬，留针30～40分钟，再将针取出，然后拔罐，留罐5分钟后结束治疗。对于久病体虚或是病重的可以在艾炷燃尽后重新换上新的艾炷，连灸2～3炷。每天1次，10次为1个疗程，2个疗程间休息1～2天。

（2）结果：所有59例临床患者中基本治愈44例，占73%；显效6例，占10%；有效7例，占12%；无效2例，占3%，总有效率为97%，治疗患者中疗程最长的75天，最短的30天［光明中医，2011，26（11）：2272-2273]。

5. 北京市顺义医院徐广喜应用按摩加火罐治疗溃疡性结肠炎

（1）方法

1）背部夹脊、膀胱经操作：首先在脊柱两侧膀胱经循行部位做轻柔揉法 2～3 分钟，循经点按背俞穴，重点在点按脾俞、胃俞、大肠俞、小肠俞穴，每穴 1 分钟左右，穴位处有硬结或条索样改变，用弹拨法弹拨，以穴位处松软为度。然后在按摩部位涂抹红花油或按摩乳等按摩介质，由上至下做闪罐、推罐，以皮肤红晕为度。实证可在大椎穴拔罐放血 2ml 左右。

2）腹部操作：患者仰卧位，医者在患者右侧，在中脘、天枢、关元、大横穴用一指禅推法推每穴 1 分钟左右，每穴点按 0.5 分钟，按顺时针摩腹 3 分钟左右，以透热为度。然后在神阙穴周围、结肠体表投影部位涂抹按摩介质，用较小的吸力把火罐吸附在腹部，做顺时针摩罐 3 分钟左右，以热量深透腹部为度。然后再按直肠在体表投影垂直方向来回抖动火罐，边抖动边按顺时针方向移动火罐 3 分钟左右。10 次为 1 个疗程，2 个疗程之间休息 3 天。

（2）结果：68 例痊愈 30 例，占 44.1%；显效 30 例，占 44.1%；好转 62 例，占 8.82%；无效 1 例，占 1.47%[按摩与导引，2003，（2）：28]。

6. 云南省人民医院张韵应用针刺灌肠配合按摩治疗溃疡性结肠炎

（1）方法：治疗组饮食为高蛋白、高维生素、低脂肪、低纤维素饮食。①静脉高能量营养疗法：重度者予以静脉高能量营养治疗 7～14 天。②针刺加腹部按摩：针刺，一组穴位取左侧内关、右侧足三里、阑尾、三阴交、公孙穴；另一组穴位取右侧内关、左侧足三里、阑尾、三阴交、公孙穴，每天 1 次。两组交替针刺，得气后留针 20 分钟。③留针时进行腹部按摩：沿中脘、天枢、止泻穴顺、逆时针方向各按摩腹部 120 次，治疗 30 天。④药物灌肠加腹部按摩如下所述。药物灌肠：甲硝唑 0.915g，地塞米松 2mg，云南白药 1g，加 37℃温水 100ml，装入密闭的静滴液体空瓶中，连接 1 次性静脉输液器，再接 5 号肛管，插入肠腔 30cm，灌肠速度为 60 滴/分，保留 1 小时（左右侧位、胸膝卧位各 10 分钟，再平卧位 30 分钟）。⑤腹部按摩：上述平卧时进行腹部按摩。方法与针刺时的相同，治疗 30 天。

对照组饮食疗法和静脉高能量营养疗法与治疗组相同。药物疗法：甲硝唑 0.2g，3 次/天，用药 30 天。地塞米松 1.5mg，3 次/天，用药 20 天后开始减量至 30 天停药。云南白药 0.5g，3 次/天，用药 30 天。

（2）结果：治疗组有效率为 91.7%，对照组有效率为 61.1% [中国针灸，1996，（8）：17-18]。

7. 岳阳市中医院程敏应用循经重灸法联合温中固元汤治疗溃疡性结肠炎

（1）方法：循经重灸法：选足阳明胃经之足三里、上巨虚、下巨虚、丰隆及手阳明大肠经之手三里、合谷穴。操作方法：将艾炷直接放在穴位上点燃，当患者感觉热时勿动，约 10 秒时取下艾炷，消毒重灸穴位。施灸之后，患者不宜进食海鲜、鸡、香菇等食物，保持施灸穴位干燥。每月 2 次。温中固元汤口服方由茯苓 40g，附子 15g（先煎），干姜 30g，炙甘草 15g，益智仁 15g，菟丝子 15g，胡芦巴 10g，仙鹤草 25g，槐花 20g 组成。以上中药水煎分 2 次口服，每天 1 剂。对照组采用柳氮磺吡啶片口服，每次 1g，每天 2 次。两组均治疗 1 个月后评定疗效。

（2）结果：治疗组总有效率为 90%，对照组总有效率为 75% [中医药导报，2009，15（12）：49-50]。

8. 吉林省中医院刘兴山应用合募配穴结合灸法治疗溃疡性结肠炎

（1）方法：针刺取穴为大肠经下合穴上巨虚、募穴天枢，以及胃经下合穴中脘、募穴足三里。操作：常规消毒穴位，取 30 号 1.5～2 寸毫针，以补法为主，但务求得气，每次针刺得气后留针 20～25 分钟，每天 1 次，10 次为 1 个疗程。灸法取穴：神阙。操作：切取厚 2～3mm 的生姜 1 片，用针在中心处刺数孔，上置艾炷放于神阙穴上施灸，灸至局部皮肤潮红为止，每天 1 次，10

次为 1 个疗程。2 个疗程之间休息 1～2 天。治疗期间嘱患者避风寒，饮食清淡，忌辛辣刺激性食物，忌生气。

（2）结果：总有效率为 100%［中国社区医师，2005，21（1）：39］。

9.长春中医药大学刘晓艳应用推拿三步九法结合针灸治疗慢性溃疡性结肠炎

（1）方法

第一步：患者俯卧位，用推摩法在患者背部两侧膀胱经治疗，从膈俞穴高度到大肠俞穴水平，自上到下治疗 5 分钟左右，拇指按法按膈俞、膏肓俞、脾俞、胃俞、大肠俞穴，每穴 1～2 分钟。用双手拇指推法推者背部两侧膀胱经 2 分钟左右，小鱼际擦法横擦患者肾俞、命门穴，直擦督脉，以透热为度。

第二步：患者仰卧位，用掌摩法摩患者小腹部 6～8 分钟，用掌揉法揉神阙穴 2 分钟左右。拇指按揉法按揉中脘、天枢、气海、关元穴各 1 分钟左右，拇指点法点按足三里、阴陵泉、太冲穴各 1 分钟左右，用力以患者自觉局部酸胀为度。

第三步：患者坐位，用双手搓法搓患者胁肋 3～5 遍，搓患者肩背 3～5 遍。针刺取穴脾俞、胃俞、大肠俞、章门、中脘、天枢、关元、足三里穴，用补法，加灸，每次针灸治疗时间约 30 分钟。每天治疗 1 次，10 次为 1 个疗程。

对照组只采用针灸方法。

（2）结果：治疗组 91 例，其中显效 61 例，有效 28 例，无效 2 例；对照组 91 例，其中显效 41 例，有效 45 例，无效 5 例［陕西中医，2009，30（11）：1520-1521］。

第 19 章　克罗恩病

【概述】　克罗恩病（CD）是一种病因尚不十分清楚的胃肠道慢性炎性肉芽肿性疾病。本病病变可发生在从口腔到肛门之间消化道的任何部位，常呈跳跃性分布，但以回肠末端和邻近结肠最常累及。本病有终生复发倾向，重症患者迁延不愈，预后不良。本病发病年龄多在 15～30 岁，但首次发作可出现在任何年龄组，男女患病率相近。中医学根据其临床表现可将其归属到"腹痛""泄泻"等范畴。

【病因病理】　现代医学认为本病与免疫因素、遗传因素、环境因素、精神因素，甚至微小血管病变等多种因素有关。确切的发病机制尚不清楚，大部分学者认为克罗恩病的发病机制可概括为环境因素作用于遗传易感者，在肠道菌群的参与下，启动肠道免疫及非免疫系统，在抗原的持续刺激和（或）免疫调节紊乱持续存在的情况下，导致这种免疫反应和炎症过程级联放大，难于自限，进而引起局部炎症介质对组织的损伤，促使克罗恩病的发生。本病病理改变为病变肠壁全层炎症伴溃疡形成、淋巴管扩张、黏膜下层及浆膜层纤维化、重度炎症及坏死，以及炎性渗出物、肉芽肿结节等。

中医认为克罗恩病的发生多由感受外邪、饮食不节、情志失调、脏腑亏虚等引起。本病的病机主要为感受湿邪、湿邪困脾、脾失运化，或饮食不节、恣食生冷、寒邪伤中、脾失健运，或情志不畅、肝郁气滞、横逆犯胃，或脾胃禀赋不足、日久伤肾、脾肾两亏、血脉壅滞等引起脾胃升降功能失调、清浊不分而成诸证。本病属本虚标实、虚实夹杂之证。其病位在胃肠，与肝、肾相关。

【临床表现】　本病主要临床表现为慢性反复发作的腹痛，以右下腹最多见，腹泻，肛门排出分泌物或浸渍症状，伴腹部包块，瘘管形成，肠梗阻，严重者可伴有不同程度的乏力、发热、贫血、厌食、体重减轻等全身症状，部分患者还可有关节、皮肤、眼、口腔黏膜、肝等肠外损害。查体时约 1/3 患者可有腹部包块，以右下腹和脐周多见。

【外治法】

一、体针疗法

1．处方 1

［主治病症］克罗恩病。

［穴位组成］足三里、上巨虚、三阴交、太溪、公孙、太冲。

［操作方法］患者取仰卧位，采用直径为 0.30mm、长为 40mm 或 25mm 的一次性无菌不锈钢针，局部常规消毒后，直刺 20～30mm，然后进行捻转、提插，行平补平泻手法，得气后留针 30 分钟，在治疗第 15 分钟时再行针 1 次，行平补平泻法，以加强得气。

［来源］中国针灸，2016，36（7）：685。

2．处方 2

［主治病症］克罗恩病。

［穴位组成］神阙。

［操作方法］严格消毒火针部位神阙穴，聚维酮碘擦净肚脐中的污垢，反复擦拭 3 遍以确保脐中洁净，选用 0.4cm×40.0mm 规格的细火针，用酒精灯将针尖烧红后快速点刺神阙穴，浅刺 1～2分，聚维酮碘消毒。隔天 1 次，连续治疗 30 天。

［来源］浙江中医杂志，2015，50（8）：608。

3．处方 3

［主治病症］克罗恩病。

［穴位组成］主穴：华佗夹脊穴（第 1 胸椎～第 5 腰椎）；配穴：百会、风池、肾俞、八髎、委中、三阴交、太溪、膻中穴。

［操作方法］患者俯卧，于华佗夹脊穴左右交替取穴，针与体表成 75°内斜夹角刺入，以得气为度，夹脊穴及肾俞穴针柄上加

艾炷 2 壮，余穴常规针刺，行平补平泻手法，留针 20 分钟，起针后于督脉及两侧膀胱经拔罐 5 分钟，每周治疗 1 次。

[来源] 江苏中医药，2015，47（4）：48。

二、艾灸疗法

1．处方 1

[主治病症] 脾胃虚弱兼湿热内蕴型克罗恩病。

[穴位组成] 隔药灸取穴：中脘、天枢（双）、气海；针刺取穴：足三里（双）、上巨虚（双）、三阴交（双）、公孙（双）。

[药物组成] 附子 10g，肉桂 2g，丹参 3g，红花 3g，木香 2g，黄连 2g，冰片 2g。

[操作方法] 上药研粉，取 2.5g，加黄酒 3g 拌成厚糊状，用模具制成直径为 2.3cm、厚为 0.5cm 的药饼。艾炷截成高为 1.7cm、重约为 1.8g 的艾炷进行隔药灸，每次每穴各灸 2 壮。同时配合针刺，采用直径为 0.30mm、长为 40mm 的针灸针，局部常规消毒后，直刺 20～30mm，采用平补平泻法得气后留针 30 分钟，每隔 10 分钟行针 1 次，隔天治疗 1 次，每周 3 次。

[来源] 中华中医药杂志，2016，31（3）：878。

2．处方 2

[主治病症] 脾肾亏虚兼肝郁气滞型克罗恩病。

[穴位组成] ①温和灸取穴：关元、天枢（双）；针刺取穴：足三里（双）、上巨虚（双）、太冲（双）、太溪（双）。②温和灸取穴：命门、大肠俞（双）；针刺取穴：T_6～L_1 夹脊穴。

[操作方法] 取穴分前后两组，每次轮取一组治疗。采用太乙温灸条进行施灸，每次每穴灸 10 分钟。采用直径为 0.30mm、长为 40mm 的针灸针刺，局部常规消毒后，直刺 20～30mm，分别给予足三里和太溪穴捻转补法、上巨虚和太冲穴捻转泻法，各行针 1 分钟后，留针 30 分钟，每隔 10 分钟按上述方法行针 1 次。隔天治疗 1 次，每周 3 次。

[来源] 中华中医药杂志，2016，31（3）：878。

3．处方3

[主治病症] 克罗恩病。

[穴位组成] 中脘、天枢（双）、气海。

[药物组成] 黄连、炮附子、肉桂、当归、丹参、红花、木香。

[操作方法] 将上述药物研磨成细粉，过100目筛，保存备用。治疗时将适量的药粉加饴糖用温水调成糊状，用模具按压成直径为28mm、厚为5mm的药饼（每个药饼含生药粉2.8g）。选用精制纯艾条并截成长为16mm、重约为1.8g的艾炷进行隔药灸，每次每穴灸2壮。

[来源] 中国针灸，2016，36（7）：684。

【现代研究】

1. 福建中医药大学附属厦门市中医院肛肠科肖秋平等应用中西医结合治疗肛周克罗恩病17例

（1）方法：复杂性肛瘘伴有急性脓肿做切开引流，脓腔较大或距离肛门较远做小切口、多孔放置导管引流或长期挂线引流。17例均予切开引流或切开挂线引流，其中14例行小切口多孔、多管引流，3例肛门口挂线长达1年后拆除。肛管溃疡性裂口、皮赘或外痔者，不予行手术治疗。术后均予祛毒汤（五倍子、蒲公英、生侧柏叶、川椒、苦参、朴硝、苍术、地榆、防风、黄柏、赤芍、生甘草）熏洗坐浴，一见喜①纱条创面换药。根据不同症状，以参苓白术散（白扁豆、白术、茯苓、甘草、桔梗、莲子、人参、砂仁、山药、薏苡仁）为基本方辨证加减。脾肾阳虚偏重者加干姜、肉苁蓉；湿毒偏重者，加白头翁、黄芩、黄连；伴腹痛、腹泻者加木香、罂粟壳、赤石脂；脓不出者加皂角刺。每天1剂，分早晚2次口服。伴有肠道炎症活动期者，先给予美沙拉嗪等常规治疗，待病情控制后再外科治疗。

（2）结果：17例中临床缓解11例，有效6例[中国中西医结合外科杂志，2015，24（1）：57-59]。

---

① "一见喜"为当地一种中药，常规用凡士林

2. 广州中医药大学研究生杰弗里应用"靳三针"疗法结合饮食澄清计划治疗克罗恩病

（1）方法：针灸治疗以胃三针（中脘、足三里、内关）合肠三针（天枢、关元、上巨虚）为主穴。饮食澄清计划主要是帮助患者认清对他们不利的食物，通过尝试与总结选择对疾病有利的饮食。

（2）结果：49 例患者克罗恩病活动指数（CDAI）平均降低（66.64±13.99）%，22 例患者经治疗后 CDAI 小于 150，说明患者已处于缓解期，全身状况明显改善，腹泻（或大便不成形）次数明显减少，腹痛症状明显减轻；服用止泻药的次数明显减少，腹部包块症状明显减轻；血细胞计数和体重明显改善［广州中医药大学，2002，博士学位论文］。

3. 上海市针灸经络研究所施茵等观察应用隔药灸结合针刺对克罗恩病患者肠黏膜 TNF-α、TNFR1、TNFR2 表达及肠上皮细胞凋亡的影响

（1）方法：采用隔药灸为主结合针刺治疗。甲组：隔药灸天枢（双）、气海、水分穴，随症加减针刺足三里、上巨虚、曲池、合谷穴；乙组：隔药灸肾俞（双）、大肠俞（双），随症加减针刺 T_6~L_1 夹脊穴。以上 2 组穴位隔次轮取。隔药灸药饼配方主要药物为附子、肉桂、丹参、红花、木香、黄连等，每只药饼含药粉 2.5g，加黄酒 3g 调成厚糊状，用模具按压成直径为 2.3cm、厚为 0.5cm 大小。将艾灸条截成高为 17mm、重约为 1.8g 的艾柱进行隔药灸，每次每穴灸 2 壮。针刺选用 0.30mm×40mm 的毫针，局部常规消毒后，直刺 20~40mm，得气后行平补平泻法，留针 30 分钟。隔药灸每天 1 次，针刺隔天 1 次，每周治疗 6 次。12 次为 1 个疗程，2 个疗程间休息 3 天，共治疗 6 个疗程。对照组予西药美沙拉嗪肠溶片口服，每天 4 次，每次 1g，连续服用 12 周，观察疗效。

（2）结果：治疗组总有效率为 86.67%，对照组总有效率为 63.33%［上海中医药杂志，2011，45（1）：46-49］。

4. 重庆市中医院针灸科樊玲等应用隔药饼灸联合姜黄素治疗克罗恩病

（1）方法：选取确诊为轻、中度克罗恩病患者，均采用柳氮

磺吡啶等西药治疗，对照组患者在西药治疗基础上采用姜黄素治疗，观察组患者在西药治疗基础上采用隔药饼灸联合姜黄素治疗，2 个月后观察两组患者治疗后的疗效、不良反应和并发症。

（2）结果：对照组和观察组总有效率分别为 87.5%和 95%〔中国药房，2015，23〕。

5. 浙江中医药大学附属第三医院郑霞应用火针点刺神阙穴治疗克罗恩病

（1）方法：治疗组严格消毒火针部位神阙穴，聚维酮碘擦净肚脐中的污垢，反复擦拭 3 遍以确保脐中洁净，选用 0.4mm×0.4mm 规格细火针，用酒精灯将针尖烧红后快速点刺神阙穴，浅刺 1～2 次，聚维酮碘消毒，隔天 1 次。对照组给予美沙拉嗪肠溶片，每次 1g，4 次/天。两组均治疗 30 天。

（2）结果：两组患者在治疗后，CDAI 评分和下降幅度，以及 C 反应蛋白（CRP）、白细胞计数（WBC）、红细胞沉降率（ESR）、白蛋白（ALB）都与治疗前相比有显著性差异（$P<0.05$），治疗组在治疗后 CDAI 评分和积分下降幅度，以及降低 CRP、升度 ALB 方面优于对照组（$P<0.05$）〔浙江中医杂志，2015，50（8）：608-609〕。

第 20 章　阑尾炎

【概述】　阑尾炎是消化系统常见疾病之一，临床表现主要以转移性右下腹痛及麦氏点压痛为特点，根据发病时间可分为急性阑尾炎和慢性阑尾炎。急性阑尾炎包括急性单纯性阑尾炎、急性化脓性阑尾炎、坏疽及穿孔性阑尾炎和阑尾周围脓肿；慢性阑尾炎主要是因为急性阑尾炎在炎症消退后出现感染而出现的慢性疾病。本病可发生在任何年龄。在中医学根据其临床表现可将其归属到"肠痈""腹痛"等范畴。

【病因病理】　目前现代医学公认的阑尾炎发病机制主要有阑尾梗阻和阑尾感染，此外阑尾炎发病还与胃肠道功能障碍（腹泻、便秘等）引起内脏神经反射、饮食习惯、遗传、阑尾先天性畸形等有关。该病病理可见病变部位有水肿、出血、炎症渗出、炎症细胞浸润等。

中医学认为本病病因有饮食不节、暴饮暴食、过食油腻、急暴奔走、跌仆损伤等。其病机为饮食不节、寒温不适，以致脾胃受损、胃肠功能传化不利、气机壅塞或因饱食后急暴奔走，或跌仆损伤，导致肠腑血络损伤、瘀血凝滞、肠腑化热、瘀热互结，因而导致血败肉腐而成痈脓。本病病位在肠，与脾、胃相关。

【临床表现】　典型的阑尾炎表现为转移性右下腹痛或固定性右下腹痛、持续性疼痛、阵发性加剧，还可伴有不同程度的发热、恶心、头痛、呕吐、便秘或腹泻等症状，部分患者可有食欲减退、不思饮食等症状。查体可有右下腹麦氏点或右下腹有固定压痛、反跳痛或腹肌紧张等，结肠充气试验可见阳性，腰大肌试验及直肠内触痛亦可为阳性。

【外治法】

一、贴敷疗法

1. 处方1

［主治病症］阑尾炎。

［药物组成］芙蓉叶、大黄各 300g，黄连、黄芩、黄柏、泽兰叶各 240g，冰片 9g。

［制法用法］上药共研为细末，用醋或水调成糊状，敷于患处，保持湿润。

［来源］《百病外治 500 问》。

2. 处方2

［主治病症］阑尾炎成脓期。

［药物组成］生大黄 30g，元明粉 18g，牡丹皮 18g，冬瓜仁 18g，生薏苡仁 30g，败酱草 30g，紫花地丁 24g，桃仁 24g，蒲公英 30g，乳香 10g，没药 10g，附子 1.5g。

［制法用法］将以上药物装入一纱布袋内，封袋口，置锅内加水 4 碗，文火煎 30 分钟，入白酒 25g，离火，趁温取出，略挤去水，敷贴疼痛处。每天数次，病愈止。

［来源］《百病中医外治自疗法》。

3. 处方3

［主治病症］阑尾周围脓肿。

［药物组成］姜黄 5 份，大黄 1 份，黄柏 5 份，陈皮 3 份，川厚朴 3 份，天花粉 10 份，生天南星 3 份，苍术 3 份，白芷 5 份，甘草 3 份。

［制法用法］将以上药物按比例取适量研为细末，以醋（成人）或茶水（儿童）调成糊状，均匀涂抹于肿块区皮肤，用塑料薄膜覆盖，以防干燥脱落或弄脏衣服，干后另涂，一般敷 3～5 天即可。

［来源］《百病中医外治自疗法》。

4. 处方4

［主治病症］阑尾周围脓肿。

［药物组成］大蒜 120g，芒硝 30g，大黄 30g，食醋适量。

　　[制法用法]先在疼痛处皮肤表面涂一层食醋，将大蒜与芒硝捣拌成糊状，敷于疼痛区，2小时后取下，腹壁肥厚者可延长至3小时；再将大黄研末与醋调成糊状，敷于该疼痛区，持续10小时取下即可。

　　[来源]《百病中医外治自疗法》。

　　5．处方5

　　[主治病症]阑尾炎。

　　[药物组成]芒硝300～500g。

　　[制法用法]将芒硝研成细末，放入纱布袋中，摊平敷于阑尾疼痛处，并在芒硝上适当热敷，每天1～2次。

　　[来源]《百病外治500问》。

　　6．处方6

　　[主治病症]阑尾炎成脓期。

　　[药物组成]炮附子2g，生薏苡仁30g，败酱草30g，元明粉20g，生大黄30g，紫花地丁30g，蒲公英30g，乳香15g，桃仁20g，没药15g，红花15g，冬瓜仁20g，川厚朴20g，何首乌12g。

　　[制法用法]上药搅匀，分装两个布袋内，各注白酒30g。放入蒸锅内蒸30分钟左右，然后放右下腹热敷。每天1～2次，凉后更换，7天为1个疗程，可治疗阑尾炎成脓期。

　　[来源]《百病外治500问》。

　　7．处方7

　　[主治病症]阑尾炎。

　　[药物组成]大黄2份，侧柏叶2份，黄柏、泽兰、薄荷各1份。

　　[制法用法]上5味共研为细末备用。每次用药末30～60g，调成糊剂，加热敷右下腹，每天2次。

　　[来源]《百病外治500问》。

　　8．处方8

　　[主治病症]慢性阑尾炎。

　　[药物组成]冰片、芒硝、煅石膏。

　　[制法用法]将上药研为细末，按1:8:8的比例混匀，用纱布包成面积约为15cm×6cm、厚为0.5cm的药包，于右下腹阑尾

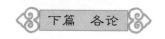

处外敷，外面用腹带加压包扎，每天更换中药包 1 次，10 天为 1
个疗程。

[来源]河北中医，2009，31（1）：23。

9. 处方9

[主治病症]慢性阑尾炎。

[药物组成]芒硝 10～20g，适量大蒜。

[制法用法]先针刺右下腹阿是穴，轻刺激，遇抵抗感时停
止进针；阑尾穴、曲池、上巨虚穴局部常规消毒，用 25～40mm
毫针垂直刺入。针刺得气后，行捻转泻法，间隔 10 分钟行针 1
次，每次留针 40 分钟。针后加药物敷灸：取芒硝 10～20g，适
量大蒜，捣如泥状，加凡士林混合均匀后，涂于右下腹疼痛处，
敷灸时间为 1～2 小时，以腹内有温热感为度。每天治疗 1 次，
连续治疗 3～5 次。

[来源]中国针灸，2005，25（3）：175。

二、灌肠疗法

1. 处方1

[主治病症]对急性阑尾炎各期均可加减应用。

[药物组成]大黄 12g（后下），牡丹皮 12g，桃仁 15g，冬瓜
仁 15g，芒硝 12g（药汁冲）。

[制法用法]除芒硝外，余药按法加水 500ml，煎汁 200ml，
每天 2 次，做保留灌肠，灌肠时最好取右侧卧位，臀部垫高 15cm，
导管插入 15～18cm，使药液到达下段肠腔。属于下列情况者不宜
使用本方：重症急性化脓性或坏疽性阑尾炎；合并腹膜炎；婴儿
阑尾炎；阑尾寄生虫病。

[来源]《百病外治 500 问》。

2. 处方2

[主治病症]对阑尾炎、阑尾脓肿有效。

[药物组成]红藤、败酱草、金银花、蒲公英各 30g，冬瓜仁
15g，赤芍、大黄（后下）、木香各 12g，黄芩、桃仁、川楝子
各 9g。

［制法用法］上药加水 1000ml，煎 2 次，共取 300ml，每次用 150ml，保留灌肠，每天 2 次。

［来源］《百病外治 500 问》。

3．处方 3

［主治病症］合并有盆腔脓肿和直肠激惹症状者。

［药物组成］银花藤 30g，蒲公英 30g，穿心莲 30g，白花蛇舌草 30g，赤芍 15g。

［制法用法］加水 500ml，煎至 200ml，保留灌肠，每天 2 次。

［来源］《百病外治 500 问》。

4．处方 4

［主治病症］急性阑尾炎。

［药物组成］牡丹皮、生甘草、炒枳壳各 6g，桃仁、川芎、金银花、野菊花各 9g，冬瓜仁、延胡索各 10g，生大黄 12g，芒硝、蒲公英各 15g，红藤 30g，败酱草 40g。

［制法用法］上药分 2 次煎，每次得药汁 100ml，维持药液温度在 38～41℃，每天行 2 次保留灌肠，每次保留灌肠时间在 1 小时以上，连续治疗 5 天。

［来源］中国实用医药，2013，8（14）：174。

5．处方 5

［主治病症］急性阑尾炎。

［药物组成］生大黄 30g（后下），牡丹皮 15g，桃仁 15g，冬瓜仁 20g，红藤 20g，败酱草 20g，芒硝 10g。

［制法用法］上药烘干粉碎，以水 1000ml 煎取药液 300ml，待温后分 4 次保留灌肠，每 6 小时 1 次，每次保留 30 分钟以上。

［来源］中国中医急症，2012，21（8）：1323。

三、体针疗法

1．处方 1

［主治病症］慢性阑尾炎。

［穴位组成］曲池、阑尾、天枢。

［操作方法］三穴针刺得气后，行捻转泻法，间隔 10 分钟行

针 1 次，每次留针 30 分钟，每天治疗 1 次，连续治疗 14 次。

［来源］光明中医，2014，29（9）：1936。

2. 处方 2

［主治病症］阑尾炎。

［穴位组成］主穴：阿是穴；配穴：阑尾、足三里。

［操作方法］采用浮针疗法。在阿是穴左、右两侧 7cm 处分别进针，针尖对准疼痛点方向沿皮下进针，此进针处患者无痛感，如有痛感需要重新进针，待针全部刺入后，将针尖呈扇形摆动 5～7 次，再按压阿是穴，反应不痛，即可取出针芯，用胶布固定，24 小时后取出。急性阑尾炎患者在阿是穴的上、下、左、右各刺入 1 支浮针，每刺入 1 针后，扇形摆动针尖的次数要达 10 次以上，直至压痛明显减轻或消失为止。

［来源］上海针灸杂志，2002，21（4）：47。

四、发疱疗法

［主治病症］急性肠痈，做辅助治疗。

［药物组成］巴豆仁、朱砂各 1g。

［制法用法］上药研细混匀，置清水膏药或胶布中心，贴于阑尾穴，外用绷带固定。24 小时后检查所贴部位，如发红或起小水疱，可以取下，如无此现象，可换药再贴，12 小时后取下。

［来源］《常见病中医外治法》。

五、拔罐疗法

1. 处方 1

［主治病症］阑尾炎。

［穴位组成］阑尾穴。

［操作方法］正坐或仰卧屈膝，于足三里与上巨虚两穴之间压痛最明显处取穴。一般在足三里穴下 1.5～2 寸处，以药罐浸泡于竹沥中后在阑尾穴处拔罐，留罐 10～20 分钟，以该处出现红紫色瘀点为度，隔 1～2 天进行 1 次。

［来源］《实用图示外治疗法丛书——拔罐疗法》。

2．处方2

［主治病症］阑尾炎。

［穴位组成］①府舍（右）、腹结（右）、阑尾穴（双）；②大横（右）、阿是穴、阑尾穴（双）。

［辨证配穴］恶心、呕吐加上脘；腹部反跳痛明显加天枢；体弱者加关元。

［操作方法］所选穴位常规消毒后，用三棱针快速点刺5～10下后，立即拔以火罐，15分钟后起罐。以上两组主穴可交替使用，配穴酌加。每天1次，7次为1个疗程。必要时休息3天，再行第2个疗程。

［来源］中国针灸，1993，（6）：23-24。

六、艾灸疗法

1．处方1

［主治病症］慢性阑尾炎。

［穴位组成］天枢、阿是穴、阑尾穴（足三里穴直下2寸）、上巨虚、大肠俞。

［辨证配穴］发热者加曲池；食欲缺乏者加中脘；腹痛明显者加合谷。

［操作方法］患者采取平卧位，先依次点按所选穴位各1～2分钟，腹部穴位宜用较轻手法，四肢穴位可用较重手法，以得气（穴位处酸麻胀痛，可循经向远处放射）为要，再用隔蒜灸灸各穴：取独头蒜或大瓣蒜切成厚为0.3～0.4cm薄片，用20号针头刺数孔，上置直径为1cm、高为1.2cm艾炷，点燃后放到各穴位上，每穴5～7壮，患者感觉烫时可提起蒜片少顷再放下，以穴处皮肤红晕不起疱为度，每次仰卧位灸腹部和四肢穴，俯卧位灸大肠俞穴，各灸30分钟，每天2次，每周连治5天，停2天，2周为1个疗程。

［来源］中国针灸，2015，35（6）：566。

2．处方2

［主治病症］慢性阑尾炎。

［穴位组成］天枢、合谷、手三里、阑尾穴、上巨虚。

[辨证配穴]发热加大椎、曲池;呕吐加上脘、内关;便秘加腹结。

[操作方法]将艾炷放于所选腧穴上,用线香从艾炷顶端轻轻接触点燃,使之均匀向下燃烧。第 1 壮燃烧约一半,患者知热时医务人员即用手指按灭,或快速捏掉;再放第 2 个艾炷,同上法点燃,第 2 壮燃至大半,患者感觉大热时医务人员即用手指按灭,或快速捏掉,以此法可灸至百壮。每天可根据病情灸 2~3 次,10 次为 1 个疗程。

[来源]中医临床研究,2014,6(10):91。

七、穴位注射疗法

1. 处方 1

[主治病症]急性阑尾炎。

[穴位组成]足三里(双)。

[药物组成]硫酸阿托品注射液。

[操作方法]取一侧足三里穴常规消毒,用 5ml 注射器配 7 号针头抽取硫酸阿托品注射液 0.5mg,垂直刺入产生酸麻胀感、回抽无血后推注 0.25mg;拔出针头,棉签压迫针孔,更换针头后同法注射对侧足三里穴。

[来源]中国中医急症,2011,20(6):953。

2. 处方 2

[主治病症]阑尾炎。

[穴位组成]右侧或双侧阑尾穴。

[药物组成]1%普鲁卡因、小诺米星。

[操作方法]穴位注射取右侧或双侧阑尾穴(足三里下 1 寸处)局部消毒后,将抽取好的 1%普鲁卡因 4ml 加小诺米星 60mg 注射液垂直于穴位皮肤刺入阑尾穴,待有针感后,将药物注入。一般只注射右侧,病情重者可加注左侧阑尾穴,每天注射 1 次。

[来源]陕西中医,2013,34(2):216。

3. 处方 3

[主治病症]阑尾炎。

［穴位组成］腹部压痛点、足三里、阑尾穴（双）。

［药物组成］氨苄西林和庆大霉素。

［操作方法］操作患者仰卧，穴位皮肤常规消毒后，用 20ml 和 5ml 注射器，分别抽取氨苄西林 3g，庆大霉素 16 万 U。氨苄西林用 10ml 生理盐水稀释。固定穴位，用 5 号长针头垂直快速刺入穴位，得气后，抽无回血，缓慢将药液注入上述穴位。每穴注射 2～3ml，每天 1 次，7 天为 1 个疗程。用药前必须做氨苄西林试验，若过敏者改用先锋霉素 3g，庆大霉素过敏者改用丁胺卡那 0.4g。

［来源］中医外治杂志，2003，（1）：46。

【现代研究】

1. 吉林省四平市中心医院赵恒立等应用阑尾穴强刺激治疗急性阑尾炎

（1）方法：主穴取阑尾穴；配穴取足三里、曲池、天枢、上巨虚穴；发热加合谷；恶心呕吐加内关。操作方法：每次取主穴（阑尾穴），配以 2～3 个配穴，得气后用强刺激手法，留针 1～2 小时，每 15 分钟行针 1 次，每天 2～3 次，3 天为 1 个疗程。

（2）结果：本组 156 例中经治疗腹痛症状消失，阳性体征（右下腹阑尾点固定压痛）完全消失 28 例，占 17.9%；经 1～2 个疗程治疗，腹痛症状基本消失，偶有腹痛，右下腹阑尾点固定压痛基本消失 42 例，占 26.9%；经 1～2 个疗程治疗，腹痛症状减轻，阳性体征明显好转，右下腹阑尾点轻度压痛 60 例，占 38.5%；经 1～2 个疗程治疗，腹痛症状及阳性体征（右下腹阑尾点固定压痛）部分好转或无好转而转外科手术治疗的 26 例，占 16.7%；总有效率为 83.3% [中华医学全科杂志，2004，3（11）：23]。

2. 湖北省武汉市江夏区中医医院刘秋惠运用电针治疗阑尾炎

（1）方法：取穴根据阑尾炎的发病机制及临床辨证进行辨证分型，选取相应的腧穴。湿热郁阻型取阑尾穴、天枢（右）、麦氏点、关元、中脘穴，用泻法；气滞血瘀型取阑尾、气海、膈俞、血海、大肠俞穴。手法：捻转提插补泻。发热加曲池、合谷；恶心呕吐加内关、内庭；便秘加支沟、阳陵泉、大肠俞；腹胀加上巨虚、关元、中脘。操作方法：患者取仰卧位，针刺部位用聚维酮碘和酒精常规消毒，用 28 号或 30 号不锈钢毫针，缓慢捻针刺入 5 分～1 寸，进针后手法以提插捻转为主，得气后，接 G6805 型脉冲治疗仪，频率为 80～120 次/分，波型为连续波。电流强度以患者能耐受为准，同时用立式 TDP 神灯照射腹部压痛点，留针 40 分钟，一般经 1 次治疗，疼痛即可减轻，7 次为 1 个疗程。

（2）结果：36 例患者中，痊愈（临床症状及体征消失，腹部柔软，无压痛，腰大肌试验阴性，体温、白细胞计数恢复正常）30 例，占 85.5%；显效（临床症状及体征基本消失，腹部感微痛不适，其他症状消失）4 例，占 10%。无效（经 2 个疗程治疗，临床症状及体征无减轻，转外科手术治疗）2 例，占 5%，总有效率为 95% [北京中医，1996，（4）：56]。

3．山东省针灸科学研究所周胜红等运用针灸治疗阑尾炎

（1）方法：取穴以阑尾穴、天枢、足三里、曲池、合谷为主穴，发热者加大椎穴，便秘者加支沟穴，恶心、呕吐者加中脘、内关穴。操作方法：①穴位局部常规消毒后用毫针进行针刺，用泻法，得气后留针 30 分钟，每天 1 次，连续 6 次为 1 个疗程，2 个疗程间休息 1 天。②艾灸：取阑尾穴及右下腹局部阿是穴，用艾条点燃后进行雀啄灸，以局部皮肤红晕、温热为度，每次灸 20～30 分钟。治疗 2 个疗程后评定疗效。

（2）结果：如下所述。①痊愈：右下腹疼痛或不适感消失，随访 1 年未见复发，本组 13 例。②好转：右下腹疼痛缓解，遇剧烈运动即有不适感或隐痛，本组 6 例。③无效：针刺后未见好转，转手术治疗，本组 1 例 [山东医药，2003，43（15）：9]。

4．湖南中医学院附一院谭朝坚运用针灸治疗急性阑尾炎

（1）方法：取天井（双）、清冷渊（双）、上巨虚（双）、足三里（双）、长强。操作方法：按传统穴位定位取穴，常规消毒。清冷渊穴采用温针灸，每次灸 2～3 壮，余穴均采用提插捻转泻法，运针 5 分钟左右。针灸次数视病情而定，一般每天 1 次，痛甚者每天 2 次，上下午各 1 次，每次留针不少于 30 分钟，痛剧者适当延长。

（2）结果：除1例患者因中途因阑尾穿孔合并弥漫性腹膜炎转外科手术治疗外，其余31例均获痊愈［四川中医，1993，21（7）：50］。

5.河北唐山市丰润区中医院针灸科李玉梅运用针刺加敷灸治疗慢性阑尾炎

（1）方法：针刺右下腹阿是穴，轻刺激，遇抵抗感时停止进针；阑尾穴、曲池、上巨虚局部常规消毒，用25～40mm毫针垂直刺入。针刺得气后，行捻转泻法，间隔10分钟行针1次，每次留针40分钟。针后加药物敷灸：取芒硝10～20g，适量大蒜，捣如泥状，加凡士林混合均匀后，涂于右下腹疼痛处，敷灸时间为1～2小时，以腹内有温热感为度。每天治疗1次，连续治疗3～5次。

（2）结果：如下所述。①痊愈：右下腹疼痛及不适感消失，白细胞计数降至（5～10）×10^9/L，计4例；②显效：右下腹疼痛及不适症状基本消失，白细胞计数降至（5～10）×10^9/L，计2例；③有效：疼痛及不适感减轻，白细胞计数稍有下降，但仍高于$10×10^9$/L，计1例；④无效：疼痛及不适感未减轻，白细胞计数没有下降，计1例［中国针灸，2005，25（3）：175］。

6.重庆市第一人民医院张搏应用阿托品穴位注射治疗急性阑尾炎腹痛

（1）方法：治疗组取一侧足三里穴常规消毒，用5ml注射器配7号针头抽取硫酸阿托品注射液0.5mg，垂直刺入，产生酸麻胀感、回抽无血后推注0.25mg，拔出针头，棉签压迫针孔，更换针头后同法注射对侧足三里穴。对照组用硫酸阿托品注射液0.5mg臀部肌内注射。

（2）结果：治疗组48例，显效34例，好转10例，无效4例，总有效率为91.67%；对照组61例，显效20例，好转10例，无效31例，总有效率为49.18%，治疗组明显优于对照组［中国中医急症，2011，20（6）：953］。

第21章　肠梗阻

【概述】　肠梗阻是由于多种原因引起的肠内容物不能正常运行的一组临床综合征。本病为临床常见急腹症，其病因复杂，病情变化快，不同类型的梗阻或梗阻的性质与部位不同其症状也有所不同。如果能及时诊断、及时治疗，大多能逆转病情的发展，以至治愈。本病根据其临床表现，属中医"腹痛""腹胀""关格""肠结"等范畴。

【病因病理】　本病可由多种因素引起，如因肠腔内堵塞（如粪块、虫团、结石、异物、肿瘤等）或肠管外压迫（如粘连性、扭转、腹外疝嵌顿、肿瘤等）或因肠套叠、腹外疝、肠管先天畸形引起的肠壁病变而致的机械性梗阻；有因肠系膜血管阻塞引起的血液运行型梗阻；有因腹膜炎、腹部手术后、肠蛔虫病、铅中毒等引起神经抑制或毒素作用而使肠痉挛或肠麻痹的动力性梗阻。中医认为凡食积、热结、寒凝、虫阻或术后气血瘀滞等因素，均可造成肠腑气机不利、通降失调、壅塞不通、血行瘀阻、传化失职、饮停肠间，导致肠梗阻。其基本病机则是肠腑气机阻滞、痞塞不通，以实热与积滞结于肠胃为主。

【临床表现】　本病临床表现为腹痛、呕吐、停止排便排气和腹胀四大特征。单纯性机械性肠梗阻呈阵发性绞痛，有腹痛缓解间歇期，肠梗阻早期为反射性呕吐，呕吐物为染有胆汁的胃内容物。完全性肠梗阻时，近侧肠内粪便和气体不能排出，其腹胀程度随梗阻部位的高低而有所不同。腹部查体可见肠型和蠕动波或非对称性隆起，可有压痛，可触及包块，叩诊呈鼓音，听诊肠鸣音活跃，有气过水声或金属声，或肠鸣音减弱或消失，如出现绞窄或穿孔时，可有腹膜炎的表现。

【外治法】

一、贴敷疗法

1．处方 1

[主治病症] 肠梗阻。

[药物组成] 吴茱萸 10g，生姜 100g，五月艾 100g。

[制法用法] 将上药捣碎，入锅加酒炒热，装入布袋外敷腹部。药冷再炒、再敷，连敷 4 小时，同时配合针灸足三里、关元等穴。

[来源]《中国民族民间药物外治大全》。

2．处方 2

[主治病症] 肠梗阻。

[药物组成] 大黄、枳实各 50g，厚朴、芒硝各 30g，连须葱白 250g，食盐 25g。

[制法用法] 前 4 味药物研末，连须葱白、食盐捣烂，加上药末，以米酒调匀即可。使用时将上药炒热用布包熨包块处，或疼痛较剧处，直至大便通畅为止。

[来源]《中医外治求新》。

3．处方 3

[主治病症] 肠梗阻。

[药物组成] 炒莱菔子 60g，炒神曲、芒硝各 30g，大葱 250g。

[制法用法] 先把前 2 味药烘干，研为细末，和大葱、芒硝共捣一起，纱布包裹，热敷腹部阿是穴。冷则用热水袋熨之。

[来源]《中医外治法集要》。

4．处方 4

[主治病症] 麻痹性肠梗阻。

[药物组成] 生大黄、冰片。

[穴位组成] 神阙、天枢、关元、气海。

[制法用法] 将生大黄、冰片按 2：1 比例研成粉末，加甘油调成膏状，制成大小约为 2cm×2cm、厚度约为 0.5cm 的药饼，

将药饼温热后敷于神阙、天枢、关元、气海穴，用胶布固定，每天 1 次，每次敷 8～10 小时。

　　[来源] 广州医药，2012，43（4）：68。

　　5．处方 5

　　[主治病症] 粘连性肠梗阻（肠腑热结型）。

　　[药物组成] 纯净芒硝 300g。

　　[制法用法] 将上药装入棉布袋内，封闭后平铺于脐部，用宽胶布敷贴，腹带固定，每 8 小时更换 1 次。

　　[来源] 中医药临床杂志，2012，24（9）：858。

　　6．处方 6

　　[主治病症] 粘连性肠梗阻（肠腑寒凝型）。

　　[药物组成] 吴茱萸 300g。

　　[制法用法] 上药略炒黄，加热至 43～44℃，装入棉布袋内，封闭后平铺于脐部。用宽胶布敷贴、腹带固定，每 8 小时更换 1 次。

　　[来源] 中医药临床杂志，2012，24（9）：858。

　　7．处方 7

　　[主治病症] 不完全性肠梗阻。

　　[药物组成] 大黄 12g，芒硝 9g，厚朴 15g，枳壳 12g，延胡索 15g，桃仁 9g，红花 9g，赤芍 6g，香附 3g，桂枝 10g，五灵脂 9g。

　　[穴位组成] 足三里（双）、天枢（双）、上巨虚（双）、内关（双）、气海。

　　[制法用法] 给予 75%酒精棉球清洁穴位，取 2g 上述药物颗粒研碎，用白醋调和平摊于穴位之上，上面敷麝香壮骨膏，其面积约为 2cm×2cm 并封贴固定。每次贴敷时间为 2～4 小时，每天 1 贴，3 天为 1 个疗程。

　　[来源] 四川中医，2015，33（9）：175。

　　8．处方 8

　　[主治病症] 炎性肠梗阻。

　　[药物组成] 木香 12g，厚朴 18g，莱菔子 12g，枳实 18g，赤芍 12g，冰片 3g。

［穴位组成］足三里穴（双）。

［制法用法］上药研成细末用醋调成糊状，外敷双侧足三里穴，以塑料薄膜封包外固定，每天更换 1 次。1 周为 1 个疗程，连续 2 个疗程。

［来源］中国中医基础医学杂志，2013，19（5）：593。

9. 处方9

［主治病症］术后粘连性肠梗阻。

［药物组成］生大黄 50g，木香 30g，厚朴 30g，枳实 30g，小茴香 30g，大腹皮 30g。

［穴位组成］神阙、足三里、中脘、天枢。

［制法用法］上药共研末，用蜂蜜调成糊状，每次 6g，敷于神阙、足三里、中脘、天枢穴处，外用宽胶布固定，热水袋外敷，每次约 30 分钟，每天 3 次，每 2 天换 1 次药。

［来源］中西医结合研究，2016，8（1）：26。

二、灌肠疗法

1. 处方1

［主治病症］肠梗阻。

［药物组成］番泻叶 45g，大黄 35g，川黄连 30g，黄柏 25g，金银花 20g。

［制法用法］将上药放入锅内，加 3000ml 水，用武火煎 30～45 分钟，过滤，取滤液 1500ml，灌肠，每天 1 剂。此法有泻热通便的作用，用药后大便变稀，次数增多。

［来源］《中国民族民间药物外治大全》。

2. 处方2

［主治病症］肠梗阻。

［药物组成］生甘遂 10～20g，生大黄（后下）、芒硝、枳实、厚朴各 10g。

［制法用法］上药水煎成 200～300ml，待温后保留灌肠，4～6 小时后梗阻不缓解可再灌肠 1 次。

［来源］《中医外治求新》。

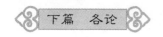

3．处方 3

[主治病症] 粘连性肠梗阻。

[药物组成] 大黄 15g，厚朴 10g，木香 10g，枳实 20g，桃仁 10g。

[制法用法] 上药加水 1500ml，文火煎浓缩至 150ml 汤剂。取 39～41℃汤剂，用一次性 50ml 注射器抽吸药液，将一次性吸痰管连接注射器，用液状石蜡润滑吸痰管前端，患者取头低臀高左侧卧位，排气并将吸痰管轻轻插入肛门，缓缓送进 15～18cm，使中药慢慢注入。灌完后反折吸痰管，分离注射器乳头，抽吸药液再注入吸痰管内，150ml 中药全部灌入后注入 5ml 温开水，轻轻拔出吸痰管，患者取头低臀高位卧床休息，使药液保留在肠内尽可能长时间。

[来源] 临床护理杂志，2009，8（6）：78。

4．处方 4

[主治病症] 癌性肠梗阻。

[药物组成] 生大黄 10g（后下），芒硝 9g（分冲），枳实 12g，厚朴 15g，并根据肿瘤类别选用生半夏、蟾皮、全蝎、蜈蚣、白花蛇舌草、半枝莲等抗癌药物。

[制法用法] 上药煎成 200～300ml 药液做灌肠用。一般患者每天灌肠 2 次，每次 100～150ml。药液温度以 39～41℃为宜；插入肛管深度 15～30cm，插入后迅速将药液滴入，灌肠后，嘱患者先左侧卧，后右侧卧，最后平卧 30 分钟以上，使药液均匀地分布在肠腔内，保留 1 小时以上，以利于药液充分吸收，更好地发挥作用。

[来源] 辽宁中医杂志，2009，36（10）：1730。

5．处方 5

[主治病症] 麻痹性肠梗阻。

[药物组成] 大黄片 20g。

[制法用法] 生大黄片 20g，放入 500ml 水中煮沸 8～10 分钟，去渣取汁，每瓶 250ml，冷却至 28～32℃使用。

[来源] 中国中西医结合外科杂志，2011，17（5）：500。

6. 处方6

[主治病症] 粘连性肠梗阻（腑实气滞、肠腑血瘀型）。

[药物组成] 生白术 20g，大黄 10g（后下），芒硝 10g，枳实 10g，厚朴 10g，桃仁 20g，丹参 10g。

[制法用法] 上述中药水煎浓缩取汁 200ml，每次 100ml，分上午、下午 2 次灌肠。患者取左侧卧位且臀部抬高 15～20cm，将 100ml 中药倒入无菌输液瓶内，温度维持在 37～39℃，连接一次性输液器，连接导尿管，自肛门插入 20～30cm，以 40～60 滴/分的速度滴完后让患者右侧卧位，保留药液 20～30 分钟。

[来源] 河北中医，2016，38（2）：202。

7. 处方7

[主治病症] 粘连性肠梗阻（肠腑燥实、血瘀热结型）。

[药物组成] 大黄 20g（后下），芒硝 20g，枳实 10g，厚朴 10g，桃仁 20g，丹参 10g，黄芩 10g，金银花 10g，连翘 10g。

[制法用法] 上述中药水煎浓缩取汁 200ml，每次 100ml，分上午、下午 2 次灌肠。患者取左侧卧位且臀部抬高 15～20cm，将 100ml 中药倒入无菌输液瓶内，温度维持在 37～39℃，连接一次性输液器，连接导尿管，自肛门插入 20～30cm，以 40～60 滴/分的速度滴完后让患者右侧卧位，保留药液 20～30 分钟。

[来源] 河北中医，2016，38（2）：202。

三、发疱疗法

1. 处方1

[主治病症] 肠梗阻。

[药物组成] 白芥子若干。

[制法用法] 将上药炒黄，炒香，研为细末，开水调成糊膏，油纱布包裹，压成饼状，敷神阙及阿是穴。待皮肤发赤、有烧灼感时去掉，每天 2～3 次。

[来源]《中医外治法集要》。

2. 处方2

[主治病症] 肠梗阻。

[药物组成] 生大蒜 120g，芒硝 30g，生大黄 120g，醋 60ml。

[制法用法] 将大蒜、芒硝共捣为糊膏，敷神阙及阿是穴。敷药前，用 2～4 层油纱布作为底垫。2 小时后，去掉蒜泥，用温水洗净蒜汁。然后，将大黄研为细末，过筛，用醋调成糊状，直接敷，8 小时 1 次。

[来源]《中医外治法集要》。

四、艾灸疗法

1. 处方 1

[主治病症] 肠梗阻。

[穴位组成] 神阙。

[操作方法] 清洗脐部，常规消毒，上置扎小孔数个的生姜片，艾绒伴少许冰片，制成艾炷，置生姜片上灸之。1 片生姜，灸 3 炷（15～25 分钟）为 1 次，每天 3 次。

[来源]《中医外治法集要》。

2. 处方 2

[主治病症] 早期炎性肠梗阻。

[穴位组成] 足三里（双）、内关（双）、中脘。

[操作方法] 患者取仰卧位，点燃艾条，手执艾条的一端，按照从上而下的顺序，在距患者穴位 2～3cm 处垂直熏灸，使局部有温热感，以不感烧灼为度。每个穴位灸 10 分钟，足三里、内关为双侧同时施灸，艾灸时采用温和灸，施补法。

[来源] 护理学报，2011，18（6A）：66。

3. 处方 3

[主治病症] 术后早期肠梗阻。

[穴位组成] 天枢、神阙。

[操作方法] 使用回旋灸疗法，每天艾灸患者天枢（双）及神阙穴 30 分钟，每天 2 次，7 天为 1 个疗程。

[来源] 实用中西医结合临床，2014，14（1）：26。

4. 处方 4

[主治病症] 不全性肠梗阻。

［穴位组成］神阙。

［操作方法］将艾条点燃后插入艾箱内固定，置于神阙穴进行熏灸，时间为30分钟，以局部出现温热感或灼热感但不灼伤皮肤，或出现肌肉的跳动或局部有舒适感、局部皮肤均匀汗出为度。每天2次，1周为1个疗程。

［来源］实用中医药杂志，2014，30（12）：1149。

5．处方5

［主治病症］急性单纯性肠梗阻。

［穴位组成］足三里、中脘、合谷。

［操作方法］艾灸足三里、中脘、合谷穴，每个部位 5～15 分钟，每天2次，操作期间，注意观察艾灸处皮肤及病情变化，询问患者有无不适，注意防范艾灰掉落，造成烧伤。若艾灸处皮肤产生烧灼、热烫的感觉，则立即停止操作。

［来源］中国民族民间医药，2014，（3）：48。

五、体针疗法

1．处方1

［主治病症］肠梗阻。

［穴位组成］足三里、内庭、天枢、中枢、曲池、合谷。

［辨证配穴］呕吐者加内关；腹痛者加内关、章门；少腹痛者加气海、关元。

［操作方法］强刺激，每次留针20～30分钟。

［来源］《中医外治法集要》。

2．处方2

［主治病症］粘连性肠梗阻。

［穴位组成］中脘、下脘、气海、关元、天枢（双）。

［辨证配穴］呕吐症状明显加选水分；疼痛明显加选外陵、商曲；腹胀明显加上风湿点（双）。

［操作方法］选用腹针专用针灸针进行治疗。根据从上至下、从中至旁的原则，逐次在所选穴位上快速进针。主穴采用深刺，辅穴采用中刺，深至深筋膜。不行提插，轻微捻转，不要求得气。

留针 20 分钟，留针期间不行针。依进针的顺序取针，取针时不行提插捻转。

　　[来源] 新中医，2010，42（12）：93。

　　3．处方 3

　　[主治病症] 术后麻痹性肠梗阻。

　　[穴位组成] 胃区、足三里、阴陵泉、三阴交，穴位均取双侧。

　　[操作方法] 患者取仰卧位，穴位常规消毒，选用 28 号 1.5 寸针。胃区采用快速刺入后，快速捻转 3 分钟，捻转频率为 200 次/分；足三里、阴陵泉、三阴交穴直刺得气后均用补法，留针 30 分钟。每 10 分钟按以上方法运针 1 次，每天 1 次。

　　[来源] 广西中医药，2007，30（4）：37。

　　4．处方 4

　　[主治病症] 不全性肠梗阻。

　　[穴位组成] 主穴：大肠俞（双）、天枢、支沟（双）、照海（双）；配穴：胃俞（双）、脾俞（双）、足三里（双）。

　　[操作方法] 上列各穴，应用轻刺激手法，每天 1 次。

　　[来源] 内蒙古中医药，2013，8：21。

　　5．处方 5

　　[主治病症] 术后麻痹性肠梗阻。

　　[穴位组成] 主穴：足三里、气海、上巨虚；配穴：天枢、关元、下巨虚。

　　[操作方法] 足三里、上巨虚、下巨虚施以快速进针，采用提插捻转泻法，轻插重提，大幅度捻转，以患者出现酸、麻、胀或沿经脉走向传导感为宜，反复施以强刺激手法，每隔 5 分钟重复手法 1 次，留针 30 分钟。气海、关元、天枢穴采用呼吸补泻的补法。急、重症患者针后 6 小时再重复治疗。

　　[来源] 中国针灸，2004，24（12）：831。

六、穴位注射疗法

　　1．处方 1

　　[主治病症] 粘连性肠梗阻。

[穴位组成] 双侧足三里。

[药物组成] 新斯的明。

[操作方法] 在常规保守治疗的基础上应用新斯的明 1mg 注射双侧足三里穴位。

[来源] 临床和实验医学杂志，2012，11（4）：266。

2. 处方2

[主治病症] 术后麻痹性肠梗阻。

[穴位组成] 双侧足三里、上巨虚。

[药物组成] 新斯的明注射液、维生素 B_1 注射液、维生素 B_{12} 注射液。

[操作方法] 用 5ml 空针抽取新斯的明注射液、维生素 B_1 注射液、维生素 B_{12} 注射液混合液 5ml，局部皮肤常规消毒后快速将针刺入皮下组织，然后缓慢推进或上下提插，探得酸胀等"得气"感应后，回抽无回血，即将药物推入，每穴约 1.2ml。

[来源] 青海医药杂志，2010，40（5）：67。

七、推拿按摩疗法

1. 处方1

[主治病症] 不完全性肠梗阻。

[穴位组成] 建里、气海、章门、梁门、石关、上脘、中脘、建里、天枢。

[操作方法] 患者仰卧，医者立于其右侧，以中指点揉法，先调补梁门，次泻建里，补气海，放两带脉，点揉章门穴，调补梁门、石关穴，调补上脘、中脘、建里、天枢穴；再以肚脐为中心行平掌式震颤法，同时根据虚实行补或泻法；然后患者坐位或俯卧位，治疗背部及督脉，先拿两肩井、按揉大椎，再调补肺、脾、肾、大肠，以上治疗每次持续 20 分钟，休息 30 分钟再行治疗，每天可推拿 5 次左右。

[来源] 按摩与导引，2005，21（8）：14。

2. 处方2

[主治病症] 单纯性肠梗阻。

[穴位组成] 足三里。

[操作方法] 患者取屈膝仰卧位，充分暴露双下肢，医者站在患者一侧，首先选择穴位足三里，然后用拇指或中指按压足三里穴5～10分钟，每分钟按压15～20次，每次按压有针刺一样的酸痛、发热的感觉，每天2次。

[来源] 中医药临床杂志，2014，26（9）：938。

3．处方3

[主治病症] 老年麻痹性肠梗阻。

[穴位组成] 足三里、合谷、天枢、中脘、上巨虚、下巨虚等穴。

[操作方法] 医者分别取足三里、合谷、天枢、中脘、上巨虚、下巨虚等穴，用拇指交替按摩诸穴位，注意取穴准确，拇指紧贴体表，手指略震动，用力要稳，每穴3～5分钟，每天3次。手法由轻到重逐步用力，速度缓慢、均匀，以患者感到酸麻沉胀为宜。

[来源] 中国乡村医药杂志，2015，22（10）：50。

4．处方4

[主治病症] 术后粘连性肠梗阻。

[主要部位] 腹部。

[操作方法] 患者取仰卧位，屈髋、屈膝，医者用手紧贴患者腹部旋转式按摩，从脐部开始，由内向外，逆时针方向在腹壁上移动，手术切口处避开或减轻用力，每次按摩5～10分钟，每天3次。按摩强度以患者能耐受为宜，按摩手法由轻到重，再由重到轻，切忌粗暴。

[来源] 齐鲁护理杂志，2010，16（4）：114。

【现代研究】

1．河北北方学院附属第一医院屈明等运用针灸治疗术后肠麻痹

（1）方法：主穴取足三里、气海、上巨虚穴；配穴取天枢、中脘、关元、下巨虚穴。针灸：足三里、上巨虚、下巨虚穴施以快速进针，采用提插捻转泻法，轻插重提，大幅度捻转，以患者出现酸、麻、胀或沿经脉走向有传导感为宜，反复施以强刺激手

法，每隔 5 分钟重复手法 1 次，留针 30 分钟。气海、中脘、关元、天枢穴采用呼吸补泻的方法，治疗 6 次后统计治疗效果。对照组采用胃肠减压、生理盐水灌肠、肠外营养，非胃肠道手术患者辅助以口服液状石蜡、新斯的明封闭足三里等治疗。

（2）结果：治疗组痊愈（肠鸣音正常，肠蠕动恢复，排气、排便正常，呕吐、腹胀等症状消失，X 线立位腹部平片检查示肠内无积气、积液）22 例，有效（肠鸣音出现，肠蠕动恢复，排气但尚未排便，呕吐、腹胀减轻，X 线立位腹部平片检查示肠内有积气、积液，但较治疗前减少）6 例，无效（治疗前后症状、体征无变化，X 线立位腹部平片检查较治疗前无变化）2 例，总有效率为 93.3%；对照组分别为 5、10、17 例，总有效率为 46.9%。经统计学分析，治疗组疗效明显优于对照组（$P < 0.05$）［山东医药，2010，50（29）：104］。

2. 上海市第一人民医院陈蓓琳等运用针刺下合穴加耳穴贴压治疗手术后肠麻痹

（1）方法：体针取穴足三里（双）、上巨虚（双）、下巨虚（双）。进针得气后，平补平泻，刺激强度以患者耐受为限，持续刺激 5 分钟。留针 30 分钟，每天 1 次。耳穴贴压主穴取神门、交感、胃、小肠、大肠、直肠下段、三焦、皮质下。配穴取肾、脾、胆囊（根据手术部位酌情选用），选用直径为 1.5mm 耳贴磁珠，每次任取一侧耳穴，贴珠后按压患者耳穴，以耳郭感到胀、痛、发热为度，并嘱患者或家属自行每天按压 3～5 次，每次约 5 分钟，隔天调换，两耳交替使用。

（2）结果：本组 20 例中，临床治愈 16 例，占 80%；好转 2 例，占 10%；无效 2 例，占 10%。总有效率为 90%［河北中医，2002，24（3）：201］。

3. 江苏省海门市第二人民医院詹勇运用下合穴排刺法治疗术后肠麻痹

（1）方法：足阳明经在双侧膝下的胃经下合穴足三里，大肠经下合穴上巨虚，小肠经下合穴下巨虚。治疗时患者仰卧，双膝下垫上棉枕使之放松。取双侧足三里、上巨虚、下巨虚穴，三穴均直刺 1～1.5 寸，使局部产生酸、麻、胀感，留针 30 分钟，每隔 10 分钟行针 1 次。因三穴位于膝下一直线上形成一排，故行排刺。

（2）结果：50 例中，治愈（针刺后 12 小时内有矢气排便）40 例，占 80%；好转（针刺 12 小时后方有矢气排便）10 例，占 20%；无效（针刺 2 次后症状无改善）0 例。有效率为 100%［中医外治杂志，2004，13（6）：46］。

4. 河北医科大学附属第四医院中医科于溯等运用闪罐加针灸治疗术后肠梗阻

（1）治疗

1）闪罐：足阳明胃经（不容至水道），足太阴脾经（腹哀至腹结），如手术刀口未拆线，则须距离刀口 2cm 处闪罐，力度不宜过大。操作：方向以大致解剖结构为基础，闪罐按顺时针方向，沿左梁门、左滑肉门、左天枢、左水道、关元、右水道、右天枢、右滑肉门、右梁门、中脘、左梁门、左腹哀、左大横、左腹结线路，先取闪火法拔罐，吸住皮肤后上下微微震颤腹部，力度以患者耐受为度，程度以局部皮肤潮红及患者自觉腹内微微发热为度。通常每穴闪罐 3～5 次，按照先后顺序逐次闪罐，3～5 遍，每天 1 次。

2）拔罐：闪罐后，沿足阳明胃经（不容至水道）、足太阴脾经（腹哀至腹结）、足太阳膀胱经（脾俞、胃俞、大肠俞），闪火拔罐，力度以患者耐受为度，留置 10 分钟，每天 1 次。

3）针刺：主穴取足三里、阴陵泉、上巨虚穴；配穴取内关、血海、地机、行间、三阴交、太溪穴。操作：常规进针 25～40mm，有针感后行小幅度高频率捻转补法，施术 1 分钟，以获得感传为佳，留针 30 分钟，每天 1 次。

4）灸法：神阙、足三里施回旋灸法，若脐中被纱布覆盖，可隔纱布施灸，时间相对延长，每次 30 分钟，轻症患者每天 1 次，重症患者每天 2 次。

5）中药：取鲜姜切为 2～3mm 厚片，口腔含嚼取汁咽下，每天数次。

（2）结果：如下所述。显效：肠梗阻完全解除，腹痛、腹胀消失，大便通畅，立位 X 线片透视无液气平面及肠腔胀气，计 46 例；有效：肠梗阻情况好转，腹痛、腹胀减轻，大便正常，病症缓解，立位 X 线摄片透视无液气平面，仅有或无肠腔胀气，计 5 例；无效：肠梗阻不能解除或症状加重，发展为绞窄性肠梗阻，计 4 例。总有效率为 92.7% [中国针灸，2011，31（11）：1052]。

5.苏州大学附属第一医院吴琛运用电针治疗手术后肠麻痹

（1）方法：主穴取足三里、上巨虚、三阴交穴，配穴取天枢、阴陵泉、曲池、合谷穴。用 0.35mm×40mm 毫针直刺 1.0～1.5 寸，行平补平泻手法得气后，接 KWD808-Ⅱ型电针仪，采用连续波，频率为 2Hz，刺激强度以患者能耐受为限，留针 30～40 分钟，每天 1 次，3 次为 1 个疗程，一般治疗 1～2 个疗程。

（2）结果：28 例中，临床治愈 17 例，占 60.71%；好转 7 例，占 25%；无效 4 例，占 14.29%。总有效率为 85.71% [上海针灸杂志，2002，21（5）：47]。

6.安徽省濉溪县中医院孙玲等运用艾灸灸足三里穴治疗单纯性肠梗阻

（1）方法：对照组采取一般护理和常规治疗方法，如禁食水、胃肠减压，适当下床活动，纠正水、电解质紊乱和酸碱平衡。观察组除采取一般护理和常规治疗方法外，同时给患者进行按摩、艾灸双侧足三里穴，每天 2 次，以达到解痉止痛、促进肠蠕动、早日排气排便、解除肠梗阻作用。操作时患者取屈膝仰卧位，充分暴露双下肢，医者站在患者一侧，首先选择穴位足三里（在犊鼻穴下 3 寸，胫骨外旁开一指），然后用拇指或中指按压足三里穴 5～10 分钟，每分钟按压 15～20 次，每次按压有针刺一样的酸痛、发热的感觉。按压后再进行温和灸，将艾条一端点燃，对准足三里穴，距 0.5～1.0 寸进行熏灸，使患者局部有温热感即可，每次按摩、艾灸双侧足三里穴，一般每侧艾灸 10～15 分钟，至皮肤稍呈红晕为度。

（2）结果：观察组 30 例，显效 16 例，有效 13 例，无效 1 例，总有效率为 96.7%；对照组 30 例，显效 9 例，有效 14 例，

无效 7 例，总有效率为 76.7%。观察组明显优于对照组（$P<0.05$）
[中医药临床床杂志，2014，26（9）：938]。

7.江苏省南通市肿瘤医院许春明等运用中药灌肠加针灸治疗癌性肠梗阻

（1）方法：对照组给予一般治疗，予禁食，胃肠减压，补液，以维持水、电解质平衡，必要时使用抗生素等。治疗组在一般治疗的基础上加用中药灌肠和针灸治疗。中药灌肠：以承气汤为主加减，生大黄 15g（后下），枳壳 15g，芒硝 10g（分冲），厚朴 15g，苦参 20g，半枝莲 30g，大腹皮 15g，丹参 15g。腹痛去芒硝加乌药 10g，延胡索 10g；腹胀加八月札 15g，莱菔子 15g；呕吐加芦根 15g；气血亏虚加黄芪 20g，当归 15g。上方按常规先煎后下，将 2 煎混合药液 200～300ml 做灌肠用，一般患者每天灌肠 2 次，体质差者每天灌肠 1 次，每次 100～150ml，温度在 40℃左右装入空瓶接滴管连肛管，插入肛门 20cm 左右，快速滴入，尽量较长时间保留药液在肠道。针灸治疗：取足三里、上下巨虚、天枢、气海、中脘穴。方法：患者取仰卧位，皮肤常规消毒，用 1.5 寸毫针快速进针，捻转得气后，取任意一侧穴位，接 G6805 型电针治疗仪，选择连续波，频率 3～5Hz，强度以耐受为度。

（2）疗效判定标准：肠梗阻症状、体征完全消失，腹部 X 线平片显示液平面消失，能正常进食者为显效；症状、体征减轻，腹部 X 线平片显示液平面减少仍未完全消失者为有效；症状、体征未改善甚至加重，腹部 X 线平片显示液平面未减少为无效。

（3）结果：根据梗阻改善情况判断疗效，对照组 42 例，无显效病例，8 例（19.04%）有效，总有效率为 19.04%；治疗组 56 例，14 例（25%）显效，23 例（43.07%）有效，总有效率为 66.07%，两组比较有统计学意义（$P<0.05$）[南京中医药大学学报，2008，24（6）：419]。

8.中国医科大学附属第一医院孙勖人等运用针灸治疗术后肠麻痹

（1）方法：针灸治疗组采用 32 号 1.5 寸不锈钢毫针进行穴位针刺作为治疗方法。辨证取穴则根据术后肠麻痹临床辨证多属气滞血瘀、气血亏虚，治以行气导滞、益气养血，调理气机为主。主穴取天枢、中脘、气海、关元、足三里、上巨虚等穴位。胆囊手术配肝俞、胆俞；食道、胃与脾部的手术配脾俞、胃俞；结肠手术配大肠俞、三焦俞；伴有恶心呕吐者配内关；伴胁肋不舒者配期门、太冲。常规皮肤消毒后，将32号毫针直刺进选取穴位皮内，进针深度根据患者的胖瘦进入0.5～1.3寸，以得气为度。施针得气后，适当幅度提插、捻转行针，以患者局部穴位出现酸麻胀感，或沿经脉出现传导感为佳，每隔5分钟行针1次，留针30分钟，每天1次，3次为1个疗程。常规对照组采用传统胃肠减压、肠外营养、生理盐水灌肠等常规综合治疗方法，于第4次治疗前记录结果，并对所得数据进行统计学处理分析。

（2）疗效标准如下所述。治愈标准：以患者排便排气，症状完全缓解，肠鸣音不低于5次/分为痊愈；有效标准：患者排气或伴排便，腹胀呕吐等症状部分缓解，肠鸣音较治疗前有所增加但不足5次/分；症状体征无明显变化者为无效。

（3）结果：常规对照组86例中，治愈22例，有效37例，无效27例，治愈率为25.6%，总有效率为68.6%；针灸治疗组92例中，治愈63例，有效24例，无效5例，治愈率为68.5%，总有效率为94.6%。其治愈率和总有效率均显著高于单纯常规西医治疗组［中国医科大学学报第，2011，40（6）：572］。

9.甘肃省张掖市人民医院任建兵等运用针灸配合中药灌肠治疗不完全性肠梗阻

（1）方法：所有患者入院后禁水、禁食，予以胃肠减压并补充水、电解质、维生素等肠外营养支持治疗，并配合针灸和中药灌肠治疗。①针灸治疗：本病按脏腑辨证属于阳明腑实证，治当以荡涤腑气、通里攻下为基本原则，在攻下的基础上，进行辨证施治。取穴以足阳明、足厥阴、任脉穴为主，辨证选穴：天枢、关元、中脘、足三里、上巨虚、下巨虚、气海。针灸治疗用电针，30分/次，1个疗程为7天。②中药灌肠方药：大承气汤，组方：生大黄30g，芒硝15，厚朴15g，枳实12g。灌肠方法：水煎灌肠，2次/天，每次250ml。药液温度以39～41℃为宜，插入肛管深度

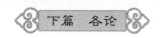

15~30cm，插入后快速将药液滴入。灌肠后，嘱患者先左侧卧，后右侧卧，最后平卧30分钟以上，使药液均匀地分布在肠腔内；保留1小时以上，以利于药液充分吸收，更好地发挥作用。

（2）疗效标准：如下所述。治愈：3天内腹痛、腹胀等症状体征慢性缓解，7天内基本消失，腹部X线片恢复正常。好转：7天内腹痛、腹胀等症状体征有所缓解，腹部X线片好转。无效：7天内腹痛、腹胀等临床症状体征无缓解或加重。

（3）治疗结果：38例不完全性肠梗阻患者，其中32例治愈，肠梗阻解除，肠道恢复通畅；其中5例明显好转；1例无效，行手术治疗；总有效率为97.4%［实用中西医结合临床，2014，14（7）：66］。

第22章 胆囊炎

【概述】 胆囊炎是由各种原因导致的胆囊壁的炎症反应。根据其临床表现和临床经过，又可分为急性和慢性两种类型，常与胆石症合并存在。本病在正常人群中，发生率为 50%~70%，多见于女性，与男性之比为（1~2）：1，发病年龄多在 20~50 岁。本病属于中医 "胁痛""胆胀""黄疸"范畴。

【病因病理】 胆囊管梗阻和细菌感染是导致急性胆囊炎的常见原因，慢性胆囊炎则多由胆囊结石引起，此外胆囊管扭转、狭窄和胆道蛔虫或胆道肿瘤阻塞亦可引起胆囊炎。当上述病因引起胆囊管或胆囊颈梗阻后，胆囊内淤滞的胆汁浓缩形成胆酸盐，后者刺激胆囊黏膜引起化学性胆囊炎而成本病。本病病理表现为黏膜下和浆膜下的纤维组织增生及单核细胞浸润。

中医认为本病与情志不遂、跌扑损伤、饮食不节、过食肥甘、劳欲久病有关，以情志不遂为首要原因，此外还与气滞、血瘀、湿热等病理因素有关。本病病机为上述原因导致肝失调达、疏泄不利、脉络痹阻，其基本病机为肝络失和，其病理因素不外乎气滞、血瘀、湿热。

【临床表现】 急性胆囊炎主要表现为上腹部疼痛，开始时仅有上腹部胀痛不适，逐渐发展至阵发性绞痛。夜间发作常见，饱餐、进食肥腻食物常诱发发作。本病疼痛放射至右肩、肩胛和背部。患者常有轻度至中度发热，通常无寒战，可有畏寒，查体时可见墨菲征阳性。慢性胆囊炎表现常不典型，多数患者常有胆绞痛病史。患者常在饱餐或进食油腻食物后出现腹胀、腹痛。腹痛程度不一，多在上腹部，较少出现畏寒、高热和黄疸，可伴有恶心、

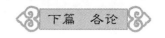

呕吐。腹部检查可无体征，或仅有右上腹轻度压痛，墨菲征或呈阳性。

【外治法】

一、贴敷疗法

1．处方 1

[主治病症] 肝胆湿热型胆囊炎。

[药物组成] 栀子 10g，生大黄 10g，芒硝 10g，冰片 1g，乳香 3g。

[制法用法] 上药共为细粉，为 1 次量。加蓖麻油 30ml，75%酒精溶液 10ml，蜂蜜适量调为糊状，敷于胆囊区，每天 1 次，每次保持 8～12 小时。用至胁肋疼痛缓解而不拒按为止。

[来源]《当代中药外治临床大全》。

2．处方 2

[主治病症] 胆囊炎。

[药物组成] 大黄、金钱草各 60g，栀子、黄芩、茵陈、郁金各 40g，青皮、枳实、乌梅各 30g。

[穴位组成] 丘墟、阳陵泉、太冲、期门、日月、肝俞。

[制法用法] 将上药研末，加入 1 个鲜牛胆之胆汁和适量食醋，调成膏状，压成药饼，贴敷上穴，每天 1 次，14 次为 1 个疗程，两侧穴位交替使用。

[来源]《穴位用药治百病》。

3．处方 3

[主治病症] 胆囊炎。

[药物组成] 金钱草、白芷、青皮、虎杖各 30g，郁金、乳香、血竭各 20g，大黄、玄明粉各 50g，薄荷、冰片各 10g。气滞型加广木香 30g，湿热型加栀子 30g。

[穴位组成] 神阙。

[制法用法] 上药共研细末，用时取 60g 左右，以适量蜂蜜调成膏状，摊贴于 10cm×10cm 及 4cm×4cm 不吸水绵纸上，敷于胆囊投影区皮肤及神阙穴，用塑膜覆盖，胶布固定，24 小时换药

1 次，5 次为 1 个疗程。

[来源]《中医外治法求新》。

4．处方 4

[主治病症]胆囊炎、胆结石、胆道蛔虫病所致的胆绞痛。

[药物组成]白芷 10g，花椒 15g，苦楝子 50g，葱白 20g，韭菜花 20 个，白醋 50ml。

[穴位组成]中脘。

[制法用法]上药研末，醋调为膏。将此膏贴在中脘穴周围处，外用透明薄膜覆盖，然后胶布固定，24 小时换贴 1 次。

[来源]《肝胆病外治独特新疗法》。

5．处方 5

[主治病症]治疗直径在 2cm 以下泥沙样胆囊、肝内外胆管结石、肝内广泛性小结石、手术后胆道残余结石、复发性结石；胆囊炎、胆管炎所致的右胁胀痛、痛彻肩背等症。

[药物组成]金钱草 380g，鹅不食草 30g，鱼脑石 20g，鸡内金 45g，海金沙 30g，珍珠母 90g，石韦 36g，虎杖 50g，茵陈 30g，延胡索 18g，白芥子 6g，姜黄 18g，郁金 18g，赤芍 30g，王不留行 60g。

[穴位组成]胆区、胆俞、神阙、阿是穴。

[制法用法]上药用麻油熬，黄丹收膏，备用。临用将膏药烤热后贴在胆区、胆俞、神阙、阿是穴，每 2 天更换 1 次，12 次为 1 个疗程，中间可间歇 6 天。

[来源]《肝胆病外治独特新疗法》。

6．处方 6

[主治病症]慢性胆囊炎急性发作。

[药物组成]王不留行、延胡索、柴胡、莱菔子各 400g，黄芩、大黄、金钱草各 200g，木香、陈皮、半夏各 300g。

[穴位组成]中脘、阳陵泉（双）、三焦俞、肝俞、脾俞、胆俞、胃俞。

[制法用法]上药精研为细末，密封备用，用时由生姜汁和醋适量调制成丸，贴于上述穴位，贴敷前以生姜涂擦穴位皮肤，贴

敷 12 小时后取下。皮肤敏感者贴敷时间酌减。每 5 天 1 次，共贴敷 5 次。

[来源] 新中医，2010，42（11）：97。

7．处方 7

[主治病症] 急性胆囊炎。

[药物组成] 栀子 10g，大黄 10g，冰片 1g，乳香 6g，芒硝 10g。

[穴位组成] 胆囊区。

[制法用法] 上药研粉，调匀成糊状，外敷胆囊区，纱布覆盖，每天更换 1 次，3 天评估疼痛缓解程度，5 天评估综合疗效。

[来源] 江西中医药，2015，6（46）：43。

8．处方 8

[主治病症] 慢性胆囊炎。

[药物组成] 醋柴胡 20g，制香附 30g，枳壳 15g，红花 15g，当归 20g，赤芍 20g，五灵脂 20g，桃仁 20g，川芎 15g，川楝子 15g，广木香 10g，青皮 20g，生茜草 15g，制乳香 10g，制没药 10g，黄芩 10g，麝香 2g，樟脑 3g，黄丹 250g，胡麻油 800g。

[穴位组成] 胆囊底、胆俞。

[制法用法] 将以上诸药，除麝香、樟脑外，浸于胡麻油中煎熬成焦黑色，去渣、存油，加入黄丹再煎至滴水成珠，最后加入麝香、樟脑，凝结成膏，摊成 I 号膏 20g，II 号膏 25g 备用。先将胆囊底、胆俞穴部位用温开水洗净，将膏药稍加温后，I 号膏、II 号膏分别贴于胆囊底和胆俞穴，2～3 天更换 1 次，10 天为 1 个疗程。治疗 2～3 个疗程后判断疗效。

[来源] 中医外治杂志，2006，15（5）：39。

二、艾灸疗法

1．处方 1

[主治病症] 气郁型胆囊炎。

[穴位组成] 阳陵泉、期门、日月、肝俞、胆俞、太冲、足临泣。

[辨证配穴] 发热加大椎、曲池、合谷；绞痛加丘墟、足三里；胸满加膈俞、内关、丰隆。

[操作方法] 可用艾条悬灸。每天灸2次，每穴3～5壮，7～10天1个疗程。

[来源]《中国灸疗学》。

2．处方2

[主治病症] 急性胆囊炎。

[穴位组成] 梁门、外关、阳陵泉。

[操作方法] 先在穴位上针刺，用泻法，留针后取五分长艾条一节套在针柄上，从艾条两端点燃灸之。每天1次，留针30分钟，10次为1个疗程。

[来源]《中医外治法大全》。

3．处方3

[主治病症] 脾虚湿阻型慢性胆囊炎。

[穴位组成] 神阙。

[药物组成] 制附子、黄芪、川芎、丹参、丁香等按等比例混合研末备用。

[操作方法] 脐孔常规消毒，用面粉做一圆饼放在脐周，取上药适量填于肚脐内(神阙穴)，以填满为度，将艾绒做大艾炷放于面圈中央处，用火点燃灸之，灸完1壮后再燃第2壮，灸3壮即可，一般为1小时左右。灸毕，可将填入脐内的药粉盖以纱布，用胶布固定，第2天揭下。1周治疗1次，连续治疗3次为1个疗程。

[来源] 江西中医药，2012，2（43）：51。

4．处方4

[主治病症] 慢性非结石性胆囊炎。

[穴位组成] 日月、章门、期门、肝俞、胆俞、胆囊穴、足三里、三阴交、关元、神阙、阿是穴。

[操作方法]

（1）日月、章门、期门、阿是穴回旋灸：点燃艾条，悬于施灸部位上方约3cm高处，左右往返移动或者反复旋转进行灸治，移动范围在3cm左右，使皮肤有温热感而不至于灼痛，每穴灸20

分钟。

（2）肝俞、胆俞穴隔姜灸：将鲜生姜切成约 0.3cm 的生姜片，用针扎孔数个，置于施灸穴位上，用大、中艾炷点燃后放在姜片中心施灸。若患者有灼痛感可将姜片提起，使之离开皮肤片刻，旋即放下，再行灸治，反复进行，以局部皮肤潮红湿润为度，每次每穴施灸 5 壮。

（3）胆囊穴、足三里、三阴交、关元、神阙穴温和灸：将艾条的一端点燃，对准应灸的腧穴部位，距离皮肤约 3cm，进行熏灸，使患者局部有温热感而无灼痛为宜，每穴灸 20 分钟，使皮肤红晕潮湿为度。以上 3 组穴位艾灸治疗隔天 1 次，10 次为 1 个疗程。

［来源］北京中医药，2014，33（4）：302。

三、体针疗法

1．处方 1

［主治病症］胆囊炎。

［穴位组成］主穴：章门、期门、中脘、肝俞、胆俞、胆囊穴、足三里；配穴：合谷、太冲、行间、上脘、日月、外关、丘墟、脾俞。

［操作方法］针刺以强刺激泻法为主，捻转提插 3～5 分钟，留针 30 分钟以上，留针间隔 10 分钟捻针 1 次，一般每天 1 次，重症每天针 2～3 次。

［来源］《中医外治法大全》。

2．处方 2

［主治病症］慢性胆囊炎。

［穴位组成］主穴：期门、阳陵泉、太冲、日月；配穴：肝俞、胆俞、阳陵泉、支沟。

［操作方法］主穴采用平补平泻法，配穴、辨证取穴以实则泻之、虚则补之的原则采用补法或泻法，留针 30 分钟，每 10 分钟行针 1 次，每天 1 次，10 次为 1 个疗程，2 个疗程间隔 3 天，共治疗 3 个疗程。

［来源］陕西中医，2010，31（2）：216。

3．处方3

[主治病症] 慢性胆囊炎。

[穴位组成] 双侧胆囊穴、太冲、阳陵泉、阴陵泉、期门。

[辨证配穴] 阴虚加太溪，阳虚加关元，气虚加气海、足三里，气虚血瘀加血海，湿热加曲池、支沟，脾胃气滞加内关、足三里。

[操作方法] 主穴用泻法，虚证用补法，实证用泻法。留针30分钟，每天1次，10天为1个疗程。具体的补泻法是按明代陈会《神应经》的补泻方操作：施用补法，刺入欲刺的深度，得气后连续捻补3～5分钟或5～10分钟后起针，即补法不留针。施用泻法是刺入欲刺的深度，得气后留针20～30分钟。留针期间每隔5～10分钟捻泻1次，连续捻转3次后起针，此为1个疗程。

[来源] 河南中医，2012，32（10）：1369-1370。

4．处方4

[主治病症] 慢性胆囊炎。

[穴位组成] 双侧胆俞、肝俞、胆囊穴、足三里。

[操作方法] 局部常规消毒，用 0.38mm×50mm 毫针，进针得气后，留针20分钟，每5分钟运针1次。每穴每次运针10秒左右，采用提插或捻转补泻手法，实则泻之，虚则补之，每天1次。两侧穴位交替进行治疗。

[来源] 上海针灸杂志，2005，24（3）：14。

四、耳针疗法

1．处方1

[主治病症] 胆囊炎。

[穴位组成] 胰、胆、肝、交感、肾上腺、口、神门。

[辨证配穴] 急性发作取胰、胆、肝、交感、肾上腺、口、神门；发热者加耳尖或耳轮，血管显现处放血；慢性者取交感、耳中、胰、胆、脾、胃、内分泌。

[操作方法] 每针每天1～2次，宜用强刺激，留针1～2小时，每隔20分钟捻针1次，隔天治疗1次，2侧交替应用，10次为1个疗程。

[来源]《中医外治法大全》。

2．处方 2

[主治病症] 胆囊炎。

[穴位组成] 主穴：肝、胆、十二指肠；配穴：胃、神门、三焦、脾。

[操作方法] 将皮内针消毒，使用时刺入选择的耳部穴位，并用 0.5cm 胶布固定，耳部主穴必取。配穴随症加减，每次只取 1 个耳穴，左右交替针刺，1 周针刺 3 次，15 天为 1 个疗程，2 个疗程间隔 5 天。治疗期间少食高脂饮食，避免劳累和情绪波动。

[来源] 河南医药信息，2002，23（16）：57。

五、耳穴压籽疗法

1．处方 1

[主治病症] 胆囊炎。

[穴位组成] 胆囊、胆道、肝、肾上腺。

[操作方法] 选用王不留行籽放在胶布（剪成约 0.6cm×0.6cm 的小方块）中间，然后贴于穴位上，每天于睡前、起床前、午饭前按压 1 次，每次 5～10 分钟，2 天换对侧耳穴 1 次，10～15 次为 1 个疗程。

[来源]《中医外治法大全》。

2．处方 2

[主治病症] 胆囊结石、肝内外胆管结石；肝内广泛性小结石及胆囊炎等症。

[穴位组成] 肝、胆、胆管、脾、胃、十二指肠、三焦。

[操作方法] 选好穴位，用探棒轻轻均匀地探求反应点，选成熟、饱满、大小均匀的王不留行籽备用。用 75%酒精溶液消毒耳郭，将王不留行籽粘在 0.5cm×0.5cm 的医用胶布上，按压在相应的耳穴上，适当加以刺激，以有酸麻胀痛热感为好。每次饭后 20 分钟及睡前自行按压数分钟。如胆区疼痛发作则可随时加重按压。耳压疗法 2～3 天 1 次，两耳交替进行。本法可单独应用，亦可辨证施治配合中药应用。如单独用耳穴压籽疗法则 15 次为 1 个疗程，

休息 5 天再继续治疗。耳压疗法配合饮食疗法则效果更好。

[来源]《肝胆病外治独特新疗法》。

3．处方 3

[主治病症] 慢性胆囊炎。

[穴位组成] 肝、胆、皮质下、神门。

[操作方法] 耳穴常规消毒后，用胶布将王不留行籽贴于上述穴位，每次一侧，左右交替，隔天更换 1 次，每天自行按压 5 次，每次 5 分钟，以耳穴发热为度，10 天为 1 个疗程，2 个疗程间隔 3 天，共治疗 3 个疗程。

[来源] 陕西中医，2010，31（2）：216。

4．处方 4

[主治病症] 慢性胆囊炎。

[穴位组成] 胰胆、十二指肠、耳背肝区、耳迷根、内分泌、皮质下、交感、神门。

[操作方法] 耳部常规消毒，将耳豆贴于上述穴位。每次只贴 1 侧，隔 3 天复贴对侧，按压每天 3 次，垂直按压 5 次/穴。按压强度以患者耐受为度，效果以患者自觉耳部发热为佳。1 个月为 1 个疗程，共治疗 3 个疗程。

[来源] 云南中医学院学报，2013，36（1）：66。

六、穴位注射疗法

1．处方 1

[主治病症] 气郁型胆囊炎。

[穴位组成] 胆俞、足三里、中脘、胆囊。

[药物组成] 当归注射液。

[操作方法] 每次选 2 穴，每穴注射当归注射液 1ml，每天或隔天 1 次，7 次为 1 个疗程。

[来源]《200 种常见疾病的针灸治疗》。

2．处方 2

[主治病症] 胆囊炎。

[穴位组成] 胆囊穴、胆俞。

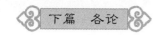

［药物组成］丹参注射液 4ml。

［操作方法］穴位局部常规消毒后刺入，得气并回抽无回血即将药物注入，每穴每次 2ml。双侧胆囊穴，胆俞穴交替使用，每天 1 次，12 次为 1 个疗程。

［来源］《穴位用药治百病》。

3．处方 3

［主治病症］胆囊炎、胆绞痛。

［穴位组成］胆囊穴、胆俞穴。

［药物组成］维生素 K_4、庆大霉素。

［操作方法］常规消毒，用 5ml 注射器抽取维生素 K_4 4mg 及庆大霉素 8 万 U 混合。用 5 号长针头对穴位进针后大幅度捻转提插，使局部产生酸麻胀感后回抽无血，快速注射半量药物。稍等片刻让患者采取坐位，取胆俞穴，再用上述方法针刺后注射另一半药物。每次选取胆囊穴和胆俞穴各 1 个，左右任选。一般注射 1 次，未完全止痛者第 2 天再注射 1 次。

［来源］中国针灸，2002，22（5）：299。

七、穴位埋线疗法

1．处方 1

［主治病症］胆囊炎。

［穴位组成］肝俞、胆俞、足三里、阳陵泉、行间。

［操作方法］局部消毒，将 1.5 寸针灸针作为针芯穿入 7 号注射针头内，用一次性镊子取 0.5～1cm 左右的 0 号羊肠线放于针头，刺入穴位，得气后边退针管边推针灸针，将线注入穴位中，消毒针孔并按压片刻。7 天注射 1 次，4 次为 1 个疗程。

［来源］内蒙古中医药，2012，（10）：96。

2．处方 2

［主治病症］胆囊炎。

［穴位组成］主穴：肝俞、胆俞；配穴：胆囊穴、足三里、中脘、太冲、阳陵泉。

［操作方法］把灭菌 3-0 号羊肠线剪成 1cm 每段，经维生素

B$_1$液浸泡 5 分钟，于穴位上做标记，消毒铺巾，将所需羊肠线穿入 9 号穿刺针内，以进肌肉层为佳，得气后边推针芯边退出针，然后用消毒棉球覆盖针孔。每次选主穴 2 个，配穴 1～2 个，埋线，15 天 1 次，2 次为 1 个疗程。每个疗程愈则止，未愈则进行下 1 个疗程，3 个月则止。

［来源］中医药临床杂志，2012，24（8）：741。

八、推拿按摩疗法

1．处方 1

［主治病症］胆囊炎。

［主要部位］腹部两侧。

［操作方法］患者仰卧。医者以两手拇指分别置于侧腹上部石关及腹哀穴处，自上向下的同时由两侧自外向内挤推腹部肌肉，经大横、神阙至水道、关元穴处止。反复挤推 3～5 分钟。

［来源］《实用图示外治疗法——揉腹疗法》。

2．处方 2

［主治病症］胆囊炎、胆结石。

［穴位组成］肝俞、胆俞、中脘、足三里。

［操作方法］以上各穴位用手指按揉 3～5 分钟。用手掌部从肝俞、胆俞穴处沿肋下向中脘穴处推拿，然后从胸骨剑突下向脐部推之。反复推 30 次左右，每天 2～3 次。

［来源］中国中医药现代远程教育，2011，9（2）：185。

【现代研究】

1．山东省滨州医学院附属医院康复科刘义运用推拿背部阿是穴的方法观察慢性胆囊炎的镇痛效果

（1）方法：所有患者以推拿背部阿是穴为主，部分患者结合推拿背部心俞、膈俞、胆俞等穴。推拿手法以按揉为主，主要用拇指指腹、大鱼际、小鱼际或掌根部，每次推拿 30 分钟，每天 2 次，5 天为 1 个疗程。患者背部压痛明显者配合拔火罐治疗。

（2）结果：80 例患者推拿后有效 64 例，占 80%；显效 14 例，占 17.5%；无效 2 例，占 2.5%。总有效率为 97.5%［河北中西医

结合杂志，1996，5（2）：159]。

2．广东省深圳市松岗人民医院毛智荣运用耳穴贴压法治疗慢性胆囊炎

（1）方法：治疗组予王不留行耳贴贴压耳穴。耳穴主穴：胰胆、肝、交感、皮质下、内分泌、神门、十二指肠等；配穴：腹胀加脾、胃、三焦，恶寒发热加耳尖，向右肩放射加肩穴。根据症状表现，主穴选3～5个，配穴选1～2个。取对压手法，强刺激，每次一侧耳穴，左右交替，3天一换，10次（30天）为1个疗程。对照组予内服中药煎剂，辨证加减，自拟利胆汤。药物组成：柴胡、枳壳、苍术、白术、黄芩、赤芍各10g，茵陈15g，麦芽20g，甘草5g。兼脾虚加党参、黄芪之类，腹胀、嗳气加厚朴、白蔻仁，发热重用黄芩、加栀子或大黄。每天1剂，30天为1个疗程。

（2）结果：治疗组治愈28例（65.1%），有效13例（30.2%），无效2例（4.7%），总有效率为95.3%；对照组治愈27例（62.7%），有效13例（30.2%），无效3例（7%），总有效率为93%[针灸经络，2003，3（31）：28]。

3．哈尔滨糖厂职工医院李淑华运用耳穴埋针法治疗胆囊炎

（1）方法：取肝、胆、腹、胸、神门、内分泌。操作：以75%的酒精棉球消毒耳部，用探针在穴位区内按压寻找敏感痛点。用耳针直刺痛点处穴位。有针感后将针柄用橡皮膏固定于皮肤，埋针2～3天，3天后换另一侧耳穴，方法相同。

（2）结果：35例患者经治疗后症状消失，基本痊愈[针灸临床杂志，2001，17（6）：11]。

4．吉林珲春市部队卫生队陈兴胜运用单刺右侧浮白穴治疗胆囊炎疼痛

（1）方法：取右耳根上缘向后入发际1寸处浮白穴，皮肤常规消毒后，用1.5寸毫针快速向下平刺，深度0.8～1寸，用强刺激手法，有酸、麻、胀感后，令患者做伸展运动，活动右侧胸腹部并对患者胆囊区做叩击，留针15分钟，其间行针2次，每天治疗1次，5天为1个疗程，若未痊愈可进行第2个疗程。

（2）结果：痊愈 5 例，占 13.2%；有效 33 例，占 86.8%。总有效率为 100%［中国针灸，2002，11（22）：762］。

5. 贵阳医学院附院沈麒根等运用针灸治疗胆囊炎

（1）方法：针刺主穴取阳陵泉、太冲。配穴：胃脘疼痛不适者加中脘、足三里、内关；湿热蕴结加曲池、阴陵泉；伴有结石者加足临泣、胆俞。针刺手法采用毫针泻法，留针 30～60 分钟，每天 1 次，10 次为 1 个疗程，休息 1～2 天，再做下 1 个疗程。耳针取穴：肝、胆、心、神门、内分泌，采用揿针或中药王不留行籽用胶布贴压，每天按贴一耳，吩咐患者自行按压数次。

（2）结果：经过针刺及贴压耳穴治疗后，治愈（临床症状全部消失，食高脂肪高蛋白饮食无任何症状出现，随访 3 个月无复发）52 例，有效（临床症状全部消失，食高脂肪高蛋白饮食有轻度胀痛或其他症状，但可自行缓解，随访 3 个月无加重）44 例，无效（治疗前后无明显改变）4 例［针灸临床杂志，2003，19（5）：14］。

6. 山东省枣庄市中医院张永臣运用针刺治疗胆囊炎

（1）方法：治疗组主穴取右侧 $T_6 \sim T_8$ 华佗夹脊穴、双侧阳陵泉穴，发热者加大椎，恶心、呕吐者加中脘，腹胀、便秘或便溏者加天枢。患者取俯卧位，选用 28 号 50mm 毫针，各穴针前先按压片刻，进针后先施徐入徐出之"导气法"，得气后即行平补平泻手法，具体操作为先行慢按紧提之泻法，随即施紧按慢提之补法。针刺夹脊穴时针尖向脊柱方向，角度为 70°～80°，刺入 30～35mm，使针感向胆区传导。针刺阳陵泉时直刺，刺入 30～40mm，使针感先向下，然后向上传导。留针 30 分钟，中间小幅度提插捻转手法行针 2 次，每次 1 分钟左右。大椎、中脘、天枢常规针刺深度，施提插泻法，每天 1 次，连续治疗 7 次为 1 个疗程，2 个疗程间休息 1 天，根据患者治疗情况或每治疗 2 个疗程，做 1 次全面临床检查和理化检查。对照组主穴取右侧期门、日月、双侧阳陵泉，配穴同治疗组。患者取仰卧位，选用 28 号 25mm 或 40mm 毫针，各穴针刺操作同治疗组。期门、日月沿肋间隙针刺，角度为 25°，刺入 15～25mm。使针感沿肋间隙传导，疗程同治疗组。

（2）结果：治疗组治愈率为 87.8%，对照组治愈率为 66.7%，有显著性差异（$P<0.05$），以治疗组为高。治疗组有效病例治疗天数平均为（19.19±6.83）天，对照组为（33.06±14.67）天，有非常显著性差异（$P<0.01$），以治疗组疗程为短[中国针灸，1998，12：731]。

7. 天津中医药大学杜翠云运用针刺日月穴治疗慢性胆囊炎

（1）方法：治疗组选取日月穴(双)，用直径为 0.3mm、长为 1.5 寸毫针，常规消毒后用夹持进针法，沿肋骨缘斜刺 0.5 寸，行雀啄泻法 1 分钟，以窜胀感至右上腹或背部为度，留针 30 分钟，留针期间不行针，每天 1 次，每周治疗 5 次，连续 4 周。对照组选取昆仑穴（双）作为非相关对照穴，用直径为 0.3mm、长为 1.5 寸毫针，常规消毒后用爪切进针法，直刺 0.5 寸，行平补平泻法 1 分钟，留针 30 分钟，留针期间不行针，每天 1 次，每周治疗 5 次，连续 4 周。

（2）结果：治疗组总有效率为 100%，对照组总有效率为 3.3%，两组之间比较有统计学意义（$P<0.01$）[针灸临床杂志，2007，23（4）：35]。

8. 吉林省通化市中心医院单春秀运用穴位注射疗法治疗慢性胆囊炎

（1）方法：治疗组选择穴位注射疗法，取穴胆俞、阳陵泉、胆囊穴，依照穴位注射疗法常规操作，取庆大霉素 8 万 U 或青霉素 40 万 U，加注射用水至 2ml，每穴注射 0.5ml，左右交替使用，每天 1 次，10 次为 1 个疗程。对照组口服曲匹布通片，每次 40mg，每天 3 次，10 天为 1 个疗程。所有病例服药期间停用其他治疗胆囊炎的药物，饮食清淡，忌油腻辛辣和烟酒。

（2）结果：经 1～3 个疗程观察，治疗组 45 例，治愈 25 例，有效 15 例，无效 5 例，总有效率为 88.8%；对照组 45 例，治愈 20 例，有效 14 例，无效 11 例，总有效率为 75.5%。两组总有效率比较具有显著差异（$P<0.05$）[中华临床医学研究杂志，2006，12（22）：3083]。

第 23 章　胰腺炎

【概述】　本病临床可分为急性胰腺炎和慢性胰腺炎。急性胰腺炎是多种病因导致胰酶在胰腺内被激活后引起胰腺组织自身消化、水肿、出血甚至坏死的炎症反应。慢性胰腺炎是指由于各种不同原因所致的胰腺局部、节段性或弥漫性的慢性进展性炎症，导致胰腺组织和（或）胰腺功能不可逆的损害。急性胰腺炎是临床常见的一种急腹症，其发病率占急腹症的第 3～5 位。其中 80% 为急性水肿性胰腺炎，可经非手术治愈，基本上是一种内科病。10% 左右的患者属于重症胰腺炎，即急性出血性坏死性胰腺炎，胰腺的炎症已非可逆性或自限性，常必须手术治疗，应视为外科病。胰腺炎发作时，病情危急，处理不当，可危及生命。本病属于中医"腹痛""胃脘痛""胁痛""黄疸"等范畴。

【病因病理】　急性胰腺炎常见病因为机械性、酒精性、暴饮暴食及高脂血症。我国以胆石症引发的机械性胰腺炎最为常见。除以上常见病因外，奥狄氏括约肌功能不全或胰管肿瘤引起的胰管梗阻，病毒、细菌、真菌的感染，服用免疫抑制剂等药物，遗传变异因素等也可以诱发急性胰腺炎。其机制为上述多种病因导致胰腺内的各种胰酶原被激活，引起胰腺组织自身消化而引发的炎症反应。其病理可见胰腺水肿、出血、炎性渗出、炎症细胞浸润等。慢性胰腺炎的病因主要以慢性酒精中毒和慢性胆道系统疾病为主。慢性胰腺炎的发病机制尚不十分清楚，目前主要认为其与炎症细胞因子的释放、纤维化的形成、微血管缺血、加重胰腺纤维化和胰腺实质萎缩等有关。

中医认为本病的发生多由感受六淫之邪、饮食不节、胆道石阻、蛔虫上扰、精神刺激，以及创伤、手术等因素引起毒邪内停，困遏中焦脾胃、气机不畅、升降失调，导致胰液分泌失常，不循常道，泛溢他处，因而发病。

【临床表现】 急性胰腺炎主要症状多为急性发作的持续性上腹部剧烈疼痛，呈持续性，多阵发性加剧，可向腰背部呈带状放射，取弯腰抱膝位可减轻疼痛，常伴有腹胀及恶心呕吐。轻者仅表现为轻压痛，重者可出现腹膜刺激征、腹水，偶见胁腹部格雷特纳征（Grey-Turner 征）和脐周卡伦征（Cullen 征）。查体时腹部可触及肿块。慢性胰腺炎临床症状较急性胰腺炎轻，多无明显阳性体征。

【外治法】

一、贴敷疗法

1. 处方1

[主治病症] 急性胰腺炎。

[药物组成] 无水芒硝。

[制法用法] 选择 15cm×25cm 大小棉质布袋，将 500g 无水芒硝装入并碾碎后均匀敷于中上腹部略偏左，待布袋表面有结晶析出或布带潮湿及时去除，每天敷 2 次。

[来源] 齐齐哈尔医学院学报，2015，36（6）：912。

2. 处方2

[主治病症] 急性胰腺炎。

[药物组成] 大黄、芒硝、枳实、冰片、厚朴。

[制法用法] 上药按一定比例粉碎后过 100 目筛，密封备用，每次 20g，贴敷时用生姜汁和醋适量调成膏状，摊于 5cm×5cm 专用纱布上，局部皮肤用活力碘消毒后，贴敷于神阙、中脘，用胶布固定，每天 1 次，7 天为 1 个疗程。

[来源] 内蒙古中医药，2015，11：94-95。

3. 处方3

[主治病症] 急性胰腺炎。

[药物组成] 大黄、芒硝等量。

[制法用法] 上药共研细末，过 120 目筛备用。使用时先将患者肚脐洗净，将药末用生理盐水搅拌成糊状，置于肚脐上，外用胶布盖住，每 24 小时换药 1 次。3 天为 1 个疗程，治疗 2 个疗程后观察疗效。

[来源] 西部中医药，2013，26（10）：93-94。

4. 处方 4

[主治病症] 慢性胰腺炎。

[药物组成] 川椒 150g，炮姜 100g，生附子 100g，檀香 100g，苍术 200g。

[穴位组成] 中脘、足三里（双）、脾俞（双）、胃俞（双）。

[制法用法] 将上药共研细末，取药末 30g，用生姜汁调和成稠糊状，贴敷穴位上，用油纸或塑料布盖好，橡皮膏固定，每天换贴 1 次，一般第 1 天贴中脘、足三里，第 2 天贴脾俞、胃俞，交替使用。

[来源]《中医外治法大全》。

二、体针疗法

1. 处方 1

[主治病症] 急性胰腺炎。

[穴位组成] 中脘、内关（双）、足三里（双）。

[操作方法] 上穴随病加减天枢（双）、三阴交（双）、太冲（双）等穴。每天 1 次，每次电针 20 分钟。

[来源] 新中医，2011，43（3）：112。

2. 处方 2

[主治病症] 急性水肿型胰腺炎。

[穴位组成] 主穴：足三里、下巨虚；配穴：阳陵泉、内关。

[辨证配穴] 呕吐重者加上脘；痛重者加中脘。

[操作方法] 上穴每次针刺得气后留针 0.5～1 小时，每天 1 次。

[来源] 中国中医急症，2005，14（7）：628。

3. 处方 3

[主治病症] 慢性胰腺炎。

　　[穴位组成] 足三里、阳陵泉、内关。

　　[辨证配穴] 肝气郁滞加阳陵泉、太冲，脾胃实热者加中脘、曲池、陷谷，脾胃湿热者加阴陵泉，恶心呕吐加内关、中脘，腹胀痛甚加中脘。

　　[操作方法] 针用泻法，治疗时先刺内关，再刺足三里，手法宜大幅度捻转，反复提插，待疼痛缓解后刺中脘及其他配穴。每天针刺 2～3 次，每次留针 1 小时。

　　[来源]《中医外治法大全》。

三、梅花针疗法

　　[主治病症] 慢性胰腺炎。

　　[治疗部位] 采取脊柱两侧，重点叩打第 5～12 胸椎，以及颌下部、胸锁乳突肌、上腹部、剑突下、中脘、内关、足三里、阳性物处，肋弓缘密刺 2～3 行。

　　[辨证配穴] 胃脘痛甚的重刺夹脊（第 5～12 胸椎）两侧、上腹部；便秘的重刺骶部、下腹部；吐酸水者加刺颌下部。

　　[操作方法] 中度或较重刺激，每天 1～2 次，10 次为 1 个疗程。

　　[来源]《中医外治法大全》。

四、穴位注射疗法

　　1. 处方 1

　　[主治病症] 急性胰腺炎。

　　[穴位组成] 足三里（双）。

　　[药物组成] 甲氧氯普胺。

　　[操作方法] 取甲氧氯普胺（胃复安）针剂注射双侧足三里穴，每次 5mg，每天 1～2 次。

　　[来源] 辽宁中医杂志，2014，41（10）：2128。

　　2. 处方 2

　　[主治病症] 急性胰腺炎。

　　[穴位组成] 胃俞、足三里。

［药物组成］山莨菪碱注射液。

［操作方法］患者取侧卧位，确定穴位注射点后对局部皮肤消毒，抽取山莨菪碱7mg，快速将针刺入皮下，然后旋转缓慢进针，针尖进入3cm上下后，抽吸至无气体或血液后将山莨菪碱全部注入，1次/天，直到患者肛门首次排气。

［来源］世界华人消化杂志，2015，23（20）：3306。

3．处方3

［主治病症］急性胰腺炎。

［穴位组成］足三里（双）。

［药物组成］黄芪注射液。

［操作方法］穴位皮肤常规消毒后，用5ml注射器抽取黄芪注射液2ml，选足三里穴刺入。上下提插得气后，回抽无血，快速注射。双侧足三里穴交替注射，每天1～2次，连续治疗2天。

［来源］江西中医药，2013，6（44）：53。

4．处方4

［主治病症］慢性胰腺炎。

［穴位组成］足三里、胆囊穴、梁门、中脘、内关。

［药物组成］盐酸普鲁卡因注射液。

［操作方法］取0.25%～0.5%盐酸普鲁卡因8～10ml，交叉配穴，取左足三里、胆囊穴或对侧穴位，两组交替使用，将药分别注入两穴内，每周3次。

［来源］《中医外治法大全》。

5．处方5

［主治病症］慢性胰腺炎。

［穴位组成］足三里（双）。

［药物组成］丹参注射液。

［操作方法］取丹参注射液10ml穴位注射，左右各5ml，隔天1次，28天为1个疗程。

［来源］陕西中医，2003，24（11）：997。

五、灌肠疗法

1. 处方1

[主治病症] 胰腺炎。

[药物组成] 厚朴15g，枳实15g，大黄30g，芒硝40g。

[制法用法] 上药加番泻叶10g泡水400ml，再加开塞露3支第一时间外用灌肠，3～5分钟就可以导出大便，腹痛便可减轻，2小时后停用开塞露，根据腹痛程度，前24小时内可用大承气汤继续灌肠2～4次。

[来源]《名医珍藏外治秘方》。

2. 处方2

[主治病症] 急性胰腺炎。

[药物组成] 柴胡15g，黄芩15g，栀子15g，厚朴30g，枳实15g，赤芍20g，大黄20g，芒硝60g，红花15g。

[制法用法] 每剂加水煎成200ml药汁，高位保留灌肠，肛管插入肛门15cm以上，保留药液1小时以上，3～5次/天。待肠蠕动恢复、大便通畅、能进流质饮食后停用灌肠。

[来源] 辽宁中医杂志，2014，41（10）：2128。

3. 处方3

[主治病症] 重症急性胰腺炎。

[药物组成] 生大黄100g。

[制法用法] 生大黄100g加温水250ml，密封泡制1～2小时后，过滤去渣，使灌肠液的温度接近肠腔温度37～38℃。将一次性肠道冲洗袋肛管前端斜剪成角，连接双腔气囊尿管，将灌肠液倒入肠道冲洗袋内，排尽管腔内气体，并用小夹子夹住导尿管，协助患者取左侧卧位，臀部抬高，润滑导尿管的前端，缓慢插入肛门20～25cm，向导尿管囊腔注入生理盐水（18±2）ml，轻轻向外牵拉，即可固定。打开开关，缓慢滴入药液，滴速为每分钟60～80滴，灌肠液滴完后，分离导尿管与肠道冲洗袋，予以小夹子夹紧，协助患者取左侧卧位休息30分钟后，再协助患者取右侧卧位并保持30分钟；而后将气囊内生理盐水抽出，拔除导尿管，

协助患者排便后，取舒适卧位。

　　[来源]中国实用医药，2012，7（27）：33-34。

　　4．处方4

　　[主治病症]急性胰腺炎。

　　[药物组成]生大黄（后下）、川厚朴、枳实、赤芍、芒硝（冲泡）、蒲公英各30g，野菊花、桃仁、黄芩、蒲黄、五灵脂各20g，炙甘草、黄连各10g。

　　[制法用法]上药水煎取汁200ml，待温度适宜后灌肠，2次/天，每次保留时间＞30分钟，直至腹痛腹胀情况缓解，肠鸣音恢复正常，可少量进食时停止灌肠。

　　[来源]医药导报，2012，31（6）：758。

六、推拿按摩疗法

　　1．处方1

　　[主治病症]急性胰腺炎。

　　[穴位组成]梁门、章门。

　　[操作方法]急性发作期每2～4小时按摩1次，每次5～10分钟，病情好转，可减为每天按摩1～2次。

　　[来源]《中医外治法大全》。

　　2．处方2

　　[主治病症]急性胰腺炎。

　　[穴位组成]胰俞。

　　[操作方法]取穴一般在背正中线旁开1.5寸与第2腰椎齐平处，即胰俞穴，找到压痛点后用拇指用力旋转按压，用力轻重以患者能忍受为度，按压时轻时重，重压1～2秒后又放松几秒，按压几次后询问患者，一般均有疼痛减轻的感觉，几分钟后患者疼痛大减，继续施治疼痛可以完全消失，再继续按10分钟。

　　[来源]按摩与导引，2001，17（3）：46。

七、艾灸疗法

1．处方 1

[主治病症] 肝气犯胃型慢性胰腺炎。

[穴位组成] 肝俞、胃俞、中脘、梁门、气海、足三里。

[操作方法] 局部穴位消毒，针刺后中度刺激，上下捻转，以患者有酸沉不痛为度，然后将 2～3cm 的艾条套在针柄上，距皮肤 20cm 左右即可，将艾段下端点燃，以患者感到针身周围有温热舒适之感，待艾段自灭为止。每天可灸 1 次，灸 2～3 壮，10 天为 1 个疗程。

[来源]《中医外治法大全》。

2．处方 2

[主治病症] 脾胃虚寒型慢性胰腺炎。

[穴位组成] 膏肓俞、胃俞、脾俞、肾俞、中脘、气海、三阴交、足三里。

[操作方法] 局部穴位消毒，针刺后中度刺激，上下捻转，以患者有酸沉不痛为度，然后将 2～3cm 的艾条套在针柄上，距皮肤 20cm 左右即可，将艾段下端点燃，以患者感到针身周围有温热舒适之感，待艾段自灭为止。每天可灸 1 次，灸 2～3 壮，10 天为 1 个疗程。

[来源]《中医外治法大全》。

3．处方 3

[主治病症] 急性胰腺炎。

[穴位组成] 下脘、足三里、神阙、章门、日月、期门。

[操作方法] 上穴每日两次温和灸，每次半小时，灸条燃端距应灸穴位 2～4cm 处，灸至局部皮肤出现红晕，患者局部有温热感，且以不感烧灼为度。

[来源] 中国民间疗法，2014，22（2）：10。

八、耳针疗法

[主治病症] 慢性胰腺炎。

[穴位组成] 交感、神门、胃、大肠，配小肠与脾。

[操作方法] 施以强刺激手法，留针 30～60 分钟，也可耳穴埋针，每天 1 次，下次针刺另一侧耳穴。

[来源]《中医外治法大全》。

九、耳穴压籽疗法

[主治病症] 急性胰腺炎。

[穴位组成] 胰腺、肝胆、神门、皮质下、交感。

[操作方法] 准备 5mm×5mm 左右医用胶布若干片，先在一侧耳郭局部消毒，用胶布将王不留行籽贴于相应穴位，用拇指和示指按压耳穴，手法由轻到重，使之产生酸麻胀痛热的感觉，每穴按压 1～2 分钟，每天 2～3 次，3～5 天更换对侧耳郭。

[来源] 齐齐哈尔医学院学报，2015，36（6）：912。

十、针挑疗法

[主治病症] 脾胃虚寒型慢性胰腺炎。

[穴位组成] 以阿是穴为中心。

[辨证配穴] 脾胃虚寒型加脾俞、胃俞；肝胃不和型加肝俞、期门；胃阴不足型加胃俞、足三里；血瘀型加膈俞、血海。

[操作方法] 采用挑筋法。选好针挑点，局部消毒，当针尖穿过皮肤后，把针尖翘高一点，做左右摇摆的动作。把挑起的表皮拉断，挑开口后，便可挑出一些皮内纤维，挑一条拔出直至把针口周围的纤维挑完为止。一般每挑一点需要时间 15 分钟，挑出的纤维 20～60 条，一般 1 次挑 1～2 个针挑点。挑完后，伤口涂上聚维酮碘或汞溴红，贴盖纱垫固定。

[来源]《中医外治法大全》。

【现代研究】

1. 彭州市中医医院内科尹显兰等运用柴芩承气汤灌肠联合甲氧氯普胺足三里穴位注射治疗急性胰腺炎

（1）方法：A 组西医常规治疗。禁食、持续胃肠减压、抗感染，及时补充血容量，保持水、电解质及酸碱度的平衡，给予质子泵抑制剂类药物控制胃酸分泌，给予生长抑素施他宁抑制胰液和胰酶的分泌，改善胰周微循环，严密监测 24 小时出入量，监测心肺脑肝肾等重要器官的功能及各项生命体征。B 组在 A 组基础上，使用柴芩承气汤加减灌肠；药用柴胡 15g，黄芩 15g，栀子 15g，厚朴 30g，枳实 15g，赤芍 20g，大黄 20g，芒硝 60g，红花 15g。随症加减：黄疸重者加茵陈，热盛者加蒲公英和鱼腥草，气滞者加川楝子和木香。每剂加水煎成 200ml 药汁，高位保留灌肠，肛管插入肛门 15cm 以上，保留药液 1 小时以上，每天 3～5 次。待肠蠕动恢复、大便通畅、能进流质饮食后停用灌肠。C 组在 B 组的基础上，使用甲氧氯普胺（胃复安）针剂注射双侧足三里穴，每次 5mg，每天 1～2 次。

（2）结果：B 组肠鸣音恢复时间、肛门首次排气、排便时间及住院治疗天数明显短于 A 组，入院后第 7 天 APACHE Ⅱ 评分明显低于 A 组，没有中转手术和死亡患者，A、B 两组间比较，以上指标差异均有统计学意义（$P<0.05$ 或 $P<0.01$）。C 组肠鸣音恢复时间（32.6±3.9）小时，肛门首次排气、排便时间及住院治疗天数明显短于 B 组，入院第 3 天和第 7 天 APACHE Ⅱ 评分均明显优于 B 组，C 组出现感染等并发症 3 例，B、C 两组间比较以上指标差异均有统计学意义（$P<0.05$ 或 $P<0.01$）。中转手术率及死亡率 3 组间比较没有显著性差异（$P>0.05$）[辽宁中医杂志，2014，41（10）：2127]。

2.昆山市中医院消化内科李静运用中药外敷配合穴位按摩来改善急性胰腺炎患者腹痛症状

（1）方法：观察组在常规治疗的基础上，给予中药腹部外敷，12 小时更换 1 次，配合穴位按摩，2 次/天。将芒硝 300g，大黄 15g，柴胡 15g，黄芩 15g，丹参 20g 5 味中药研碎成粉末状，装入 30cm×20cm 的全棉透气布袋里，平敷于腹部，2 次/天。配合对足三里、委中、胆俞、承山、厥阴俞、肝俞等穴位按摩各 20 分钟，以疏经通络、行气活血、调整脏腑功能。常规治疗：两组患者均给予重症监护、供氧、禁食、胃肠减压、肛管排气、质子泵抑制剂、生长抑素等抑制胰酶活性，抗感染，补充血浆、白蛋白，维持水电解质平衡等治疗。

（2）结果：效果观察组7天内腹痛、腹胀全部消失19例，减轻6例；对照组7天内腹痛、腹胀全部消失11例，减轻12例，无缓解2例，差异有统计学意义（$P<0.05$）；观察组住院时间（7.2 ± 2.4）天，明显少于对照组（10.1 ± 3.2）天（$P<0.01$）[护理学报，2008，15（4）：45]。

3. 江苏省无锡市第三人民医院谈晨运用中药灌胃与芒硝外敷结合西药治疗急重症胰腺炎

（1）方法：对照组予综合内科治疗。其措施：①禁食水、胃肠减压；②使用生长抑素等抑制胰酶的药物；③使用抗胆碱能药物和H_2抑制剂抑制胰腺分泌；④合理应用抗生素；⑤早期发现并纠正ARDS；⑥阶段性营养支持同时补足各种维生素及微量元素。两组的综合内科治疗一致。治疗组加用中医治疗，重症胰腺炎多为脾胃实热，故采用通腑泄热、活血化瘀、清热解毒、疏肝健脾为基本治则。①中药灌胃：人参20g，麦冬、党参、栀子、延胡索、生地黄、生大黄（后下）各15g，芒硝10g，浓煎后取250ml经胃管注入，少量多次，1剂/天，以14天为1个疗程，至患者通便通气、腹痛缓解、血及尿淀粉酶正常后停药。②药物外敷：芒硝外敷，6～8小时更换1次，用药14天。③穴位针刺：针刺双侧足三里、内关、中脘、下脘等穴位，每天2次。每次15分钟，共14天。

（2）结果：治疗组的总有效率为77.78%，对照组的总有效率为55.56%，前者的总有效率高于后者，差异有显著性（$P<0.05$），有统计学意义[陕西中医，2013，34（6）：731]。

4. 金华市中心医院陈良夏等运用中药保留灌肠治疗急性胰腺炎

（1）方法：对照组常规保守西医治疗，如禁饮禁食、胃肠减压、抗炎、补液、营养支持、生长抑素，并适当地对症治疗。疗程均为3周。观察组常规保守治疗基础上采用自拟胰腺炎治疗方，方药组成：金银花、连翘、丹参、白茅根、麦冬各20g，生地黄15g，大黄、芒硝、枳实、厚朴、黄芩、牡丹皮各10g。上述药加1000ml水浸泡30分钟，常规水煎2次，取药液500ml，每天分2次灌肠，留置液体0.5小时，每个疗程均为3周。

（2）结果：观察组总有效率为92%，对照组总有效率为74%，观察组的疗效优于对照组，血清淀粉酶、白细胞计数、谷丙转氨酶与疼痛指数的变化均优于对照组［新中医，2015，47（5）：95］。

5. 安徽省马鞍山市马钢医院李清云运用针灸治疗急性胰腺炎

（1）方法：治疗组针灸双侧足三里、内关、中脘、上脘、天枢、脾俞、胃俞，行捻转提插法。得气后留针30分钟，每次选4～5穴，急性期2次/天。症状缓解后每天1次，7天为1个疗程。另外行禁食，胃肠减压，抑制胰腺分泌，抑酸，抗感染，补液支持疗法。对照组除不用针灸，其他治疗同治疗组。

（2）结果：两组从腹痛消失，血、尿淀粉酶降至正常时间，住院天数对比观察有明显差异（$P<0.05$），治疗组优于对照组。治疗组3例针灸1～2次腹痛即消失，10例针灸3～6次后腹痛消失，96%的患者针灸后腹痛症状有不同程度的缓解；12例针灸1～3次后恶心呕吐消失，7例针灸4～5次后恶心呕吐消失；8例针灸2～4次后血、尿淀粉酶恢复正常，16例针灸5～7次后血、尿淀粉酶恢复正常；6例针灸大于7次；治疗组1例、对照组2例转为坏死性胰腺炎，经内科保守治疗痊愈。两组有效率相比无明显差异（$P>0.05$）［上海针灸杂志，2000，19（6）：28］。

6. 甘肃省中医学校薛有平运用"胰腺穴"治疗急性胰腺炎

（1）方法："胰腺穴"位于胫骨内侧髁与内踝高点中央，胫骨内侧后缘1寸处，即漏谷穴上1寸处，或以三阴交上4寸敏感处定位。治疗方法：患者均用常规方法即抗生素、镇痛剂（阿托品、哌替啶类）治疗。"胰腺穴"组针刺双侧的胰腺穴，根据病情配伍足三里、阳陵泉及内关穴，近端选配中脘穴等。针刺深度：胰腺穴用2寸长的毫针，刺入1.5寸即可。凡急性病症，宜每天针刺2～3次，每次1～2小时，如果病情缓解后，再逐步地减少留针时间及针刺次数。每隔10分钟左右，用平补平泻手法捻针1次；患者采取仰卧位或半卧位。针刺过程中患者用逆腹式呼吸法配合，即要求患者吸气时收腹，呼气时松腹。西药组：以青霉素或氨苄西林合并甲硝唑为主，辅以胶体物质和补充微量元素、维生素。镇痛以哌替啶为主，再加胰酶抑制剂。

（2）结果：西药组平均镇痛起效时间为（23.2±5）小时，镇痛持续时间为（3.98±0.82）小时；"胰腺穴"组平均止痛起效时间为（33.0±6）小时，镇痛持续时间为（4.86±1.21）小时；西药的平均止痛起效时间要短于胰腺穴组，经统计学处理，西药组优于胰腺穴组（$P<0.01$）。镇痛维持时间胰腺穴组要长于西药组，有非常显著性差异（$P<0.01$），即胰腺穴组优于西药组。在24～48小时，西药组的腹痛缓解率为26.47%，胰腺穴组为19.72%，西药组优于胰腺穴组；治疗3天后胰腺穴组的腹痛缓解率为84.5%，西药组为64.7%，此阶段胰腺穴组优于西药组（$P<0.05$）〔甘肃中医学院学报，2004，21（4）：25〕。

第 24 章　脂肪肝

【概述】　脂肪性肝病是由多种病因引起的肝脏脂质超过肝湿重 3%或组织学上 30%以上肝细胞脂肪变性的病理状态。本病临床分为酒精性脂肪肝和非酒精性脂肪肝两大类。根据脂肪含量，可将脂肪肝分为轻型（含脂肪 5%～10%）、中型（含脂肪 10%～25%）、重型（含脂肪 25%～50%或>30%）三型。近年来，随着我国人民生活水平的提高，生活习惯的改变，脂肪性肝病的发生率不断地上升，成为仅次于病毒性肝炎的第二大肝病，更有部分病例由此演变成肝纤维化，甚至肝硬化。根据其临床表现将其归属于中医的"胁痛""积聚""肝癖""肝胀"等疾病范畴。

【病因病理】　现代医学认为本病与过度饮酒、营养失调、蛋白质缺乏、内分泌及代谢异常、化学性致病因素、缺氧、感染炎症等因素有关，除此之外，还与某些遗传性因素、社会因素、心理因素有关。现认为"二次打击"学说可能成为脂肪性肝病发病机制，二次打击即在初次打击（指胰岛素抵抗，导致脂肪酸和三酰甘油在肝脏沉积引起的单纯脂肪变性，肝细胞对各种损伤的易感性增高）的基础上引起脂质过氧化、慢性氧化应激，造成氧化代谢产物增多、肝细胞线粒体功能异常，促炎因子释放导致脂肪变性的肝细胞发生炎症、坏死甚至纤维化而成本病。其病理表现为肝细胞发生炎症、坏死、纤维化样变。

本病中医病因有饮食内伤（饮食不节，或饥饱失常，或嗜食肥甘厚味）、劳逸过度、情志不遂（长期忧郁或恼怒）、素体肥胖，最常见和最主要的病因是饮食内伤（主要是嗜食肥甘厚味）。其病机为上述原因导致肝脾肾亏虚、肝失疏泄、脾失健运、湿热内蕴、痰浊郁结、瘀血阻滞而最终形成湿、痰、瘀互结,痹阻肝脏脉络而形成。其证属本虚标实,病位在肝,与脾肾相关。

【临床表现】 本病的临床表现不尽相同,约有 25%的轻度脂肪肝无明显的临床症状,随着病情的发展,中、重度脂肪肝症状比较明显,有类似慢性肝炎或消化不良的表现,出现两肋胀痛或隐痛、疲倦乏力、食欲缺乏、恶心呕吐、上腹胀满等。多数患者无明显体征。

【外治法】

一、贴敷疗法

1. 处方 1

[主治病症] 脂肪肝。

[药物组成] 泽泻 30g,丹参 20g,生山楂 30g,黄精、虎杖、荷叶、莱菔子各 15g,龙胆草 30g。

[穴位组成] 神阙、期门、中脘、阳陵泉。

[制法用法] 上药共研为末,用米醋适量调和成糊膏状。取药膏适量,敷于神阙、期门、中脘、阳陵泉穴,上盖纱布,胶布固定。每天换药 1 次,10 次为 1 个疗程。

[来源]《穴位贴敷治百病》。

2. 处方 2

[主治病症] 脂肪肝。

[药物组成]吴茱萸 100g,乌贼骨 100g,三七 50g,血竭 50g,鸡内金 50g,法半夏 50g,莪术 15g,生山楂 30g。

[穴位组成] 肝区、鸠尾、中脘、神阙、胃俞、脾俞。

[制法用法] 上药麻油熬,黄丹收膏。按常法贴于肝区、鸠尾、中脘、神阙、胃俞、脾俞,以及脾、胃经有关穴位,每 2 天更换 1 次,12 次为 1 个疗程,中间可间歇 6 天。

[来源]《中医外治疗法集萃》。

3. 处方 3

[主治病症] 重度脂肪肝。

[药物组成] 红花 100g,丹参 200g。

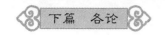

[穴位组成] 肝俞，腰阳关。

[制法用法] 将两药研末，另取凡士林 200g 文火熔化后将药末倒入搅匀，置药罐后备用。贴敷时将此药膏少许涂于 5cm×5cm 消毒纱布层间中央，对准所贴穴位点敷之，用胶布固定，每天更换 1 次。1 个月为 1 个疗程，共治疗 3 个疗程。

[来源] 光明中医，2008，23（3）：306。

4. 处方 4

[主治病症] 非酒精性脂肪肝。

[药物组成] 柴胡、大黄、生半夏、三七。

[穴位组成] 日月、期门、肝俞、脾俞、足三里。

[制法用法] 将上药等份打成粉，用适量水和醋调匀后，均匀涂于 5cm×5cm 带圈无纺布贴上，分别贴于上述穴位，于每天上午 8 时贴上，每穴贴 4 小时。1 个月为 1 个疗程，共治疗 3 个疗程。

[来源] 中国医药科学，2011，1（9）：72。

5. 处方 5

[主治病症] 脂肪肝。

[药物组成] 大黄粉 1g。

[制法用法] 用温开水清洗脐孔，然后将生大黄粉 1g 加入适量温开水拌成糊状放置脐内，其上覆盖生地黄片，外用橡皮膏固定，一般 3 天换药 1 次，2 个月为 1 个疗程。

[来源] 河北中医，2003，25（7）：495。

6. 处方 6

[主治病症] 痰瘀型非酒精性脂肪肝。

[药物组成] 丹参、三棱、莪术、泽泻、冰片、茯苓、白术各适量。

[穴位组成] 章门（右）、期门（右）。

[制法用法] 上药打成粉末状，使用时取适量白醋调成糊状，平摊在 5cm×5cm 穴位贴上，贴于右侧章门、期门两穴，2 天换药 1 次，3 次后休息 1 天，共治疗 1 个月。

[来源] 吉林中医药，2016，36（4）：420。

二、体针疗法

1．处方1

[主治病症] 脂肪肝。

[穴位组成] 足三里、丰隆、三阴交、太冲、太溪。

[操作方法] 在针刺穴位皮肤上常规消毒后，直刺0.5～1寸，以患者出现酸、胀、麻等得气感觉为度。并选取足三里、太溪穴行温针灸。取长2cm的艾条置于针柄上，从底部点燃，待艾条烧完后除去灰烬。留针30分钟。隔天治疗1次，10次为1个疗程。

[来源] 上海针灸杂志，2011，30（5）：292。

2．处方2

[主治病症] 非酒精性脂肪肝。

[穴位组成] 肾俞、关元、复溜、足三里、三阴交、合谷、太溪、太冲、内关。

[操作方法] 针刺体穴每天1次，每次留针30分钟，针灸得气后，实证以泻法为主，虚证多用补法，10天为1个疗程，2个疗程间休息3～5天，共治疗3个疗程。

[来源] 现代中西医结合杂志，2012，21（1）：46。

3．处方3

[主治病症] 非酒精性脂肪肝。

[穴位组成] ①肝俞、胃俞、足三里、阳陵泉；②中脘、曲池、丰隆、三阴交。

[操作方法] 两组穴位交替使用，每次针刺后留针20分钟，用平补平泻手法，亦可加电针，电刺激强度以患者能忍受为度。针刺10次后，休息5天，20次为1个疗程，共针刺2个疗程。

[来源] 四川中医，2009，27（11）：115。

4．处方4

[主治病症] 单纯性肥胖伴发脂肪肝。

[穴位组成] 中脘、天枢、腹结、带脉、曲池、足三里、三阴交、太冲、丰隆。

[辨证配穴] 胃热湿阻加内庭、上巨虚；脾虚湿阻加脾俞、阴

陵泉；肝郁气滞加血海、期门；阴虚内热加肝俞、肾俞、关元；脾肾两虚者加关元、太溪。

[操作方法] 所有穴位直刺入 1 寸左右，平补平泻，以得气为度。每天 1 次，10 次为 1 个疗程。

[来源] 中国美容医学，2012，21（12）：406。

三、耳穴压籽疗法

1. 处方 1

[主治病症] 肥胖性脂肪肝。

[穴位组成] 脾、胃、肝、交感、内分泌、三焦、饥饿点、大肠、便秘点。

[操作方法] 将患者耳郭常规消毒，以粘有磁珠的胶布贴压，一般选贴 5～6 个穴位，嘱患者每天按压 5～6 次，饭前按压穴位 10 分钟，使耳郭潮红发热，每次单侧取穴，两耳交替进行，3 天换 1 次，5 次为 1 个疗程，其治疗 2 个月。

[来源] 上海中医药杂志，2006，40（7）：42。

2. 处方 2

[主治病症] 脂肪肝。

[穴位组成] 主穴：肝、胆、脾、肾及饥饿点；辅穴：胃、内分泌、三焦、交感、腹。

[操作方法] 耳穴消毒后，使用耳穴探针选择耳穴敏感点（必须精确取穴，否则疗效难以保证），将耳穴贴压材料粘贴并固定于所选耳穴上，定时给予中等强度（感觉局部有酸、麻、胀、痛为佳）按压刺激，每天按压 3～5 次，按压时间每次 5～10 分钟，每次选取 5～8 穴，3～5 天更换 1 次，两耳交替进行，进行 8 周。

[来源] 广东医学，2012，33（14）：2179。

3. 处方 3

[主治病症] 酒精性脂肪肝。

[穴位组成] 肝、脾、肾、三焦、内分泌。

[操作方法] 用王不留行籽贴压于耳穴上，每次选穴 3～5 个，每次按压 1～2 分钟，每天按压 3～4 次，3～5 天更换穴位，5 个

月为1个疗程。

[来源] 中医杂志，2012，53（15）：1325。

4．处方4

[主治病症] 非酒精性脂肪肝。

[穴位组成] 主穴：神门、肝、脾、胆、肾；辅穴：内分泌、胃、交感、皮质下。

[操作方法] 采用王不留行籽贴压，三餐和睡前均予中等强度刺激，以患者感觉胀、麻、痛为宜，每次刺激5～10分钟，选择单侧耳穴，每周交替1次，2个月为1个疗程。

[来源] 河北中医，2016，38（4）：535。

四、推拿按摩疗法

1．处方1

[主治病症] 脂肪性肝病。

[穴位组成] 腹结、大横。

[操作方法] 坐位或仰卧位。以拇指指腹推擦腹部2穴，时间为3～5分钟。

[来源]《实用图示外治疗法——揉腹疗法》。

2．处方2

[主治病症] 脂肪肝、酒精肝。

[穴位组成] 肝俞、胆俞、脾俞、命门、筋缩、三焦俞、期门、日月、章门。

[操作方法]

（1）背部推拿：患者俯卧，医者以大拇指沿膀胱经从上至下推按3遍；拇指弹拨膀胱经3遍，持续约5分钟；整脊、理脊约5分钟；重点穴位：肝俞、胆俞、脾俞、命门、筋缩、三焦俞。

（2）胸腹按摩：患者仰卧，医者拇指重叠点压重点穴位期门、日月、章门穴5分钟；点按阿是穴5分钟；双掌搓热，捂于肝区，顺时针转5分钟，逆时针转5分钟。每天治疗1次，每次30分钟，30天为1个疗程，共计3个疗程。

[来源] 中国民间疗法，2013，21（11）：29。

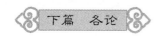

3. 处方3

[主治病症] 脂肪肝、酒精肝。

[主要部位] 腹部。

[操作方法] 患者仰卧位，术者位于患者左侧，用拱手状双手掌重叠扣放在中脘穴上，使右手掌大鱼际重叠在左手拇指的背侧面，左手拇指悬空不接触腹部，通过腕关节婉转回环的绕动，使右手掌小鱼际的尺侧、小指的尺侧、小指的指面、环指的指面、中指的指面、示指的指面，顺沿至左手示指的指面、中指的指面、环指的指面、小指的指面、小指的尺侧、小鱼际的尺侧，直至左手掌腕部、右手掌腕部依次接触腹部，此为双掌揉法一次揉动的完整动作。而后，再顺沿至右手掌小鱼际的尺侧，周而复始地操作，并以中脘穴为圆心在腹部逆时针方向旋转揉动。揉动频率宜缓，每分钟20～30次，治疗时间约15分钟。每周治疗5次，共12周。

[来源] 辽宁中医杂志，2016，43（2）：287。

4. 处方4

[主治病症] 脂肪肝。

[穴位组成] 天枢、大横、神阙、丰隆、公孙、三阴交、肝俞、脾俞、三焦俞。

[操作方法] ①掌揉全腹，顺时针、逆时针各12次。点按天枢、大横穴半分钟（下同）；②分推肋弓5～10遍。提拿肋缘3～5遍，点按天枢、大横穴；③掌揉关元穴，并提拿腹肌，点按天枢、大横穴；④团摩脐周，掌心震颤神阙穴，透热为度；⑤直推双侧胁肋部5～10遍，点按丰隆、公孙、三阴交穴；⑥点按肝俞、脾俞、三焦俞穴，横擦腰骶。以上治疗隔天1次，每周3次。每次30分钟，10次为1个疗程。

[来源] 辽宁中医药大学学报，2012，14（2）：152。

五、艾灸疗法

1. 处方1

[主治病症] 非酒精性脂肪肝。

[穴位组成] 肝俞、足三里、阴陵泉、丰隆，均取双侧。

[药物组成] 柴胡 30g，白芍药 30g，茯苓 30g，白术 30g。

[操作方法] 上药研成粉末状，之后用醋调匀（可加促透剂），成糊状，用手捏压成厚约为 2mm、直径为 1cm 的药饼。把药饼依次放在一侧穴位上，然后依次用艾条对药饼进行悬啄灸，每个穴位 10 分钟，1 次/天。第二天选择对侧的穴位依次进行，这样交替艾灸穴位上的药饼。

[来源] 河北中医，2016，38（4）：622。

2．处方 2

[主治病症] 非酒精性单纯性脂肪肝。

[穴位组成] 第 1 组为肝俞、期门、中封、太冲、丰隆、阴陵泉；第 2 组为肾俞、章门、蠡沟、足三里、阴陵泉、三阴交。

[药物组成] 柴胡、郁金各 1.5 份，白术、枸杞、淫羊藿、当归、赤白芍各 1 份，决明子、茯苓、丹参、生山楂各 2 份，大黄 0.5 份。

[操作方法] 上药混合研末，过 120 目筛装瓶备用。临用前用醋调匀，用药饼模压成直径为 3cm、厚为 0.8cm 的药饼，准确取穴，将药饼置于穴区。艾绒制成重约为 1.2g 圆锥形艾炷，治疗时每次每穴灸 3 壮，以穴位皮肤泛红而不灼伤为度，每天 1 次。两组穴每周轮换 1 次，4 周为 1 个疗程，共治疗 3 个疗程。

[来源] 中西医结合肝病杂志，2008，18（3）：173。

3．处方 3

[主治病症] 非酒精性脂肪肝。

[穴位组成] 主穴：章门、期门、日月；配穴：足三里、神阙、关元。

[操作方法] 在上穴放置姜片 1 枚，姜片上放置圆锥形艾炷，点燃艾炷后让其充分燃烧，嘱患者太烫时可移动姜片以防灼伤局部皮肤。每天 1 次，每次灸治 3～5 壮，艾灸期间生姜片不更换。10 次为 1 个疗程。

[来源] 浙江中医杂志，2012，17（6）：444。

4．处方 4

[主治病症] 脂肪肝。

［穴位组成］日月（右）、期门（右）、肝俞（双）、脾俞（双）。

［药物组成］大黄20g，龙胆草20g，郁金20g，姜黄20g，生地黄20g，葛根20g，玉竹20g，山楂30g，冰片10g，绿茶20g，青皮20g，枳壳10g。

［操作方法］上药研为细末，加陈醋，制成膏状，做成厚约为0.2cm、如1元硬币大小药饼备用。先令患者左侧卧，取右侧日月、期门、右乳中线直下肋下缘处各置药饼1枚，上置花生米大小艾炷（重约为0.8g），点燃施灸，每穴灸3～5壮。再令患者俯卧，取双侧肝俞、脾俞，上置艾炷施灸，亦灸3～5壮，以皮肤红晕为度，每天1次。

［来源］中国中医药科技，2004，11（5）：318。

六、穴位埋线疗法

1．处方1

［主治病症］非酒精性脂肪肝。

［穴位组成］中脘、气海、天枢(双)、脾俞(双)。

［操作方法］将4-0号医用外科可吸收羊肠线剪成1.0～1.2cm，放入盛有75%酒精溶液的容器中冲洗后待用。将一次性7号注射针的针头与40mm×40mm一次性平头针灸针套成穿刺针头样待用，用镊子将消毒好的肠线插入肌内注射针针头的坡面孔中，聚维酮碘常规消毒患者穴位皮肤，快速刺入以上穴位0.5～1.2cm，用针灸针从注射针头中将肠线推入皮下即可。2周治疗1次，连续12周。

［来源］实用医学杂志，2012，28（11）：1903。

2．处方2

［主治病症］单纯性脂肪肝。

［穴位组成］中脘、天枢、丰隆、阴陵泉、阳陵泉、带脉。

［操作方法］采用一次性医用7号注射用不锈钢针头外套管，30号不锈钢针灸针作针芯，医用羊肠线剪成约0.8cm若干，浸泡于75%酒精溶液中备用。穴位局部常规消毒后，将消毒好的医用羊肠线穿入套管中，注意将线体完全置入针内，对准所选穴位快速透

皮、缓慢进针，得气后缓缓推针芯同时退针管，将羊肠线留在穴位内（肠线留在皮下组织及肌肉间，不能留在皮下）。出针后，用消毒干棉球按压针孔，并用医用胶布固定以保护针孔，防止出血，要求埋线针眼处 2 小时内不能触水。每周 1 次，连续治疗 3 个月。

[来源] 中国中医基础医学杂志，2013，19（5）：558。

3．处方 3

[主治病症] 肝郁脾虚型非酒精性脂肪性肝病。

[穴位组成] 肝俞、太冲、丰隆、足三里、三阴交，左右两侧交替使用。

[操作方法] 采用 7 号一次性无菌注射器针头作为针管，0.30mm×42mm 的平头针作为针芯，制成简易埋线针。医者将备好的约 1cm 长的医用可吸收性外科缝线植入针管，线头与针尖齐平。患者仰卧位，暴露下肢，足三里、丰隆、三阴交，用 0.5%的聚维酮碘溶液在上述施术部位由中心向外环行消毒，医者左手绷紧皮肤，右手持简易埋线针快速直刺入穴内，深度为 1.5～3cm，进针至肌层，施以提插捻转手法，当患者有酸胀麻感后，推动针芯将缝线注入穴内，退出针头，查无线头外露，外贴创可贴。其次，取穴太冲消毒，用 2%的利多卡因于穴位处做皮内麻醉，之后如上法直刺进针埋线。然后，嘱患者俯卧，取肝俞，依照上述操作方法埋线，进针时与皮肤成 45°，向脊柱方向斜刺。肝俞、太冲、丰隆、足三里，均行提插捻转泻法，三阴交行补法，7 天埋线 1 次。

[来源] 中国针灸，2016，36（2）：120-121。

七、穴位注射疗法

1．处方 1

[主治病症] 非酒精性脂肪肝。

[穴位组成] 足三里（双）。

[药物组成] 硫普罗宁注射液。

[操作方法] 常规消毒穴位，用 7 号针直刺入穴位进针约 2/3，有针感时提插回抽无血后注入药液，此时患者有酸胀感。每次注射 2ml，一周 3 次，疗程共 3 个月。

［来源］中国针灸，2006，26（2）：101。

2．处方2

［主治病症］肥胖性脂肪肝。

［穴位组成］复溜、丰隆（双）、足三里、三阴交。

［药物组成］硫普罗宁注射液。

［操作方法］穴位常规消毒，用7号针直刺入穴位，进针约2/3，得气后提插回抽无血后注入药液，每次每穴注射1ml，每周3次，连续治疗3个月。

［来源］中国中医药现代远程教育，2014，12（8）：78。

3．处方3

［主治病症］脂肪肝。

［穴位组成］肝俞、脾俞、足三里、丰隆、三阴交。

［辨证配穴］乏力加气海；恶心呕吐加内关；厌油加胆俞；腹泻加上巨虚。

［药物组成］丹参注射液。

［操作方法］用5号针头，进针后轻微提插捻转，局部得气后，回抽无血，再缓慢注入药物。每穴每次注射1.5ml，双侧交替使用。隔天1次，7次为1个疗程，2个疗程之间休息2天。

［来源］山东中医药大学学报，2004，28（6）：443。

【现代研究】

1.河北省玉田县医院消化内科陈建权等运用腹部推拿治疗非酒精性脂肪肝

（1）方法：两组患者均给予健康生活方式指导，如禁酒、多食蔬菜水果、低脂及低糖类饮食，控制热量摄入，控制体重，根据肝功能情况适量进行有氧运动。对照组患者在饮食、运动指导的基础上，加用水飞蓟宾葡甲胺片200mg口服，每天3次，1个疗程共30天。治疗组在饮食、运动指导的基础上，加用腹部推拿，手法平补平泻。选取中脘：疏理中焦气机，祛胃腑之痰湿；关元：补元阳，助气化；水分：消肿利水；天枢：疏调脏腑，理气消滞。每天1次，每次20～30分钟，1个疗程共30天，30天后评价疗效。

（2）结果：两组治疗前后治疗组和对照组患者脂肪肝超声图

像消失分别为 31 例（57.4%）和 13 例（28.3%）；好转 1 级以上分别为 19 例（35.2%）和 16 例（34.8%）；未达到上述标准则分别为 4 例（7.4%）和 15 例（32.6%）；有效率分别为 92.6% 和 68.4%。两组在有效率方面比较，差异有显著性意义（$P<0.01$）。两组综合疗效比较治疗组治愈 36 例，好转 13 例，无效 7 例，总有效率为 90.7%；而对照组分别为 19 例、14 例、11 例，总有效率为 71.7%。两组总有效率比较，差异有显著性意义（$P<0.01$）[四川中医，2014，32（6）：162]。

2. 深圳市疾病预防控制中心周丽等运用电针治疗非酒精性脂肪性肝炎

（1）治疗：针刺组取穴足三里、丰隆，用电针治疗。选用 1.5 寸长毫针及针灸治疗仪（疏密波 880Hz，疏密波转换 l4 次/分，电压 1.5V，强度 1mA，通电 10 分钟），先选好穴位，经常规消毒再进针，将毫针与针灸治疗仪连接。留针 10 分钟，每天治疗 1 次，连续 6 天后休息 1 天，共治疗 8 周。药物组每天给予西药阿托伐他汀片，10mg，1 次/天，口服；葡醛内酯片，0.2g，3 次/天，口服，连续 8 周。两组均 8 周为 1 个疗程。所有病例服药期间禁食辛辣生冷之品。肥胖者应节制饮食，增加运动。空腹血糖大于10mmol/L 者，给予二甲双胍、格列本脲等西药常规治疗。

（2）结果：电针组临床治愈 36 例（60.00%）、有效 19 例（31.7%）、无效 5 例（8.3%），总有效率为 91.7%；对照组分别为 28 例（58.3%）、12 例（25%）、8 例（16.7%），总有效率为 83.30%。两组治愈率比较差异有非常显著性意义（$P<0.01$），两组总有效率比较差异有显著性意义（$P<0.05$）[中国现代医学杂志，2006，16（11）：1747]。

3. 湖北省中医院针灸科陈茹运用电针配合穴位埋线治疗单纯性肥胖并发脂肪肝

（1）方法如下所述。①主穴：中脘、水分、天枢、大横、带脉、大巨、曲池、支沟、足三里、阴陵泉、丰隆。配穴：脾虚湿阻型加公孙、脾俞、胃俞；胃热湿阻型加合谷、内庭；肝郁气滞型配太冲、内关；脾肾两虚型配关元、照海、太溪、脾俞、肾俞；

阴虚内热型配内关、太溪；月经不调配合谷、血海；伴少气懒言加气海；伴心悸、胸闷加膻中、内关；伴嗜睡加照海、申脉。操作方法：患者仰卧位，常规消毒，各穴常规针刺，背俞穴不可直刺、深刺，以免伤及内脏，据患者证型酌情选用补泻手法。得气后将 G6805 型电针治疗仪导线夹于大横、大巨，同侧大横、大巨连一对，两侧同用，选择疏密波，强度以患者能耐受为度。隔天 1 次，6 次为 1 个疗程，疗程间休息 3 天再行第 2 个疗程，共治疗 6 个疗程（女性月经期暂停治疗）。②穴位埋线取穴：中脘、水分、关元、气海、膻中、天枢、带脉、曲池、支沟、足三里、阴陵泉、丰隆、脾俞、胃俞、肾俞，各穴位交替选用，每次选 4～6 穴埋线。操作方法：令患者仰卧，暴露埋线部位，定位，用聚维酮碘消毒。操作时将 3-0 号可吸收性外科缝线（胶原蛋白埋线），穿入 7 号一次性使用埋线针针管的前端，后接针芯，将针刺入穴位所需的深度，出现针感后，边推针芯，边退针管，将线植在穴位的皮下组织或肌层，出针后，紧压针孔，查无线头外露，无出血，贴创可贴保护针孔。14 天 1 次，6 次后观察疗效。埋线的穴位半个月内不进行针灸治疗。

（2）结果：经 12 周的治疗，减肥疗效临床痊愈 2 例（5.7%），显效 19 例（54.3%），有效 8 例（22.9%），无效 6 例（17.1%），总有效率为 82.9%；脂肪肝疗效为临床治愈 9 例（25.7%），显效 11 例（31.4%），有效 7 例（20.0%），无效 8 例（22.9%），总有效率为 77.1% [湖北中医杂志，2013，35（6）：61]。

4. 黑龙江中医药大学附属第二医院王艳等运用针灸结合康复训练治疗非酒精性脂肪肝

（1）方法：治疗组治疗如下。针灸疗法：章门、肝俞、足三里、阳陵泉、三阴交、丰隆、太冲，每次针刺后留针 30 分钟，电针，选择疏密波，频率 2Hz，强度以患者能耐受为度，每天 1 次，每周 6 次，连续 4 周。康复疗法治疗如下。①热身：身体活动 10 分钟；②跑台匀速慢跑：45 分钟～1 小时（时速为每小时 7～8km）；③肌肉软组织拉伸，10 分钟，每天 1 次，每周 6 次，连续 4 周。对照组辛伐他汀片，10mg，1 次/天，口服；非诺贝特片，

0.1g，3 次/天，口服。

（2）结果：治疗组总有效率为 90%，对照组总有效率为 65.5%，两组相比差异有显著性意义（$P < 0.05$）。治疗后两组肝功能、血脂指标比较有显著性差异（$P < 0.05$）[中医药学报，2011，39（3）：69]。

5. 昆明市盘龙区中医院田虹等运用电针艾灸治疗单纯肥胖性脂肪肝

（1）方法：主穴取中脘、章门、天枢、水道、足三里、丰隆、三阴交、太冲、足临泣。上述穴位均双侧以 1.5～2.5 寸毫针刺入，针刺得气后，先采用补虚泻实的手法施治；后用电针仪（采用脉冲电流）留针 30 分钟，再行艾条灸关元穴 15 分钟，1 次/天，15 次为 1 个疗程，共治疗 2 个疗程。其脾虚者加公孙、商丘，用补法；肝肾亏虚者加太溪、照海、复溜用补法；血瘀者加血海、地机，用泻法。

（2）结果：治愈 6 例（20%），显效 15 例（50%），有效 7 例（23.33%），无效 2 例（6.67%）。总有效率 93.33%[针灸临床杂志，2004，20，（12），32]。

6. 湖北中医药大学杨化冰等运用穴位注射治疗脂肪肝

（1）方法：取穴：双侧肝俞、脾俞、足三里、丰隆、三阴交为主穴。乏力加气海，恶心呕吐加内关，厌油加胆俞，腹泻加上巨虚。药物：丹参注射液。穴位注射方法：用 5 号针头，进针后轻微提插捻转，局部得气后，回抽无血，再缓慢注入药物。每穴每次注射 1.5ml，双侧交替使用。隔天 1 次，7 次为 1 个疗程，疗程之间休息 2 天。对照组口服肝得健胶囊，每次 1 粒，每天 3 次。治疗期间，两组患者均禁酒，限制高脂饮食，停用其他降脂、护肝药。两组疗程均为 8 周，疗程结束后观察患者临床疗效，复查肝脏 B 超、肝功能、血脂。

（2）结果：对照组 18 例，近期治愈 2 例，显效 4 例，有效 8 例，无效 4 例，总有效率为 77.78%；治疗组 37 例，近期治愈 6 例，显效 16 例，有效 12 例，无效 3 例，总有效率为 91.89%；肝功能血脂指标两组均有明显下降，治疗组优于对照组（$P < 0.05$）

[山东中医药大学学报，2004，28（6）：441]。

7. 吉林省长春市妙首堂医疗按摩院边全之等运用推拿治疗脂肪肝、酒精肝

（1）方法

1）背部推拿：患者俯卧，医者以大拇指沿膀胱经从上至下推按 3 遍；拇指弹拨膀胱经 3 遍，持续约 5 分钟；整脊、理脊约 5 分钟；重点穴位：肝俞、胆俞、脾俞、命门、筋缩、三焦俞。

2）胸腹按摩：患者仰卧，医者拇指重叠点压重点穴位期门、日月、章门 5 分钟；点按阿是穴 5 分钟；双掌搓热，捂于肝区，顺时针转 5 分钟，逆时针转 5 分钟。每天治疗 1 次，每次 30 分钟，30 天为 1 个疗程，共计 3 个疗程。

（2）结果：脂肪肝患者 10 例，痊愈 3 例，占 30%；显效 6 例，占 60%；无效 1 例，占 10%；总有效率 90%。酒精肝患者 10 例，痊愈 4 例，占 40%；显效 5 例，占 50%；无效 1 例，占 10%；总有效率为 90%［中国民间疗法，2013，21（11）：28］。

第 25 章　病毒性肝炎

【概述】　病毒性肝炎是由多种肝炎病毒引起的，以肝脏的急性炎症和坏死为主要特征的一组传染病。根据病原学可分为甲型、乙型、丙型、丁型和戊型，按临床症状又可分为急性、慢性、重型和淤胆型肝炎。甲型和戊型经粪-口途径传播，乙型、丙型、丁型主要经血液、体液等胃肠外途径传播。甲型、戊型肝炎病毒多呈急性自限性感染，乙型、丙型肝炎病毒既可致急性肝炎，也可慢性化，部分发展为肝硬化，少数发生肝细胞癌。中医学认为本病属于"黄疸""胁痛""瘟黄""湿阻"等范畴。

【病因病理】　本病是感染病毒引起，目前已被公认的有甲、乙、丙、丁、戊五种肝炎病毒，除乙型肝炎病毒为 DNA 病毒外，其余均为 RNA 病毒，其病理表现为肝细胞变性、坏死和凋亡，同时伴有不同程度的炎细胞浸润、肝细胞再生和纤维组织增生。

中医认为本病病因病机复杂，并非单一因素致病，是湿、热、毒、虚、瘀多个病理因素相互作用的结果，其中以疫毒侵袭为主要因素。其病位在肝、脾，其总体病机为素体脾虚、疫毒入侵、湿毒为患、肝脾同病。湿毒之邪久居体内不去，病变由脾失运化、肝失疏泄发展为脾虚湿盛、肝热血瘀，最终转为湿毒炽盛、扰营入血。病久则脉络瘀阻、瘀血内生，以致气、血、痰、湿互结于胁下。

【临床表现】

1. 慢性肝炎　常见症状为乏力、全身不适、食欲减退、肝区不适或疼痛、腹胀、低热等，其体征主要表现为面色晦暗、巩膜黄染，可有肝掌、蜘蛛痣、肝区叩击痛等。

2．急性肝炎　黄疸前期主要为畏寒、发热、乏力、食欲缺乏、恶心、厌油腻等，症状持续5～7天转为黄疸期，其临床表现主要为巩膜皮肤黄染，黄疸出现而自觉症状好转，可有肝区叩击痛。黄疸期持续2～6周转为恢复期，症状体征基本消失，肝功能恢复正常。

3．重型肝炎　急性重型肝炎起病急，进展快，黄疸深，肝脏小，迅速出现精神症状；亚急性重型肝炎较急性重型肝炎病情轻。

【外治法】

一、贴敷疗法

1．处方1

[主治病症] 肝炎。

[药物组成] 黄柏、大黄、栀子各等份，蜂蜜适量。

[制法用法] 上3味药研为细末，每取30g，再用蜂蜜调成糊状，备用。敷于期门穴，然后用消毒纱布覆盖，再用胶布固定。每次用药6小时，连用30次为1个疗程。

[来源]《百病外治3000方》。

2．处方2

[主治病症] 病毒性肝炎之肝区疼痛者。

[药物组成] 穿山甲（代）100g，冰片少许，乳香、没药、鸡矢藤、食醋各适量。

[制法用法] 先将穿山甲（代）研为细末，喷入乳香、没药酒浸液70g，烘干研末，再加入鸡矢藤挥发油0.5g和冰片少许，备用；每次取药粉适量，加入食醋调成糊状，即可。取药糊敷于脐部，然后用消毒纱布覆盖，再用胶布固定，5天换药1次。

[来源]《百病外治3000方》。

3．处方3

[主治病症] 慢性乙型肝炎（肝郁脾虚证）。

[主穴组成] 肝俞、胆俞、脾俞、胃俞、肾俞穴。

[药物组成] 柴胡30g，半夏150g，吴茱萸150g，甘遂150g，白芥子150g，延胡索100g，细辛100g。

[制法用法] 上药研粉备用，用新鲜姜汁调和制成膏状，冰箱冷藏备用。用时制成 1cm×1cm×1cm 大小药丸，将医用胶布剪成 4cm×4cm 小片固定药丸。每天 1 次，每次 1～2 小时，敷贴 7 天间隔 3 天后继续治疗。1 个月为 1 个疗程，共治疗 6 个疗程。

[来源] 宁夏医学杂志，2012，34（8）：813。

4．处方4

[主治病症] 血清总胆红素（TB）和丙氨酸转氨酶（ALT）升高的病毒性肝炎。

[药物组成] 紫皮大蒜 2～3 瓣、甜瓜蒂、青黛、冰片、茵陈各 2g。

[制法用法] 大蒜捣泥状，纳余药末调糊，置塑料或玻璃器皿内，倒扣于三角肌上缘，用纱布固定。待局部贴敷发疱后（24 小时内）取下复方蒜泥，用消毒针具刺破水疱，排除疱内液体，继用甲紫涂擦水疱皮肤，消毒纱布覆盖。3～5 天结痂，20 天贴敷 1 次，2～3 次为宜。

[来源] 中医外治杂志，2000，9（2）：3。

5．处方5

[主治病症] 慢性乙型肝炎。

[药物组成] 虎杖粉、五味子粉各 3g。

[制法用法] 上药用醋调贴敷神阙穴，每天 1 次，敷贴 12 小时。

[来源] 河南中医，2014，34（11）：2127。

6．处方6

[主治病症] 肝炎后肝纤维化。

[药物组成] 百草霜、凤仙子、凤眼草、石菖蒲、生鳖甲、生地黄、补骨脂、桑螵蛸、当归、乳香、没药、生牡蛎、蜈蚣、桃仁、三棱、莪术、生大黄、水蛭、胆南星、生草乌、郁金、甘遂、全瓜蒌等药物组成。

[制法用法] 按照传统中药加工工艺制成膏剂，摊于 8cm×8cm 白棉布上，药膏直径为 3cm，每块药膏重为 3g。选取水分穴、肝炎穴（经验穴，位于右侧期门穴水平向右旁开 3cm）和右侧肝俞穴。先将局部皮肤用温水洗净，药膏在文火上烤化，稍凉后贴敷

于所选穴位上。伴有脾大者加敷缩脾穴（经验穴，左侧期门穴向左平腋正中线交叉处）。每 5 天换药 1 次，2 个月为 1 个疗程。

[来源] 河北中医药学报，2000，15（2）：7-8。

7．处方 7

[主治病症] 慢性乙型肝炎胁痛。

[主穴组成] 期门、日月、章门、肝俞、胆俞、脾俞。

[药物组成] 姜黄 10g，炒当归 10g，川芎 10g，乳香 3g，青黛 2g，防风 6g，虎杖 6g，王不留行 6g。

[制法用法] 将上述药物混匀研末后备用。穴位均常规消毒，药末以饴糖调和制成 2cm×2cm×0.2cm 的药贴，将药贴敷于上述穴位上，以异型贴固定，24 小时更换 1 次，2 周为 1 个疗程。

[来源] 湖南中医杂志，2011，27（6）：21。

8．处方 8

[主治病症] 慢性乙型肝炎胁痛。

[主穴组成] 章门、期门、日月、肝俞、脾俞、足三里。

[药物组成] 黄芪 300g，柴胡 60g，枳实 100g，吴茱萸 100g，炮山甲 100g，干姜 200g，制乳香 100g，制没药 100g，土鳖虫 100g。

[制法用法] 黄芪、柴胡、枳实、吴茱萸、炮山甲，浓煎取汁 500ml，加入干姜、制乳香、制没药、土鳖虫（上 4 味研末）制成药膏，敷于穴位上以异型贴固定，24 小时更换 1 次，15 天为 1 个疗程，共 1 个疗程。

[来源] 现代医院，2016，16（1）：52。

9．处方 9

[主治病症] 急慢性病毒性肝炎。

[药物组成] 茵陈、焰硝、白矾、丁香。

[制法用法] 先将以上药物分别粉碎成细粉，按比例（茵陈 40%，焰硝 20%，白矾 20%，丁香 20%）混匀，将药物用温水调成糊状，装入鲜蚌壳内（蚌壳长约为 15cm，宽约 8～10cm），装满即可，清洗患者脐部，将蚌壳药面朝下横扣在肚脐上，用胶布粘贴在腹部，每天换药 1 次。

[来源] 陕西中医，2001，22（7）：412-413。

二、针体疗法

1．处方1

[主治病症] 病毒性肝炎。

[穴位组成] 常用穴：肝俞、胆俞、足三里、太冲；备用穴：大椎、翳明、阳陵泉。

[操作方法] 先刺常用穴，用中或强刺激。若发热加大椎，有神经衰弱症状者加翳明，黄疸明显者加阳陵泉，每天1次。

[来源]《中医外治法大全》。

2．处方2

[主治病症] 无症状乙型肝炎病毒表面抗原携带者。

[穴位组成] 足三里、气海、大椎。

[操作方法] 选取上穴，以提插捻转平补平泻法为主。足三里针后加艾条温和灸灸5～10分钟，以局部红晕为度，气海单灸不针；大椎单针不灸；留针时间：足三里留针30分钟，10分钟捻针一次；大椎穴针刺得气后，小幅度持续捻针1～2分钟，有针感向下传导为佳，不留针。每周3次，3个月为1个疗程。

[来源] 中国针灸，1988，1（22）：28。

3．处方3

[主治病症] 乙型病毒性肝炎。

[穴位组成] 太冲、阳陵泉、足三里、膻中、中脘、天枢、至阳、三阴交、侠溪。

[操作方法] 肝郁气滞型针太冲、阳陵泉、足三里等穴，针用泻法，腹胀加膻中、中脘、天枢等穴，呕恶加内关；肝胆湿热型针太冲、阳陵泉、足三里、至阳等穴，针用泻法；肝肾阴虚型针太冲、三阴交、侠溪等穴，针用补法；腰酸、耳鸣配肾俞。以下方法均留针20分钟，每5～10分钟捻针1次，每天针刺1次，15天为1个疗程。

[来源] 中国冶金工业医学杂志，2009，26（1）：51。

三、艾灸疗法

1. 处方 1

[主治病症] 慢性乙型肝炎。

[穴位组成] 肝俞、期门。

[操作方法] 嘱患者俯卧位，取双侧肝俞穴，采用温和灸法，治疗 20 分钟；然后变仰卧位，取双侧期门穴，采用温和灸灸法，治疗 20 分钟。每天 1 次，6 次为 1 个疗程，中间休息 1 天，再进行下 1 个疗程。

[来源] 中国现代医生，2011，49（19）：86。

2. 处方 2

[主治病症] 肝郁脾虚型慢性乙型肝炎。

[穴位组成] 关元、足三里、太冲。

[操作方法] 艾条悬灸，取关元、足三里和太冲穴，距皮肤 2～3cm 进行悬灸，以患者感觉有温热感而无灼痛为宜。艾灸期间注意患者皮肤，防止烫伤，皮肤艾灸过敏者禁用。每穴位灸 10～15分钟，每天 1 次，每周停止治疗 1 天，4 周为 1 个疗程，总计 1个疗程。

[来源] 中国中医基础医学杂志，2016，22（6）：845。

3. 处方 3

[主治病症] 慢性病毒性肝炎。

[穴位组成] 中脘、内关或中脘、足三里。

[操作方法] 嘱患者选择舒适体位。将鲜生姜切成厚为 0.3～0.4cm 的片状，以针穿数孔，在姜片上置枣核大的艾炷，把姜片放于选定的穴位，上置艾炷，点燃艾绒的尖端，使其逐渐向下燃烧，待患者感觉皮肤有温热感时，及时更换艾炷。注意燃点的距离，观察局部皮肤潮红程度，以便及时调整艾灸与皮肤的距离，防止烫伤。每天 1 次，每穴灸 2 壮，每次 2 个穴位交替治疗，4 周为 1 个疗程。

[来源] 云南中医中药杂志，2012，33（2）：77。

4. 处方 4

[主治病症] 乙型肝炎伴肝硬化，高胆红素血症。

［穴位组成］双侧肝俞、足三里、太冲、三阴交。

［操作方法］第1次治疗时，做艾炷5壮，每壮1.5mg，直接点燃施灸，每天1次。

［来源］湖北中医杂志，2008，30（6）：53。

5．处方5

［主治病症］黄疸型肝炎。

［穴位组成］神阙。

［操作方法］先在脐部放置姜片（上扎2～3孔），将面团制作成直径为3cm大小凹形容器置于姜片上，再将艾绒放入其中点燃，视温热程度调整艾绒用量，燃尽可更换艾绒，共行4次，约30分钟，每天1次，共治疗20天。

［来源］世界最新医学信息文摘，2016，16（20）：104。

6．处方6

［主治病症］脾气虚型慢性乙型肝炎。

［穴位组成］神阙、脾俞、肝炎穴（经验穴，位于右期门穴水平向右旁开3cm）、期门。

［操作方法］患者取左侧卧位。局部皮肤可用75%酒精棉球擦拭，以起到去脂、扩张血管等作用。点燃艾条，将艾条的一端对准施灸部位，3cm左右高度，固定不移，一般每处灸3～5分钟，以感到舒适、皮肤潮红或微痛为宜。一般灸30分钟左右，以灸至皮肤温热红晕，而又不致烧伤皮肤为度。1个月为1个疗程。

［来源］中国现代药物应用，2014，8（13）：232。

四、灌肠疗法

1．处方1

［主治病症］重型病毒性肝炎。

［药物组成］大黄、槐花各50g。

［制法用法］上药用冷水500ml浸泡10分钟后，煮沸5～10分钟，浓缩液为200～250ml，用纱布过滤去渣，凉至37～40℃，然后将药液倒入无菌输液瓶内，盖好瓶口橡胶塞备用。将备好的药液瓶，插上一次性无菌输液管，剪去过滤器，接上一次性硅胶

吸痰管（12～16 号），携至患者床边。取平卧位或侧卧位，抬高臀部，润滑导管，插入 18～20cm 固定后调节滴速至 60～80 滴/分，使中药慢慢滴入，如有便意嘱患者深呼吸，使其放松，拔管后尽量保留 1 小时以上，促进药物在肠道内吸收。

［来源］社区医学杂志，2006，4（6）：43-44。

2．处方 2

［主治病症］重型病毒性肝炎。

［药物组成］醋制大黄 30g，乌梅 30g。

［制法用法］文武火急煎 15 分钟，取汁 100ml，压膜装袋。每天 100ml，保留灌肠 1 次。连用 15 天为 1 个疗程。

［来源］湖南中医杂志，2002，18（4）：9。

3．处方 3

［主治病症］慢性重症肝炎患者内毒素和血氨异常者。

［药物组成］茵陈 20g，栀子 9g，熟大黄 6g，生黄芪 20g，生地黄 15g，紫草 12g，蒲公英 20g，连翘 9g，败酱草 30g，薏苡仁 30g。

［制法用法］上药按同一标准要求做成灌肠液，每剂 100ml。嘱患者晚上睡前排空二便，取左卧位，将药液（温度为 38～40℃）装入一次性灌肠袋内挂在离床高 60cm 备用。润滑灌肠器，嘱患者张口呼吸，将灌肠器经肛门轻轻插入 20～25cm，以 30 滴/分的速度滴入。灌药完毕后嘱患者先右侧卧位 10 分钟，再左侧卧位 10 分钟，最后改为平卧位，使药物充分接触肠壁，尽可能使药物保留时间延长，每晚 1 次，连续 4 周。

［来源］四川中医，2013，31（1）：76。

4．处方 4

［主治病症］急性甲型肝炎。

［药物组成］柴胡 20g，法半夏 15g，黄芩 6g，人参 10g，生姜 6g，大枣 3 枚，甘草 6g。

［制法用法］上药水煎至 100ml，加入温盐水 100ml，给予保留灌肠，每天 2 次，早晚各 1 次，10 天为 1 个疗程。

［来源］中国医药指南，2014，12（34）：261。

5. 处方5

[主治病症] 慢性重症肝炎。

[药物组成] 生大黄20g，枳实10g，厚朴10g，虎杖10g，赤芍20g，郁金12g，金钱草20g，石菖蒲15g，茵陈25g，白花蛇舌草30g。

[制法用法] 上述中药统一由制剂科每剂煎取药液150～200ml，临床使用时加温至38℃左右使用，嘱患者排空膀胱，尽量排尽大便或先行清洁灌肠，将中药灌洗液倒入灌肠桶（一次性灌肠袋），挂在输液架上，排空管内气体，选用细小肛管，最好用导尿管，涂上液状石蜡。患者取左侧屈膝卧位，垫高臀部10cm，显露肛门，将肛管或导尿管缓缓插入肛门内18～25cm，缓慢放入药液，一般15分钟滴完。灌肠过程中，患者先左侧卧位，逐步变换平卧位，最后变为右侧卧位，灌毕反折导尿管后拔出，以清洁纱布轻轻按肛门3分钟，患者保持右侧卧位1～2小时，以利药物存留吸收，隔天1次，4周为1个疗程。

[来源] 中国当代医药，2011，18（7）：105。

6. 处方6

[主治病症] 慢性乙型肝炎伴重度黄疸。

[药物组成] 生大黄、赤芍各30g，茵陈20g，丹参、连翘各15g，栀子、黄芩、虎杖各10g。

[制法用法] 上述方药水煎取汁200ml，每晚1剂，睡前保留灌肠。方法：将药液装入250ml液体瓶内，倒挂在点滴架上，接上一次性输液器（下端去掉针头），下接一次性肛管，将肛管用凡士林润滑，缓慢送入肠腔20cm（患者取侧位，灌肠前排空大便）。3周为1个疗程。

[来源] 中医药临床杂志，2005，17（5）：451。

五、耳穴疗法

1. 处方1

[主治病症] 病毒性肝炎。

[穴位组成] 肝、胆、脾、胃、交感、肝炎点、肝阳、内分泌。

［操作方法］每次选 3～4 个穴，每天 1 次，7～14 天为 1 个疗程。小儿可取上穴 1～3 个埋针治疗，每 15 天 1 次。

［来源］《中医外治法大全》。

2．处方 2

［主治病症］病毒性肝炎。

［穴位组成］肝炎、胆囊、脾、胃、三焦。

［操作方法］耳郭常规消毒，用 0.5cm×0.5cm 胶布将 1 粒王不留行籽固定在所取穴位上，嘱患者每天按压 3 次，每次 10 分钟，取单侧，1 周 2 次，交替贴压，28 天为 1 个疗程。

［来源］现代医药卫生，2008，24（11）：1693。

六、穴位注射疗法

1．处方 1

［主治病症］慢性病毒性乙型肝炎。

［穴位组成］足三里、阳陵泉、肝俞、脾俞。

［药物组成］黄芪注射液。

［操作方法］选取足三里、阳陵泉、肝俞、脾俞穴，每天 1 次，每次选取单侧穴位注射 1～2ml，左侧和右侧交替注射，如注射部位出现硬结或感染等立即停止注射。

［来源］湖北中医杂志，2011，33（11）：15。

2．处方 2

［主治病症］病毒性肝炎。

［穴位组成］第 1 组：脾俞、足三里、三阴交；第 2 组：肝俞、阳陵泉、太冲。恶心呕吐加内关，厌油加胆俞，乏力加气海，便秘加天枢，腹泻加上巨虚。

［药物组成］10% 五味子注射液 10ml，10% 川芎注射液 5ml，10% 当归注射液 5ml。

［操作方法］局部常规消毒，用 5ml 一次性无菌注射器抽取药液，在无菌操作下，快速刺入皮下，缓慢进针至所刺深度，无疼痛、无触电感后回抽无血，即可注入药物。每穴每次注药 1～1.5ml，每次取 1 组穴位，选 1 种药物，交替使用。隔天 1 次，10

次为 1 个疗程，2 个疗程间休息 3 天。

［来源］中西医结合肝病杂志，2001，11（2）：106。

3．处方 3

［主治病症］乙型病毒性肝炎。

［穴位组成］肝俞、胆俞、膈俞、脾俞、胃俞、足三里、阳陵泉、三阴交、阴陵泉。

［药物组成］抗乙肝免疫核糖核酸注射液（每支 1mg）、复方丹参注射液（每支 2ml）。

［操作方法］采用一次性注射器 5 号针头抽取 4ml 灭菌生理盐水溶解抗乙肝免疫核糖核酸 2mg，穴位注射部位常规消毒后，将药液分别注入上述 2～5 个穴位；第 2 天穴注用复方丹参注射液 6ml。以上腧穴、药物交替使用。背部穴向脊柱方向进针 25mm，足三里、阳陵泉、阴陵泉、三阴交穴垂直进针，深度为 40mm，以达到酸、胀、沉、麻感，回抽无血方可注入药物，每次每穴注入药液 1ml，每周 3 次，3 个月为 1 个疗程。

［来源］中国针灸，2006，26（11）：729。

4．处方 4

［主治病症］重度慢性乙型肝炎。

［穴位组成］足三里（双）。

［药物组成］苦参素注射液。

［操作方法］采用苦参素注射液足三里穴位注射（两侧同时进行）。方法：局部常规消毒，用一次性无菌注射器、5 号针头抽取苦参素注射液 2ml，无菌操作下快速刺入皮下，缓慢进针，逐渐加强刺激，直到有酸、麻、胀感向足背放射后再缓慢注射药物，然后快速退针，用酒精棉球按压针眼片刻。每穴每次注药 1ml，每天 1 次。

［来源］中医外治杂志，2009，18（2）：9。

七、拔罐疗法

1．处方 1

［主治病症］病毒性肝炎。

[穴位组成] 第一组：大椎、肝俞、脾俞穴。第二组：至阳、期门、胆俞穴。

[操作方法] 以上两组穴位交替选用，每天或隔天 1 次，均用刺络拔罐。

[来源] 《中医外治法大全》。

2. 处方 2

[主治病症] 慢性乙型肝炎皮肤瘙痒者。

[穴位组成] 肝俞、胆俞、阳陵泉、风市。

[操作方法] 一般穴位留罐选取肝俞、胆俞、阳陵泉、风市等穴位，采用罐口直径为 3cm 的竹罐，一次留罐 3～5 分钟，以局部皮肤紫红不起疱为度。局部瘙痒部位用罐口直径内 5cm 的玻璃罐，采用闪罐的手法治疗 7～10 分钟。

[来源] 中国中医药现代远程教育，2012，10（5）：41。

3. 处方 3

[主治病症] 慢性乙型肝炎。

[穴位组成] 第一组：肝俞、胆俞、足三里穴；第二组：脾俞、章门、期门穴。

[操作方法] 梅花针叩刺拔罐：两组穴位交替进行。常规消毒后，用梅花针叩刺出血，在穴位处闪火拔罐，每穴 3 分钟，3 个月为 1 个疗程。

[来源] 山西中医，2005，21（2）：38。

八、刮痧疗法

1. 处方 1

[主治病症] 慢性乙型肝炎。

[穴位组成] 主经：督脉、肝经、膀胱经；配经：胃经、肺经、胆经、心包经；主穴：大椎、至阳、太冲、行间、肝俞、胆俞、脾俞、胃俞；配穴：足三里、中府、阳陵泉、内关、后溪、涌泉。

[操作方法] 先刮督脉，以平补平泻法为主，对应的大椎、至阳穴泻阳热之邪；继刮膀胱经，体质尚可的适用泻法，次则减之，对应的肝俞、胆俞、脾俞、胃俞穴加强刮拭，以出痧排毒为目的，

肝俞、胆俞泻肝胆之郁热，以出透痧为度；再平补平泻刮肺经、心包经；接着平补平泻刮胃经、胆经，最后补刮肝经。泻法取足三里、脾俞、胃俞穴健脾利湿和胃化浊；补法取内关、太冲穴疏泻肝气；行间清泻阳明与肝胆之邪热；阳陵泉穴疏理少阳气机；后溪穴治脾失健运而致纳差、腹胀。每退完痧刮拭1次，后无痧可出则每天1次。

[来源] 江西中医药，2011，12（42）：37。

2．处方2

[主治病症] 慢性病毒性乙型肝炎。

[穴位组成] 膻中、期门、中脘、大椎、至阳，以及双侧肝俞、脾俞、阳陵泉、阴陵泉等穴。

[操作方法] 先用刮板（牛角削制）蘸上刮油由上到下反复推刮20～30分钟，使皮肤出现细痧样出血点，用壮医挑针点刺相应穴位，用牛角罐在点刺处拔吸排出紫黑色血或黄色液体，10天1次，后3个月，15天1次，1个疗程为6个月。

[来源] 广西中医药，2003，26（5）：41。

3．处方3

[主治病症] 急性病毒性肝炎肝酶升高患者。

[穴位组成] 脊柱及两侧膀胱经。

[操作方法] 患者取俯卧位，医者立于患者左侧，充分暴露背部，于脊柱及两侧膀胱经均匀涂抹刮痧降酶液(由刮痧油及清热解毒之中药配制而成)，用水牛角刮痧板以泻法刮拭5～10分钟，以刮拭部位出痧为宜，在痧点密集处用真空罐拔罐，留罐20分钟后起罐，每周2次，2周为1个疗程。

[来源] 广东医学，2006，27（10）：1576。

九、按摩疗法

1．处方1

[主治病症] 慢性乙型肝炎伴肝纤维化。

[穴位组成] 主穴：足三里、三阴交、太冲、期门、阳陵泉穴，均取双侧穴位。配穴：脾虚甚配中脘、脾俞穴；阴虚甚配太溪、

肾俞穴；胁痛甚配支沟、悬钟穴；瘀血甚配血海、膈俞等穴。

[操作方法] 在每穴上用拇指指端先点按 100 次，后内旋、外旋揉动各 100 次，每穴约 3 分钟。按摩时着力适中，以酸麻得气为度。

[来源] 实用中西医结合临床，2008，8（3）：25。

2. 处方 2

[主治病症] 乙型肝炎伴失眠。

[穴位组成] 神门、足三里、行间、三阴交、太冲、涌泉。

[操作方法] 用掌揉法揉肝俞，重点点揉神门、足三里、三阴交、太冲和行间穴，点按足三里穴，应用一指禅推法按摩涌泉穴，可左右交替按摩。每穴 1~2 分钟，其用力大小以患者局部有酸麻胀疼感等并能忍受为度。

[来源] 中国实用医药，2013，8（13）：80。

十、穴位埋线疗法

1. 处方 1

[主治病症] 慢性乙型肝炎。

[穴位组成] 足三里、期门、三阴交。

[操作方法] 在穴位两侧或上下两端 1.5cm 处，用甲紫溶液做标记，消毒，利多卡因麻醉，用持针器夹住带羊肠线的皮肤缝合针，从一侧进针，穿过穴位皮下或肌层，从对侧出来，拉扯线致使穴位有酸麻感后，将肠线贴皮剪断，提起两针孔间皮，使线头没入皮肤，无菌纱布包扎 5~7 天，每月 1 次，左右交换。

[来源] 中国中医药科技，2015，22（5）：490。

2. 处方 2

[主治病症] 肝功能正常的慢性乙型肝炎。

[穴位组成] 两侧足三里、肝俞。

[操作方法] 使用可容纳针芯的一次性 6 号注射器的针头，将医用可吸收羊肠线剪成 0.8~1.2cm，浸泡于 75% 的酒精溶液中备用。患者取俯卧位，全身放松，在背部进行肝俞定位后，用甲紫溶液做好标记，使用棉签蘸聚维酮碘后进行常规消毒。取出适

当长度的医用羊肠线，放入针头内，不用局部麻醉，像注射一样直接快速破皮进入穴位一定深度。待患者局部得气（酸、胀、麻感）后用无菌针芯推入羊肠线，然后出针，用消毒棉签局部压迫止血并常规消毒，用无菌创可贴外贴。而后取仰卧位，按照上述步骤在足三里穴上埋线。每14天埋线1次，6次为1个疗程。

[来源] 上海中医药大学学报，2012，26（6）：46。

【现代研究】

1. 山东省烟台市莱阳中心医院韩秀华等运用艾灸疗法治疗慢性乙型肝炎。

（1）方法：所有患者均给予以下综合治疗：休息、进食易消化食物，应用水飞蓟宾类、谷胱甘肽、甘草酸二铵、维生素等保肝药物。治疗组在综合治疗基础上给予艾灸治疗，选穴为肝俞、期门穴。嘱患者俯卧位，取双侧肝俞穴，采用温和灸法，治疗20分钟；然后变仰卧位，取双侧期门穴，采用温和灸法，治疗20分钟。每天1次，6次为1个疗程，中间休息1天，再进行下1个疗程。全部病例均连续治疗12周。

（2）结果：治疗组患者治疗后食欲不振、恶心、呕吐、腹胀、乏力、肝大等临床症状与对照组比较明显好转（$P<0.05$）；治疗组 ALT（32.15 ± 8.01）U/L，对照组（62.32 ± 20.50）U/L，两组比较差异有统计学有意义（$P<0.05$）；治疗组谷草转氨酶（AST）（35.28 ± 8.82）U/L，对照组（65.36 ± 21.20）U/L，两组比较差异有统计学有意义（$P<0.05$）；总胆红素（TBIL）复常率、乙肝 e 抗原（HBeAg）阴转率、乙肝病毒的脱氧核糖核酸（HBV-DNA）阴转率与对照组比较，差异均有显著性（$P<0.05$）[中国现代医生，2011，49（19）：86]。

2. 河南省濮阳市中原油田总医院贺俊英应用肝病治疗仪（HD）推按运经治疗病毒性肝炎合并脂肪肝

（1）方法：患者取自然坐位或卧位，取穴以肝俞、期门、京门、章门为主，配以内关、足三里，每天1次，每次30分钟，20天为1个疗程，治疗2个疗程。输入强度以患者能耐受为度，从"0"开始，逐渐增大，使患者有较强的得气感，即酸、麻、胀、传导、放射、肝区穿透感。用手柄电极在患者主要穴位点穴时，每对穴位点 10 秒左右。

（2）结果：临床治愈（临床症状、体征消失，肝功能恢复正常，三酰甘油降至 1.69mmol/L 以下，B 超肝脏回声波衰减消失）31 例；显效（临床主要症状、体征消失，肝功能异常指标下降 2/3 以上，三酰甘油下降了 1 倍以上，B 超肝脏回声波衰减明显有改变者）6 例；有效（临床症状好转，肝功能异常指标下降 1/3，三酰甘油下降者）3 例［中医药学刊，2001，19（2）：173］。

3. 山东中医药大学临床医学院毛毛等应用大黄解毒汤灌肠治疗慢性乙型病毒性肝炎肠源性内毒血症

（1）方法：所有患者均采用常规综合治疗（充分休息、补充足够能量及维生素、保肝、对症处理及口服中药汤剂肝荣汤），治疗组在此基础上加用中药大黄解毒汤保留灌肠（滴灌法），方药组成如下：茯苓、薏米各 30g，赤芍 24g，白及 15g，黄芩 12g，大黄、紫草、儿茶各 6g，随症加减。上药浓煎成 100ml 灌肠液，每天 1 次，时间以患者夜间入睡前为宜。嘱患者取左侧卧位至少 30 分钟，使药物在肠内保持 1～2 小时以上，对照组在常规治疗基础上以乳果糖溶液 60ml 加入生理盐水 60ml 保留灌肠（灌肠方法同治疗组），1 次/天。治疗疗程为 20 天。

（2）结果：治疗组治愈 5 例，显效 23 例，有效 14 例，无效 3 例，总有效率为 93%；对照组治愈 2 例，显效 13 例，有效 23 例，无效 7 例，总有效率为 84%。治疗组的显效率及总有效率明显优于对照组（$P<0.05$）［陕西中医，2010，31（5）：515］。

4. 南昌铁路局江西上饶铁路医院韩扬等应用山豆根穴位注射治疗慢性乙型肝炎

（1）方法：所选病例均给予丹参、甘利欣、门冬氨酸钾镁静脉滴注，口服维生素 C。治疗组在基础治疗的基础上，予以山豆根注射液 70～105mg 穴位注射。常规选穴：肝俞、足三里、三阴交穴，均选双侧，酌情选配脾俞、太冲穴，3 次/周，3 个月为 1 个疗程。对照组在基础治疗的基础上，加用山豆根注射液 70mg，肌内注射，每天 1 次，3 个月为 1 个疗程。

（2）结果：治疗组 ALT 恢复正常者 52 例（94.5%），HBeAg 转阴者 33 例（60%）；对照组 ALT 恢复正常者 36 例（76.6%），HBeAg 转阴者 19 例（40.4%）；两组间比较有统计学意义［中西医结合肝病杂志，2002，12（5）：274］。

5. 永嘉县中医医院肝病科应用穴位埋线联合恩替卡韦片治疗慢性乙型肝炎

（1）方法：治疗组服用恩替卡韦片，每次 0.5mg，每天 1 次，同时予以穴位埋线，在穴位两侧或上下两端，1.5cm 处，用甲紫溶液做标记，消毒，利多卡因麻醉，用持针器夹住带羊肠线的皮肤缝合针，从一侧进针，穿过穴位皮下或肌层，从对侧出来，拉扯线致使穴位有酸麻感后，将肠线贴皮剪断，提起两针孔间皮，使线头没入皮肤，无菌纱布包扎 5～7 天，1 个月 1 次，左右交换。取穴位置：足三里、期门、三阴交穴。对照组单服恩替卡韦片。

（2）结果两组患者治疗后 4、8 周症状变化如下所述。治疗组患者治疗后的腹胀、胁痛、乏力症状改善消失率优于对照组，差异有统计学意义（$P<0.05$）。在治疗 4 周时 AST 下降治疗组较对照组差异有显著性意义（$P<0.05$）［中西医结合肝病杂志，2015，25（4）：204］。

第 26 章　肝硬化

【概述】　肝硬化是一种以肝组织弥漫性纤维化、假小叶和再生结节形成为特征的慢性肝病。本病临床上有多系统受累，以肝功能损害和门静脉高压为主要表现，是各种慢性肝病发展的晚期阶段。目前对于晚期肝硬化的治疗尚无准确而有效的方法，因此给家庭和社会带来了沉重的经济及思想负担。肝硬化属于祖国医学"胁痛""黄疸""积聚""鼓胀"范畴。

【病因病理】　我国肝硬化的主要原因是肝炎后肝硬化，西方国家则以酒精性肝硬化为首位。其病机为各种病因导致肝细胞外基质的过度沉积，使肝的纤维组织形成和降解失去平衡，形成增多而降解减少，导致肝纤维化，后期有再生结节形成，最终成为本病。本病病理上以肝脏弥漫性纤维化、再生结节和假小叶形成为特征。

中医认为本病多由酒食所伤、情志不畅、外感邪气等影响气机、损伤肝络；或疫毒横行、蛊浊瘀塞、阻痹脉络而成。其病机不外乎正虚邪实、气滞血瘀、水湿内阻。本病病位初期在肝、胆，后期殃及脾、肾，属本虚标实、虚实夹杂之证。

【临床表现】　目前临床上将肝硬化分为肝功能代偿期和失代偿期。代偿期症状较轻，缺乏特异性，以乏力和食欲减退出现较早，且较突出，可伴有腹胀不适、恶心、上腹隐痛、轻微腹泻等。失代偿期症状显著，主要以肝功能减退和门静脉高压症两大类为主。其中肝功能减退的表现有消瘦，精神差，乏力，纳差，腹胀，恶心，呕吐，肝区疼痛，面色晦暗，黄疸，肝掌，蜘蛛痣，皮肤表面有瘀点、瘀斑，牙龈出血，男性可出现性欲减退，女性可出现月经失调等。查体时可见肝脏肿大或缩小，质地硬，边缘钝，表面有结节感；门脉高压的临床表现有脾大，腹水，食管静脉曲张等。

【外治法】

一、贴敷疗法

1．处方1

［主治病症］肝硬化。

［药物组成］秦艽 100g，黄芩 30g，丹参 30g，青皮 30g。

［制法用法］将上药混合研细末，将甜瓜蒂 10g，冰片 5g，分别研末混入，每次取药末 0.15g 左右填脐孔，胶布固定。隔天换药 1 次，30 天为 1 个疗程。此法适用于体征不明显而谷丙转氨酶升高患者。

［来源］《外敷中药治百病》。

2．处方2

［主治病症］肝硬化。

［药物组成］栀子 15g，桑枝 15g，桃仁 30g。

［制法用法］将上药共研细末，加姜汁调成糊状敷脐，隔天换药 1 次，30 天为 1 个疗程。本方可用于慢性活动性肝病，临床多表现为湿热留恋、气血瘀滞之征。

［来源］《外敷中药治百病》。

3．处方3

［主治病症］肝硬化。

［药物组成］大戟 12g，甘遂 12g，麻黄 12g，乌梅 12g，胡芦巴 12g，葶苈子 12g，芫花 12g，黑丑 12g，细辛 12g。

［制法用法］将上药共研细末，麻油调匀后，取 1.5g 敷于脐部，胶布固定，隔天 1 次，10 次为 1 个疗程。

［来源］《中医外治法大全》。

4．处方4

［主治病症］肝硬化伴腹水、腹胀。

［药物组成］芫花 10g，萹蓄 10g，芒硝 30g，葶苈子 10g，牵

牛子 10g, 麻黄 10g, 细辛 10g, 干姜 20g, 丁香 20g, 木香 15g, 透骨草 10g。

[制法用法] 上药共研极细末, 瓶贮备用。用醋调制平摊于双层纱布上, 覆于腹部, 用神灯照射加热。

[来源] 辽宁中医药大学附属第二医院脾胃科经验方。

5. 处方 5

[主治病症] 肝硬化。

[药物组成] 川椒 100g, 炙鳖甲 15g, 三棱 15g, 白术 15g, 阿魏 15g。

[制法用法] 上药共研细末, 加白酒适量炒烫, 装入布袋。置于神阙穴, 上覆热水袋以保持温度。本方适于肝肾阴虚、气滞血瘀等型肝硬化。肝脾疼痛者, 也以同样方法烫熨相应部位。

[来源]《中国民间疗法》。

6. 处方 6

[主治病症] 肝硬化。

[药物组成] 水红花 6g, 大黄 3g, 芒硝 3g, 栀子 3g, 石灰 3g, 酒曲 1 块。

[制法用法] 上药同捣烂, 贴于神阙穴, 上盖厚布数层, 再用茶壶装满开水熨烫。每天 2～3 次, 每次 30 分钟或以壶冷为度。本法适用于气滞湿阻型。

[来源]《中国民间疗法》。

7. 处方 7

[主治病症] 肝硬化伴腹水。

[药物组成] 甘遂、大戟、牵牛子、桂枝、防己、槟榔、莱菔子各 100g。

[制法用法] 上药烘干, 共研细末, 调匀, 装瓶备用。使用方法: 用 75%酒精棉球消毒脐部, 然后取药粉 12g, 加适量食醋, 并兑入氮酮 1ml, 调成糊状置于脐部, 外用一次性医用敷贴固定。每天换药 1 次, 每次贴敷 12 小时。7 天为 1 个疗程, 共治疗 2 个疗程。

[来源] 中医外治杂志, 2008, 17 (5): 5。

8. 处方8

[主治病症] 肝硬化伴腹水。

[药物组成] 大戟、甘遂、芫花、牵牛子、小茴香、冰片。

[制法用法] 上药烘干，共研细末，每次 20g，用蜂蜜适量调成膏状，摊于 5cm×5cm 专用纱布上，局部用安尔碘消毒后贴敷神阙穴，胶布固定，24 小时换药 1 次。30 天为 1 个疗程。

[来源] 中医学报，2010，25（6）：1174。

9. 处方9

[主治病症] 肝炎肝硬化腹水。

[药物组成] 茯苓皮 1.6g，猪苓 3g，白术 1.6g，香附 1.6g，五加皮 1.6g，蒲公英 1.6g，车前子 1.6g，泽泻 1.6g，泽兰 1.6g，大腹皮 1.6g。

[制法用法] 上述诸药共研成细末，用水调成糊状，贴敷在神阙穴上，以纱布固定，3 天换药 1 次，15 天为 1 个疗程。

[来源] 辽宁中医药大学学报，2008，10（11）：135-136。

二、体针疗法

1. 处方1

[主治病症] 肝硬化。

[穴位组成] 主穴：中脘、天枢、气海、足三里；配穴：脾俞、肾俞、内关、三阴交。

[操作方法] 局部消毒，先刺主穴，多用泻法或中等刺激，1 次/天，6 天为 1 个疗程，治疗 5～7 天后如效果不明显，可以改为中脘、天枢、气海，艾条悬灸法。

[来源]《中医外治法大全》。

2. 处方2

[主治病症] 肝硬化腹水。

[穴位组成] 足三里、阳陵泉、三阴交、大巨、水道。

[操作方法] 针刺足三里、阳陵泉、三阴交，平补平泻，大巨透水道，治疗期间不用利尿剂，不行腹穿。1 周为 1 个疗程，2 周观察疗效。

[来源]四川中医，2008，26（7）：78。

3．处方3

[主治病症]原发性胆汁性肝硬化。

[穴位组成]足三里、三阴交、肝俞、肾俞、脾俞、膈俞。

[操作方法]足三里穴直刺，使局部及小腿有酸胀感；三阴交穴直刺，2穴每5分钟行捻转提插补法，以加强针感，每周2次。肝俞、肾俞、脾俞、膈俞穴施快速针刺后拔火罐，留罐10分钟，每周1次。

[来源]长春中医药大学学报，2013，29（4）：625-626。

4．处方4

[主治病症]肝硬化伴腹水。

[穴位组成]主穴：中脘透水分、水分透气海、气海透中极；配穴：肝俞、脾俞、肾俞、三焦俞、足三里、三阴交、复溜。

[操作方法]透穴选用0.35mm×75mm毫针，针刺水分透气海、气海透中极时要求针感直放射至前阴。配穴选用0.35mm×40mm毫针，针肝俞、脾俞、肾俞、三焦俞穴时针尖向脊柱方向斜刺0.5～0.8寸。足三里穴直刺1～2寸，三阴交穴直刺1～1.5寸，复溜穴直刺0.6～1寸。施以平针法，留针30分钟。治疗2周。

[来源]四川中医，2010，28（2）：115。

三、艾灸疗法

1．处方1

[主治病症]肝硬化伴腹水。

[穴位组成]肝俞、胆俞、胃俞；命门、肾俞、膀胱俞；肺俞、脾俞、太溪。

[操作方法]在穴位上针刺做中等刺激泻法，并留针。取5分长艾条1节，套在针柄上，从艾条两端点燃灸之。每天1次，留针30分钟，10天为1个疗程。

[来源]《中医外治法大全》。

2．处方2

[主治病症]肝硬化伴腹水。

　　[穴位组成] 神阙、关元、气海。

　　[辨证配穴] 水湿困脾者加灸三阴交、足三里、脾俞穴；脾肾阳虚者加灸阴陵泉、三阴交、肾俞穴。

　　[操作方法] 点燃艾条，距穴位 2～3cm，采用温和灸手法，按上述穴位，从上到下依次熏灸，每穴 2～3 分钟，以穴区有温热酸胀感，局部皮肤潮红为度。熏灸时观察皮肤的变化，防止烫伤。

　　[来源] 湖北中医杂志，2012，34（2）：37。

　　3．处方3

　　[主治病症] 肝硬化伴腹胀。

　　[穴位组成] 天枢（双）、神阙、足三里（双）。

　　[操作方法] 患者先取俯卧位，取艾条 1 支，将艾条的一端点燃，对天枢、神阙和足三里穴由上到下依次艾灸，每穴艾灸 5 分钟。在施灸时，使患者局部有温热感而无灼痛，至皮肤稍起红晕为度，施灸者可将示、中两指置于施灸部位两侧来测知局部受热程度，以便随时调节施灸距离，掌握施灸时间，防止烫伤，每天 1 次。

　　[来源] 中国中西医结合消化杂志，2013，21（8）：440。

　　4．处方4

　　[主治病症] 肝硬化伴腹腔积液。

　　[穴位组成] 水分、神阙、天枢（双）、中极。

　　[操作方法] 将准备好的姜片（选用新鲜的老姜，姜片厚度 0.3～0.5cm）中间均用针穿刺数孔，分别置于上述穴位上，取适合大小的艾炷放在姜片上点燃，待 1 壮艾炷即将燃尽时更换艾炷依前法再灸，一般每次灸 5～10 壮，以局部潮红而不起疱为度。1 次/天，2 周为 1 个疗程。

　　[来源] 全科护理，2014，12（34）：3187。

四、耳针疗法

　　[主治病症] 肝硬化。

　　[穴位组成] 肝、胆、胃、大肠、小肠、三焦。

　　[操作方法] 找取敏感点针刺，一般用捻转进针法，中等刺

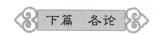

激,不宜过深,每 10 分钟捻针 1 次,以加强刺激,每天 1～2 次,留针 2 小时以上,根据患者情况也可埋针 1 周,7 次为 1 个疗程。

[来源]《中医外治法大全》。

五、耳穴压籽疗法

1. 处方 1

[主治病症] 肝硬化伴失代偿期失眠。

[穴位组成] 主穴为神门,配穴为肝、脾、交感、心、肾、脾、胃。

[操作方法] 主穴和配穴均双耳交替选择。操作者一手持患者耳轮后上方,另一手持探棒由上而下在选区内查找到敏感点后,常规消毒,将磁珠用 6mm×6mm 的胶布敷贴于耳穴上,并轻轻按揉 1～2 分钟;每天按揉 3～5 次,睡前 20 分钟再按压 1 次;每次 3 分钟左右,刺激强度以酸、胀、麻、痛、热等为度。每 2 天更换 1 次,更换 5 次为 1 个疗程,间隔 1 周进行第 2 个疗程,共治疗 2 个疗程。

[来源] 上海中医药杂志,2014,48(3):39。

2. 处方 2

[主治病症] 肝硬化伴腹腔积液。

[穴位组成] 穴区内探查压痛最敏感点。

[操作方法] 莱菔子去壳炒热。将胶布剪成 0.5cm×0.5cm 大小,莱菔子放在胶布中央,75%酒精溶液消毒耳郭,探针在穴区内探查压痛最敏感点,将莱菔子贴压于此处,嘱患者定时按压,每天 5 次或 6 次,每次按压 5 分钟左右,致局部有酸、麻、胀、痛、灼热感为佳,28 天为 1 个疗程。

[来源] 全科护理,2015,13(3):216。

六、熏洗疗法

1. 处方 1

[主治病症] 肝硬化伴腹水。

[药物组成] 细辛 3g,桂枝、红花各 6g,麻黄、防风、川芎、

荆芥各 10g，川椒 15g，大腹皮、丹参各 30g。

[制法用法] 上药加清水 3000ml，煎煮 20 分钟后，将药液倒入盆中。趁热熏蒸全身，待药液温后，淋浴全身，同时用毛巾蘸药液多洗右胁肋部，冷则加热，每次熏洗 50 分钟。1 次/天，10 天为 1 个疗程，每剂药可用 2 天。

[来源]《疗效神奇的熏疗》。

2．处方 2

[主治病症] 肝硬化伴腹水。

[药物组成] 商陆 30g，甘遂 10g。

[制法用法] 上药加水 3000ml，煎煮 20 分钟后，将药液倒入盆中。趁热熏蒸全身，待药液温后，淋浴全身，同时用毛巾蘸药液多洗右胁肋部，冷则加热，每次熏洗 50 分钟。1 次/天，10 天为 1 个疗程，每剂药可用 2 天。同时以本方 1 剂共研为末，备用。同时取本散 3～5g，与葱白、生姜适量共捣烂如泥。熏洗后，取一半药泥贴敷肚脐上，外盖敷料，每天换药 1～2 次，15 天为 1 个疗程。

[来源]《疗效神奇的熏疗》。

3．处方 3

[主治病症] 肝硬化。

[药物组成] 鳖甲 30g，青蒿、丹参、龟甲、炮山甲、红花、当归、露蜂房各 10g。

[制法用法] 上药加清水 3000ml，煎煮 20 分钟后，将药液倒入盆中。趁热熏蒸全身，待药液温后，淋浴全身，同时用毛巾蘸药液多洗右胁肋部，冷则加热，每次熏洗 50 分钟。1 次/天，10 天为 1 个疗程，每剂药可用 2 天。

[来源]《疗效神奇的熏疗》。

4．处方 4

[主治病症] 肝硬化。

[药物组成] 芒硝 20g，大黄 20g，甘遂 20g，牵牛子 20g。

[制法用法] 将上药水煎汤 2000ml，待至 40℃时倒入盆内，趁热蹲盆上熏二阴及小腹，待水温可洗二阴及小腹，2 次/天，10 次为 1 个疗程。

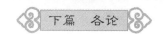

[来源]《中医外治法大全》。

七、推拿按摩疗法

1. **处方 1**

[主治病症] 肝硬化。

[主要部位] 中脘、腹部、少腹、胁。

[操作方法]

（1）揉中脘：以一手大鱼际部紧贴中脘穴用力柔和，顺时针方向旋转揉动，2～5 分钟。

（2）按揉腹部：一手掌贴于脐部，另一手按在此手背上动作较快，用力要柔和，顺时针方向旋转揉动，2～5 分钟。

（3）擦少腹：以两手小鱼际部位紧贴脐旁天枢穴做上下往返揉动，直到局部发热为止。

（4）擦胁：以两手大鱼际部位紧贴两侧胁部，做前后往返擦动动作，应快速有劲，至擦热为止。

[来源]《中医外治法大全》。

2. **处方 2**

[主治病症] 肝硬化失眠。

[穴位组成] 足三里、三阴交、阳陵泉、风池。

[操作方法] 患者取舒适卧位，医者站于患者右侧，双侧大拇指指端同时依次按摩患者足三里、三阴交、阳陵泉、风池穴。由轻而重向下按压，患者感觉酸、胀为度，后改为按摩，先顺时针按摩 30 次，再改为逆时针，每穴按摩 3 分钟，按摩过程中尽量保持按摩穴位准确，手指不可移动。以上操作 2 次/天，2 周为 1 个疗程。

[来源] 护理研究，2014，28（8）：2878。

3. **处方 3**

[主治病症] 乙肝肝硬化伴腹胀。

[穴位组成] 中脘、天枢（双）、关元。

[操作方法] 操作前，嘱患者排便，排空膀胱，勿进食过饱。操作者站在患者右侧，用液状石蜡或润肤霜润滑腹部皮肤，操作者温暖双手，右手中指置于中脘穴，其余 4 指顺势贴附于患者腹

部，顺时针揉动至左侧天枢穴，然后到关元穴，再到右侧天枢穴，最后返回中脘穴，按揉时间为 3～5 分钟，然后用拇指指腹顺时针按压中脘、两侧天枢、关元穴各 30 次，以患者感到酸胀感为宜，1 个疗程为 2 周。

[来源] 中国中医药现代远程教育，2014，12（23）：68。

八、灌肠疗法

1. 处方 1

[主治病症] 肝硬化伴腹水。

[药物组成] 大黄 10g，芒硝（后下）、附片各 6g，厚朴、桃仁各 15g，牡蛎（先煎）、泽泻各 30g。

[制法用法] 上药水煎取汁 300～400ml，分 2 次保留灌肠，2 次/天。保留时间均应在 20 分钟以上，两组均 15 天为 1 个疗程。

[来源] 中西医结合肝病杂志，2003，13（5）：304。

2. 处方 2

[主治病症] 肝硬化伴腹水。

[药物组成] 醋制大黄 30g，乌梅 30g。

[制法用法] 上药浓煎成 100ml，灌肠液温度保持在 39～40℃，用 50ml 注射器抽取，连接 14 号肛管，患者取单侧膝胸卧位，液状石蜡润滑后将肛管轻柔插入直肠 20～25cm，缓慢注入灌肠液，使药物在肠内尽量保持 2 小时以上，每天 2 次。1 周为 1 个疗程，连续治疗 3 个疗程。

[来源] 广西中医药，2015，38（2）：9-10。

3. 处方 3

[主治病症] 肝硬化伴腹水。

[药物组成] 大黄 6g，黄芩 12g，紫草 6g，薏苡仁 30g，乌梅 12g。

[制法用法] 浓煎成 100ml 灌肠液，每晚 1 次，嘱患者取左侧卧位至少 30 分钟，使药物在肠内保持 1 小时以上，10 天为 1 个疗程，共治疗 3 个疗程。

[来源] 辽宁中医杂志，2014，41（6）：1174。

九、穴位注射疗法

1. 处方1

[主治病症]肝硬化。

[穴位组成]肝俞、胆俞、至阳、足三里。

[药物组成]板蓝根复合维生素C注射液或10%葡萄糖溶液。

[操作方法]采用板蓝根复合维生素C注射液（每穴注入0.5ml），或10%葡萄糖注射液（每个穴注入3~5ml），1~2天治疗1次，15次为1个疗程，左右两侧交替使用。

[来源]《中医外治法大全》。

2. 处方2

[主治病症]肝硬化。

[穴位组成]肝俞、足三里、三阴交、太冲。

[药物组成]丹参注射液。

[操作方法]用注射器抽取药液，在穴位处常规消毒，将针头快速刺入穴内，待有酸胀感后，抽无回血，即可将药物分别注入各穴内，每穴1ml，每天1次，选取一侧4个穴位，左右两侧交替注射，连续治疗6天后休息1天。

[来源]中国现代药物应用，2012，6（1）：13。

3. 处方3

[主治病症]肝硬化伴腹水。

[穴位组成]三阴交、足三里、肾俞。

[药物组成]呋塞米。

[操作方法]取5ml无菌注射器，选7号针头，取上述任一穴位，穴位可交替使用。取呋塞米20~40mg，隔天1次，常规消毒皮肤，进针头至2/3，患者有酸、麻、胀、重感，抽无回血后，缓慢注入药液后，缓慢拔针至皮下时快速拔针。

[来源]生物磁学，2005，5（4）：46。

十、穴位埋线疗法

[主治病症]肝硬化患者胃动力障碍。

[穴位组成] 肝俞、脾俞、中脘、足三里。

[操作方法] 穴位局部用聚维酮碘常规消毒，把 4 号羊肠线剪短至 0.5cm 备用，用无菌眼科镊将羊肠线穿进 7 号一次性针头后，刺入穴位。中脘直刺达肌层注入肠线，如遇腹部明显胀满者则行平刺手法；背部穴位肝俞、脾俞斜向脊柱方向；足三里垂直刺入至肌层有酸胀的针感后注入肠线。用针芯将羊肠线推至体内，把针拔出用消毒棉签按压针孔止血，血止后创口无须做任何处理，即完成 1 次操作，羊肠线不得露出皮肤。每周埋线 1 次，4 次为 1 个疗程，共治疗 4 周。

[来源] 世界科学技术——中医药现代化，2014，2：421-424。

【现代研究】

1. 江苏省如皋市第三人民医院鲁庆林运用穴位敷贴为主治疗肝炎后肝硬化

（1）方法：以穴位敷贴为主，适当配合中药，以活血化瘀、软坚散结。药物组成及配制药物为红花、姜黄、赤芍、紫草、山栀子、川楝子、香附、猪肝（焙干）各等量，研细末，用蜂蜜和15%酒精溶液按 2：1 的比例调成糊状，加入少许月桂氮唑酮透皮促进剂，贮棕色瓶备用。敷贴方法：以肝区章门穴为主穴，配以日月和期门穴。敷贴时将上述药膏摊在麝香膏的黏性面区中（约4cm×6cm 大小范围内），贴于章门穴，6 天换 1 次，15 次为 1 个疗程。有些患者贴敷后会出现小水疱，可再以配穴贴敷，待水疱自然干瘪后，再贴主穴。

（2）结果：显效 16 例（80%），好转 4 例（20%），其中 3 例合并胸腔积液、腹水患者经加服一定量的中药，胸腔积液和腹水全部消退 [中医外治杂志，1996，（4）：41]。

2. 延边大学医学院附属医院崔敬姬等运用呋塞米三阴交穴位注射治疗腹水 30 例

（1）方法：辨证分型用药，维持水、电解质及酸碱平衡的同时，用 2ml 注射器抽取 1%呋塞米溶液 1ml（含呋塞米 10mg）。常规消毒三阴交穴位点周围皮肤后，经三阴交穴快速破皮垂直刺入1.5～2.5cm，以得气为宜，抽吸无回血后将药液全部注入。一般 1

次/天，两侧三阴交穴交替注射。注入药液后，用无菌干棉球按压穿刺点，轻轻按摩三阴交穴 2～3 分钟，这样可以有加强刺激穴位的作用，既可促进局部血液循环和药物吸收，又有疏通经络、增强利尿作用。

（2）结果：应用本方法治疗，腹水在 1 周内完全消退 16 例（其中第 1 次腹水 15 例，第 2 次腹水 1 例）；腹水在 2 周完全消退 8 例（其中第 1 次腹水 5 例，第 2 次腹水 3 例）；腹水在 3 周完全消退 3 例（其中第 1 次腹水 2 例，第 2 次腹水 1 例）；应用本法，腹水时少时多，不能完全消退，或腹水有增加趋向者 3 例。反复出现腹水，且腹水持续时间较长，或曾应用大量呋塞米静脉注射或口服时间较长者，本法利尿作用不显著，甚至无明显作用 [长春中医学院学报，1997，13（63）：13]。

3. 中国中医研究院广安门医院高荣慧运用神阙穴敷灸治疗早期肝硬化

（1）方法：治疗组用自制健脾软肝膏敷于脐部，药物由党参、白术、桃仁、郁金、薄荷、鸡内金等组成。其量与腹面平，上用纱布或肤疾宁覆盖后，点燃艾条灸敷药处 15 分钟，每天加灸神阙穴 3 次，48 小时换药 1 次。3 个月后进行疗效评定。对照组口服肌苷片 40mg，复合维生素 B_3 片，维生素 C 0.3g，3 次/天。用药 3 个月后评定疗效。

（2）结果：治疗组患者的临床症状如乏力、食欲缺乏、腹胀、胁痛等明显改善，肝硬化体征如肝掌、面色黧黑、肝大也有不同程度的改善。实验室检查结果，治疗组 A/G 比值升高（$P<0.05$），γ 球蛋白有下降趋势，但 $P>0.05$，无明显差异；对照组治疗前后均无明显差异。两组总有效率比较有显著性差异 [中国针灸，1996，18（9）：25]。

4. 上海市针灸经络研究所黄琴峰等运用中药穴位敷贴治疗肝炎后肝硬化

（1）方法：根据健脾补肝肾、破血祛瘀的治则，方由黄芪、当归、熟地黄、柴胡、桃仁、三棱等中药组成，根据药典炮制方法制成外用膏药，膏药摊在 8cm×8cm 不吸水的棉纸上，敷贴在期门、神阙穴，伴腹水者另加甘遂末 1g。每天换药 1 次，共观察 3 个月。患者做自身对照。

（2）结果：患者中药穴位敷贴 1 个月后，腹胀、肝脾压痛、纳差症状缓解，继续治疗数月后，上述症状基本消失，乏力、腹水、牙龈出血、鼻衄等症状明显好转［上海中医杂志，1991，3：17］。

5. 滦县中医医院国凤杰等运用针灸配合中药敷脐治疗肝硬化腹水

（1）方法：内科常规治疗适当限制水、钠的摄入，维持水、电解质平衡，给予高热量、高蛋白、低脂肪饮食。口服螺内酯 40～60mg，3 次/天；呋塞米 20～40mg，3 次/天。针灸透穴法，主穴：中脘透水分、水分透气海、气海透中极；配穴：肝俞、脾俞、肾俞、三焦俞、足三里、三阴交、复溜穴。透穴选用 0.35mm×75mm 无菌针具，针水分透气海、气海透中极时要求针感放射至前阴。配穴选用 0.35mm×40mm 无菌针具，针刺肝俞、脾俞、肾俞、三焦俞穴时针尖向脊柱方向斜刺 0.5～0.8 寸。足三里穴直刺 1～2 寸，三阴交穴直刺 1～1.5 寸，复溜穴直刺 0.6～1 寸。上述穴位针刺均施以平针法，留针 30 分钟，治疗 2 周。中药敷脐法将麝香与甘遂按 1∶100 的比例研末，混合备用。

（2）结果：临床疗效 50 例患者，腹水消退Ⅰ级 15 例，腹水消退Ⅱ级 26 例，腹水消退Ⅲ级 7 例，无效 2 例，总有效率为 96%［四川中医，2012，30（7）：124］。

6. 河北省唐山市中医医院鲍继奎等运用针刺透穴疗法治疗肝硬化腹水

（1）方法：治疗组在对照组治疗的基础上加用针刺透穴疗法。主穴：中脘透水分、水分透气海、气海透中极。配穴：肝俞、脾俞、肾俞、三焦俞、足三里、三阴交、复溜穴。透穴选用 0.35mm×75mm 无菌针具，水分透气海、气海透中极时要求针感直放射至前阴。配穴选用 0.35mm×40mm 无菌针具，针肝俞、脾俞、肾俞、三焦俞穴时针尖向脊柱方向斜刺 0.5～0.8 寸。足三里穴直刺 1～2 寸，三阴交穴直刺 1～1.5 寸，复溜穴直刺 0.6～1 寸。上述穴位针刺时均施以平针法，留针 30 分钟，共治疗 2 周。对照组给予高热量、高蛋白、低脂肪饮食，限制水、钠的摄入，予无盐或低盐饮食，每天摄入钠的含量为 500～800mg（氯化钠 1.2～2.0g），进水量限制在 1000ml/d。口服螺内酯和呋塞米，初始剂量为螺内酯 100mg/d，呋塞米 40mg/d；最大剂量为螺内酯 400mg/d，呋塞米 160mg/d，利尿治疗以每天体重减轻不超过 0.5kg 为宜。静脉滴注丹参注射液及保肝降酶类药物，共治疗 2 周。

（2）结果：治疗组总有效率为 95%，对照组总有效率为 86.2%，治疗组优于对照组（$P<0.05$）［陕西中医，2012，33（2）：219］。

7. 吉林市解放军医院陈雁南等研究针刺对肝炎后肝硬化患者性激素水平的影响

（1）方法：观察组和对照组均口服肌苷 600mg/d，维生素 C 600mg/d 与复合维生素 B 每天 6 片，有腹水者除控制钠摄入外，酌情口服利尿药；合并感染者给予抗生素等对症治疗。观察组针刺：取足三里、肝俞、关元、阳陵泉穴。采用不锈钢毫针常规针刺，进针得气后，以提插捻转为主，平补平泻，留针 30 分钟，1 次/天，共 15 次。于针刺前和针刺 15 次后，各采肘静脉血 1 次。对照组不予针刺，与治疗针刺组同期采血 2 次；健康对照组：采血 1 次。

（2）结果：两组患者血清性激素与健康对照组相比 T 降低（$P<0.01$），E2/T 比值升高（$P<0.05$）。观察组针刺治疗后 T 含量上升，E2/T 比值下降（P 均<0.05）［中国针灸，1999，（5）：304］。

8. 朱虹等运用穴位灸法治疗肝硬化腹水

（1）方法：对照组给予常规保肝、利尿及支持疗法。治疗组在此基础上加用中药熏灸穴位，施灸时嘱患者取平卧位，常规消毒神阙、中脘穴后，使用中药熏灸药盒，加入适量艾条，置于患者腹部穴位处，每次持续 20 分钟，2 次/天。每次熏灸治疗后患者均反映自觉腹部温暖，肠蠕动增加，排气增加，腹胀减轻，总疗程为 2 周。

（2）结果：治疗组总有效率为 88.57%，对照组总有效率为 64.7%，治疗组优于对照组（$P<0.05$）［内蒙古中医药，2014，（17）：74］。